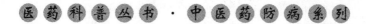

医药科普丛书·中医药防病系列

一本书读懂
偏方验方治病

YIBENSHU DUDONG PIANFANGYANFANGZHIBING

主编 杨建宇 赵 辉 张丽萍

U0363746

中原出版传媒集团
中原农民出版社
·郑州·

图书在版编目(CIP)数据

　　一本书读懂偏方验方治病/杨建宇,赵辉,张丽萍主编.—郑州:中原出版传媒集团,中原农民出版社,2013.4
　　(医药科普丛书/温长路主编.中医药防病系列)
　　ISBN 978-7-5542-0243-2

　　Ⅰ.①一… Ⅱ.①杨… ②赵… ③张… Ⅲ.①土方-汇编 ②验方-汇编 Ⅳ.①R289.5

中国版本图书馆 CIP 数据核字(2013)第 059066 号

出版:中原出版传媒集团　中原农民出版社

地址:河南省郑州市经五路 66 号　　　　**邮编:**450002

网址:http://www.zynm.com　　　　**电话:**0371—65751257

发行单位:全国新华书店

承印单位:辉县市伟业印务有限公司

投稿邮箱:zynmpress@sina.com

医卫博客:http://blog.sina.com.cn/zynmcbs

策划编辑电话:0371—65788653　　　　**邮购热线:**0371—65724566

开本:710mm×1010mm　1/16

印张:16

字数:228 千字　　　　　　　　　　**印数:**1—3000 册

版次:2013 年 4 月第 1 版　　　　　　**印次:**2013 年 4 月第 1 次印刷

书号:ISBN 978-7-5542-0243-2　　　　**定价:**31.00 元

本书如有印装质量问题,由承印厂负责调换

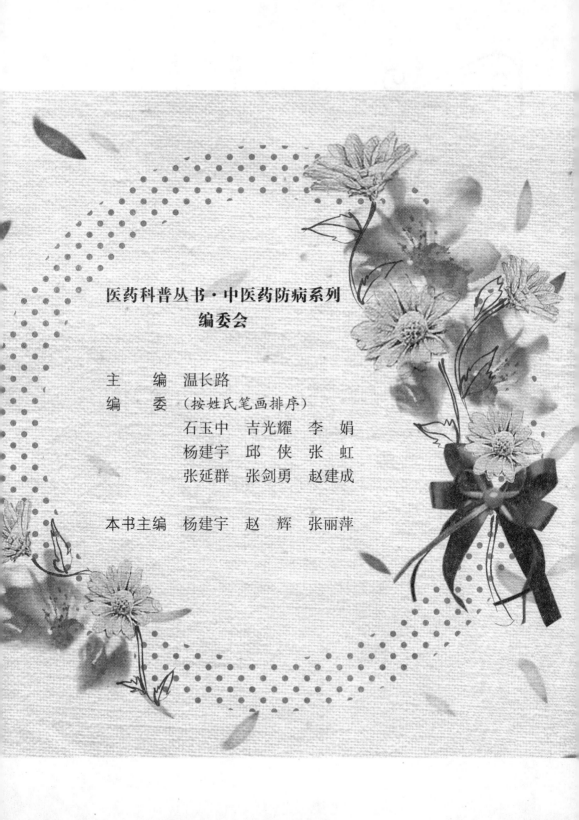

医药科普丛书·中医药防病系列
编委会

主　　编　温长路
编　　委　（按姓氏笔画排序）
　　　　　石玉中　　吉光耀　　李　娟
　　　　　杨建宇　　邱　侠　　张　虹
　　　　　张延群　　张剑勇　　赵建成

本书主编　杨建宇　赵　辉　张丽萍

内容提要

　　偏方验方历来深受大家的喜爱，为了帮助大家掌握一些偏方验方，特请资深的中医师集众家之长编写了本书。书中用通俗的语言介绍了内科、外科、妇科、小儿科、皮肤科、耳鼻咽喉科等疗效佳并且用法简单的偏方验方。如新鲜芹菜洗净捣汁饮服，每日2次，每次1茶杯，可以治疗咳嗽痰喘；菠萝叶或根50克，水煎服，可以治疗胃痛；老牌花露水，用少许擦痔核上，痛痒自止。书中有些药物的剂量与古方原剂量并不完全一致，系本书作者根据临床经验修订。读者朋友若应用本书中的方子，请在中医师的指导下使用。愿通过这本书帮助您及您的家人解除病痛，治愈疾病，让快乐健康伴随您。

人类疾病谱虽然不断发生着变化,但常见病依然是影响健康长寿的最主要因素。以最多见的慢性病为例,心脑血管疾患、恶性肿瘤、呼吸系统疾病、糖尿病每年的死亡人数分别为 1 700 万、760 万、420 万、130 万,占世界死亡人数的 85% 左右,其中有 30% 的死亡者年龄还不足 60 岁。我国的情况也不乐观,政府虽然逐年在增加医疗投资,但要解决好 13 亿人口的健康问题,还必须循序渐进,抓住主要矛盾,首先解决好常见病的防治问题。如何提高人们对健康的认知、对疾病的防范意识,是关系国计民生的紧迫话题,也自然是医药卫生工作者的首要任务。

2009 年 10 月,在长春市召开的庆祝中华人民共和国成立 60 周年全国中医药优秀科普著作颁奖大会上,中原农民出版社的刘培英编辑提出了要编纂一套《医药科普丛书》的设想,并拟请我来担任这套丛书的主编,当时我就表示支持。她的设想,很快得到了中原农民出版社领导的全力支持,该选题被列为 2011 年河南省新闻出版局的重点选题。2010 年,他们在广泛调查研究的基础上,筛选病种、确定体例、联系作者,试验性启动少量作品。2011 年,在取得经验的前提下,进一步完善编写计划,全面开始了这项工作。在编者、作者和有关各方的通力合作下,《一本书读懂高血压》、《一本书读懂糖尿病》、《一本书读懂肝病》、《一本书读懂胃病》、《一本书读懂心脏病》、《一本书读懂肾脏病》、《一本书读懂皮肤病》、《一本书读懂男人健康》、《一本书读懂女人健康》、《一本书读懂孩子健康》、《一本书读懂颈肩腰腿痛》和《生儿育女我做主》12 本书稿终于脱颖而出,在龙年送到了读者面前。今年,《一本书读懂失眠》、《一本书读懂过敏性疾病》、《一本书读懂如何让孩子长高》、《一本书读懂口腔疾病》、《一本书读懂偏方验方治病》、《一本书读懂中药典故——功效及用法》、《一本书读懂中医如何看病》、《一本书读懂痛风》、《一本书读懂骨质疏松疾病》、《一本书读懂甲状腺疾病》、《一本书读懂骨关节疾病》、《一本书读懂抑郁症》又和大家见面了,这的确是一套适合百姓看的科普佳作。

在反映疾病的防治方法上,如何处理好中西医学的关系问题,既是个比较敏感的话题,又是个不容回避的问题。我们的态度是,要面对适应健康基本目的和读者实际需求的大前提,在尊重中西医学科各自理念的基础上,实现二者的结合性表述:认知理念上,或是中医的或是西医的;检查手段上,多是西医的;防治方法上,因缓急而分别选用中医的或西医的。作为这套书的基本表述原则,想来不必羞羞答答,还是说明白了好。毋庸遮掩,这种表述肯定会存在有这样或那样的不融洽、不确切、不圆满等不尽如人意处,还需要长期的探索和艰苦的磨合。

东方科学与西方科学、中医与西医,从不同的历史背景之中走来,这是历史的自然发展。尽管中医与西医在疾病的认识上道殊法异,但殊途同归,从本质上看,中西医之间是可以互补的协作者。中西医之间要解决的不是谁主谁次、谁能淘汰谁的问题,而是如何互相理解、互相学习、互相取长补短、互相支持、互相配合的问题。这种"互相"关系,就是建立和诠释"中西医结合"基本涵义的出发点与归宿点。人的健康和疾病的无限性与医学认识活动的有限性,决定了医学的多元性。如果说全球化的文化样态必然是不同文化传统的沟通与对话,那么,全球时代的医疗保健体系,必然也是不同医疗文化体系的对话与互补。当代中国医疗保健体系的建立,必然是中西医两大医学体系优势互补、通力合作的成果。中西医长期并存、共同发展,是国情决定、国策确立、国计需求、民生选择的基本方针。从实现中华民族复兴、提高国民健康素质和人类发展进步的共同目标出发,中西医都需要有更多的大度、包容、团结精神,扬长避短,海纳百川,携手完成时代赋予的共同使命。医学科普,是实现中西医学结合和多学科知识沟通的最佳窗口和试验田。不管这一认识能不能被广泛认可,大量的医学科普著作、养生保健讲座实际上都是这样心照不宣地进行着的,无论是中医的还是西医的。

世界卫生组织称,个人的健康和寿命60%取决于自己、15%取决于遗传、10%取决于社会因素、8%取决于医疗条件、7%取决于气候的影响,这就明确告诉我们,个人的健康和寿命,很大程度取决于自己。"取决"的资本是什么? 是对健康的认知程度和对健康正负因素的主动把握,其中最主要的就是对疾病预防问题的科学认识。各种疾病不仅直接影响到人的健康和生活质量,而且严重影响到人的生存状况和寿命。我国人均寿命从新中国成立之始的35岁升高到2005年的73岁,重要原因之一就是疾病防治手段不断得到改善和提高。如果对疾病防控的技术能够再提高一些,这个数字还有上升的余地。摆在读者面前的这套《医药科普丛书》,就是基于这种初衷而完成的,希望读者能够喜欢它、呵护它、帮助它,让它能为大家的健康给力!

新书出版之际,写上这些或许不着边际的话,权以为序。

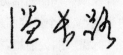

2013年春 于北京

内 科

外 科

妇 科

小儿科

皮 肤 科

耳鼻咽喉眼牙科

内 科

头 风

【药方 1】甘草 20 克,用水煎成药液洗头。主治头风久痛。洗时不要使药液滴进眼中。(《久病难症必效单方》)

【药方 2】刀豆根 15 克,用酒煎服。主治头风。

【药方 3】井底泥 30 克,大黄、芒硝各 20 克研成末,调匀后敷在头痛处。主治头风热痛。

【药方 4】川芎、川乌(去皮)、白芷各等份,共研细末。每次 2 克,和生葱 10 厘米、薄荷 3～4 片一起煎。饭后调服。主治头风经久不愈。

【药方 5】一枝黄花根 9 克,水煎服。主治头风。

【药方 6】荞麦面 500 克,用水调做 2 个饼,烘热贴在额上,凉了就换,微微发汗即病愈。主治头风怕冷,头重如裹。(《奇效简便良方》)

【药方 7】腊月乌鸡屎 500 克,炒成焦黄,研末,用绢袋盛好,浸入1 500 克酒中。温热酒,少量多饮,像微醉一样。主治头风。(《古单方》)

【药方 8】九月九日的菊花,曝干,用糯米 500 克蒸熟。将菊花150 克研末,搅拌混匀,用细面酒曲酿酒,待酒熟后,压榨去渣。喝菊花酒,每日服 100 毫升。主治头风。(《古单方》)

【药方 9】肉桂 30 克,研末,用酒调成膏,敷在颈上和额头。主治每到阴雨天就会发作的头风痛。(《古单方》)

【药方10】荆芥穗、细辛、川芎各等份,研成末,饭后用热水调服6克。主治头目风。(《古单方》)

【药方11】绿豆2 000克,装入枕芯,做成药枕,让病人枕。也可把绿豆衣装入枕中。主治头风。(《古今外治灵验单方全书》)

【药方12】桑叶、菊花各1 000克,揉碎装入枕芯,做成药枕,让病人枕。主治头风。

【药方13】玄精石10克,研成末,放入羊胆中阴干。每次1克,吸入鼻中。主治头风脑痛。

【药方14】油菜子1克,川大黄2克,共研末,取适量吸入鼻中。有黄水流出是有效的表现,如有麻木感用醋涂。主治头风。

【药方15】防风、瓜蒂、藜芦各等份,共研为细末,每次用一点吸入鼻中。主治头风头痛。(《古今外治灵验单方全书》)

【药方16】川芎、鹅不食草各30克,细辛、辛夷各6克,青黛3克,共研细末。病人口含凉水,叫人将药末吹入病人左右鼻孔内,以打嚏为效。或者用鼻子嗅药,则效缓。主治头风日久。(《中医散剂疗法应用指南》)

【药方17】黄柏15克(厚者),自然铜15克,细辛(去叶、尖)7.5克,胡椒49粒,共研细末。先含水一口,用药0.5克吸入鼻中,左则痛吸入左鼻孔,右侧痛吸入右鼻孔;吸罢吐去水,口咬筷子,沥涎出为度。凡头痛剧烈者可用本方治疗。(《中医散剂疗法应用指南》)

【药方18】大豆500克,炒熟,炒到有黑烟冒出。放入瓶中,用酒1 500克浸泡,密封7日,温服。主治头风。(《千金要方》)

【药方19】硫黄、硝石各30克,共研细末,做成水丸如芡子大,空腹嚼1丸,用茶服下。主治头风。(《普济方》)

【药方20】香白芷片,用萝卜汁浸透,再晒干研成细末。每次服6克,用白开水服下。或以鼻子吸嗅。主治头风。(《直南方》)

【药方21】决明子炒焦研碎,用茶水调膏敷在两太阳穴上,干了就换,一夜就会见好。主治头风热痛。(《医方摘元》)

【药方22】乳香、蓖麻仁各等份,捣饼。根据头痛左右贴在太阳穴,可有风气拔出。主治风气头痛不可忍。疗效很好。(《丹溪纂要》)

【药方 23】生草乌头尖 3 克,赤小豆 35 粒,麝香 1 克,研末。每次用 1.5 克,用凉薄荷汤送服,根据头痛左右使左右鼻孔嗅吸。主治头风。(《直指方》)

【药方 24】山豆根末,用香油调涂两太阳穴。主治头风热痛。(《圣济总录》)

【药方 25】黄鱼鳔,烧灰存性研末,临睡前用葱酒调服 6 克。主治多种头风。(《卫生易简方》)

【药方 26】苦丁香、川芎、藜芦各等份,研细末。口中含水,用鼻孔吸药末。主治头风。(《儒门事亲》)

【药方 27】吴茱萸叶研成细末,洒酒拌匀,用绢袋盛放。在瓦罐中蒸熟,趁热分成两包作枕头,交替换枕,以效为度。主治头风头痛。(《千金要方》)

【药方 28】白蒺藜 9 克,薄荷 3 克,蔓荆子 6 克,川芎、羌活各 3 克,桑叶 6 克,水煎服。取棉被盖头,汗出头风、头痛即愈。

【药方 29】头痛初发时,用手按头上,按到酸痛点,用红笔画个记号。用斑蝥 1 个,去头、翅、足,研末。按所记痛处,以小蚬壳或核桃壳盖上,用布扎好,过夜起小疱。用银针刺出黄水,头好像不痛了,愈后永不复发。主治头风头痛。

【药方 30】八月后,取荆芥穗做枕,或铺床下,过了农历二月二日,则愈。主治头风。(《千金要方》)

【药方 31】香附子 30 克,藿香叶、甘草各 6 克,共研细末。每次 6 克,盐开水送服。主治头风晴痛。(《太平圣惠方》)

【药方 32】牛蒡子、石膏各等份,研细末,茶清调服。主治头痛连带眼睛痛。(《医方摘要》)

【药方 33】牛蒡子末、红糖各 15 克,烧酒冲服到醉,发出汗。主治偏正头风。(《久病难症必效单方》)

【药方 34】延胡索 7 个,青黛 6 克,皂荚 2 个(去皮),研细末,用水调和成丸如杏仁大。每次用水化开药丸,灌入病人鼻中,或左鼻孔或右鼻孔均可,用嘴咬铜钱 1 枚,当有口水流出有效。主治偏正头风,痛不可忍。

【药方 35】草乌头、川芎各 120 克,苍术 240 克,生姜 120 克,连须生葱 1 把,捣烂,同入瓷瓶封固,埋在土中。春天埋 5 日,夏天埋 3日,秋天埋 5 日,冬天埋 7 日,取出晒干,拣去葱、姜,研末,醋面糊和丸如梧桐子大。每次 9 丸,临睡温酒服下。主治偏正头风。(《久病难症必效单方》)

【药方 36】生萝卜汁适量,病人仰卧床上,根据头痛左右灌入鼻孔中。主治偏正头风。(《如宜方》)

【药方 37】万年青根,削尖,蘸朱砂塞鼻孔内。左侧痛塞右鼻,右侧痛塞左鼻,头两侧痛者左右鼻孔一齐塞,神效。取清水鼻涕下,1周时间头痛就好。主治偏正头风。

【药方 38】白芷(炒)75 克,生甘草、草乌(半生半熟)各 30 克。共研细末,每次 3 克,细茶或薄荷汤送服。治偏正头风,百药不见效的,一服便愈,天下第一方也。(《仙方合集》)

【药方 39】川芎、茶叶各 60 克。水煎服,尚未痊愈再服。主治偏正头风。(《百病经验一味良方》)

【药方 40】山羊屎(几十克,炒为炭),研末。每次 3 克,温酒调服。外洗要用猪头骨 1 个,祁艾叶、生姜各 30 克(拍碎),煎水洗头痛处,2~3 次即可。主治偏正头风。

【药方 41】猪脑蒸熟后,冲黄酒吃了。另用生明矾末 9 克,冰片1 克,共研匀,吹入鼻孔,口流清涎,3~4 次即好。主治偏正头风。(《百病经验一味良方》)

【药方 42】防风、白芷各等份,共研细末,炼成蜜丸,如弹子大。每吃 1 丸,用茶水送下。主治偏正头风。(《普济方》)

【药方 43】香白芷(炒)10 克,川芎(炒)、甘草(炒)、生熟川乌头各3 克,共研细末。每次 1 克,细茶薄荷汤调服。百药不治者,服此 1 剂便愈。主治偏正头风。(《谈埜翁试效方》)

【药方 44】白芷、川芎各 9 克,共研细末。用黄牛脑子调细末,入瓷器内,加酒炖熟,趁热吃了。以醉为效,醒后其病如失,甚验。不管远近,诸药不效者,神效。主治偏正头风。(《保寿堂方》)

【药方 45】白僵蚕为末,葱茶调服 3 克。主治偏正头风,并夹头风,连两太阳穴痛者。(《太平圣惠方》)

【药方 46】谷精草 3 克,研为末。用白面糊调摊纸花上,贴痛处,

药干就换。主治偏正头风。(《集验方》)

【药方 47】香附子(炒)300 克,乌头(炒)30 克,甘草 60 克,共研细末,炼蜜丸如弹子大。每次 1 丸,葱茶同吃。主治偏正头风。(《本事方》)

【药方 48】大附子 1 个,炮,去皮脐,研末。葱汁面糊调成丸,如绿豆大,每次 10 丸,用茶送服。主治偏正头风。(《集简方》)

【药方 49】大黄末 3 克,黄芩末 10 克。2 味加生白酒 1 碗,炖热,调匀服之,头痛即愈。主治偏头风。(《医学广笔记》)

【药方 50】川楝子加烧酒少许,炒之。用布包好敷头痛处,左侧痛敷左,右侧痛敷右,多次,就可以除根,神效。主治偏头风。

【药方 51】土当归 12 克,桑寄生 9 克,秦艽 6 克,加竹沥 1 杯,水煎服。主治偏头风。(《久病难症必效单方》)

【药方 52】川乌(漂)、草乌(漂)、川芎、甘草,共研细末,每次用茶水调服 3 克。主治偏头风。(《百病经验一味良方》)

【药方 53】雄黄、细辛各等份,共研细末。左边头痛将药末吸入右鼻孔,右边痛将药末吸入左鼻孔,立刻见效。主治偏头风。(《斗门方》)

【药方 54】天南星、半夏、白芷 3 味各等份,共研细末,捣烂生姜、葱头为饼,贴太阳穴上,一晚上头痛就好了。主治偏头风。(《笔谈》)

【药方 55】蓖麻子、乳香、食盐共捣细末贴患处,一夜痛止,治标妙法。主治偏头风。

【药方 56】取生萝卜 1 个,捣烂绞汁,用冰片少许和匀,灌入鼻孔。左侧头痛灌左鼻孔,右侧头痛灌右鼻孔,少时即愈。主治偏头风。

【药方 57】郁金 1 个,苦葫芦子 30 克。共研细末,用白绢子裹住药末 3 克,在新汲水内浸过,滴向患侧鼻中,流出黄水痛即止。主治偏头风。(《奇效良方》)

头痛

【药方 1】全当归、川芎各 15 克,水煎服。主治头痛。(《久病难症必效单方》)

【药方 2】川芎、茶叶各 3 克,水煎服。主治头痛。

【药方 3】白附子、川芎各 3 克,葱白 15 克。先将葱白捣烂如泥状,再把上 2 味研成细末,与葱白泥调匀,摊于纸上,然后敷贴于头部两侧太阳穴上。主治头痛。

【药方 4】晚蚕沙 300 克,米酒适量。将晚蚕沙与米酒调匀,炒热后用布包好,趁热敷头部,冷则重新炒热再敷。每日 1～2 次,每次 15～20 分钟,连续 3～5 日。主治头痛。

【药方 5】牛蒡子、苍耳子、甘菊花各 9 克,水煎服。主治头痛及眼昏涩不明。

【药方 6】全蝎、蜈蚣各等份,共研细末。每次 1.5～2.4 克,每日 2 次。主治经久不愈的顽固性头痛。(《久病难症必效单方》)

【药方 7】莱菔子、生姜各等份,捣烂取汁,入麝香少许,吸入鼻中,痛立止。主治头痛。(《普济方》)

【药方 8】白僵蚕,研末,用热水调服 6 克。主治突然头痛。(《久病难症必效单方》)

【药方 9】丁香 3 克,白芷 15 克,瓜蒂 30 克,共研细末。每次 1 克,吸入鼻中。主治头痛。

【药方 10】生乌头 3 克,白芷 12 克,共研细末,每次 1 克,吸入鼻中。主治头痛。

【药方 11】生乌头去皮,捣烂,用醋调和涂到布上,敷头痛处,少时头痛止。早晚 5～6 次。主治头痛。

【药方 12】皂角适量,研末,吹入鼻中,打喷嚏即停止。主治突然头痛。(《奇效简便良方》)

【药方 13】雀脑、川芎、白附子各等份,研末,用葱汁调稠摊在纸上,贴在左右太阳穴。主治头痛。(《百病经验一味良方》)

【药方 14】当归 60 克,川芎 30 克,荆芥穗 120 克,水煎汤,熏头脸。主治头痛。(《久病难症必效单方》)

【药方 15】花椒、葱白、细茶各 20 克,水煎汤,熏头脸。主治头痛。

【药方 16】川大黄 2 克,研末,吹入鼻中,鼻内有黄水流出即有效;如果感到有麻木感觉,可用醋涂鼻子。主治头痛。

【药方 17】郁金 1 粒,苦葫芦 45 克,共研细末,以白绢包裹,放清水中浸过,取浸出液滴入鼻中。主治内伤头痛、头风等病症。

【药方18】大蒜1个(去皮),捣烂取汁,让病人仰卧床上头下垂,用铜制筷头点少许,滴入鼻中,突然头部有刺激感,眼中泪流出,病好。主治头痛。(《久病难症必效单方》)

【药方19】水井中苔藓1团,捣烂取汁,用汁滴入鼻中、耳中,每日3～5次。主治头痛。

【药方20】雄黄、细辛各等份,共研极细末,取少许吸入鼻中,以喷嚏为有效。主治头痛。

【药方21】芸薹子1克,川大黄2克,共研细末,把少许药末吸入鼻中,鼻有黄水流出,即能生效。主治头痛。

【药方22】瓜蒂、松萝条各等份,研细末,吸入鼻中。主治头痛。

【药方23】硝石,研成细末,吸入鼻中,头痛即愈。主治头痛欲死。(《雷公炮炙论》)

【药方24】蓖麻子1粒,大枣肉、葱须适量,捣烂捣匀,和成药丸,如黄豆大小,用纱布裹好塞入鼻孔中,有清涕流出,就取出药丸。主治头痛。(《久病难症必效单方》)

【药方25】鹅不食草适量(阴干),用好白酒泡一夜,白天晒干,晚间又泡,反复泡7次。取适量塞入鼻孔中,左侧头痛塞入左鼻孔,右侧头痛塞入右鼻孔。主治头痛。

【药方26】硫黄3克,川椒0.9克(取红色者无子),共研细末,做成小饼状,左侧头痛塞入左边鼻孔,右侧头痛塞入右边鼻孔,正头痛者塞入两边鼻孔。有清涕流尽,头痛即愈。主治头痛。(《久病难症必效单方》)

【药方27】万年青根、朱砂末少许。万年青根削尖,蘸朱砂少许塞入鼻孔,左边头痛塞入右鼻孔,右边头痛塞入左鼻孔,有清水鼻涕出,1周头痛即愈。主治头痛。

【药方28】黑矾6克(微火煅),研成末,用纱布裹好塞入鼻孔中。左侧头痛塞入右鼻孔,右侧头痛塞入左鼻孔。主治头痛。(《久病难症必效单方》)

【药方29】杨梅适量,研成细末。每次饭后,薄荷汤送服5克。主治头痛。(《偏方秘方现用现查》)

【药方30】白附子、川芎、肉桂、细辛各等份,研细末,取少量放在普通膏药或胶布上贴痛处。主治头痛。

【药方31】珍珠母适量,研成细末。每次 1 克,每日 1 次,用开水送服。主治头痛。

【药方32】三七粉适量。每次 3～5 克,每日 2 次,用温开水送下。主治头痛。

【药方33】川芎 6 克,菊花 15～20 克。每日 1 剂,水煎分 3 次服。主治头痛。

【药方34】枸杞子 12～15 克,菊花 9 克。每日 1 剂,水煎分 2 次服,或用全棵野菊花 20 克,水煎服。主治头痛。(《偏方秘方现用现查》)

【药方35】苍耳子 9 克,荷叶 12～15 克。每日 1 剂,水煎分 2 次服。或用苍耳子 10 克,水煎分 2 次服。主治头痛。

【药方36】钩藤 12 克,菊花 6 克,荔枝干 15～20 克。每日 1 剂,水煎,冲适量蜂蜜或冰糖搅匀,分 3～5 次服。主治头痛。

【药方37】桂圆壳不限量,水煎代茶服。主治头痛。

【药方38】麻黄、栀子各适量,研成细末,用少许凉米饭调和药末,敷于太阳穴处。主治头痛。

【药方39】蚕沙 15 克,石膏 30 克,共研成细末,用醋调和,贴敷在前额。主治头痛。

【药方40】莲子 100 克,鸡蛋 3 个,生鱼 1 条,用水煮熟,加盐调味。主治头痛。(《醋蛋治百病》)

【药方41】鲜香菜 30～60 克,加清水 2 碗,去渣,打入鸡蛋 1 个煮熟,调味食用。主治头痛。

【药方42】桂圆干(连壳、肉、核)100 克,鸡蛋 2 个,白糖适量。先把桂圆捣碎,同鸡蛋加水适量炖至蛋熟,蛋去壳,再炖 1 小时,加入白糖,每日分 2 次服完。主治血虚头痛。

【药方43】荷叶 1 张,鸡蛋 2 个,红糖适量。荷叶同鸡蛋加水适量,煮至鸡蛋熟,去鸡蛋壳后再煮 1 小时,加红糖送服。主治头痛。

【药方44】霜桑叶 6 克,鸡蛋 1 个,同煮至鸡蛋熟。每日 2 次,头痛重者可连服数日。主治头痛。(《醋蛋治百病》)

【药方45】鲜芹菜250克,洗净切段,倒入沸水中煮2分钟后捞出,绞汁服用。主治高血压引起的头痛。(《蔬菜治百病》)

【药方46】炒白扁豆、香菜各20克,水煎服。主治头痛昏蒙。(《蔬菜治百病》)

【药方47】鸭梨3个,洗净切碎,加水适量,用小火煮30分钟,捞出梨渣,再加入大米50克(淘净),煮成稀粥,趁热吃。主治头痛。(《常见病食品疗法》)

【药方48】牛蒡子、石膏各等份,共研细末,茶水调服。主治头痛连眼睛痛。(《医方摘要》)

【药方49】蓖麻仁15克,大枣肉15枚。捣烂涂在纸上,将涂药的纸卷成筒,插入鼻孔,有清涕即停止。主治头痛。(《德生堂方》)

【药方50】川乌头、天南星各等份,共研成末,用葱汁调匀涂在太阳穴。主治多年头痛。(《万病单方大全》)

【药方51】山豆根末,用油调匀涂在两侧太阳穴。主治头风热痛。

【药方52】萝卜汁,加少许冰片,滴入鼻中。主治偏头痛。(《久病难症必效单方》)

【药方53】鸡蛋3个,川芎9克,调和均匀,炒熟了吃。主治偏头痛。

【药方54】向日葵盘干品60克,捣烂加水500毫升,用炒锅文火煎至150毫升,分2次服完。主治偏头痛。

【药方55】萝卜去皮,切成细片,挤出汁加入少许冰片,让病人仰面躺着,将药汁滴入鼻中。左侧头痛滴右鼻孔,右侧头痛滴左鼻孔。主治偏头痛。

【药方56】白芷6克,梅片3克,共研细末,吹入鼻中少许。主治偏头痛。

【药方57】樟脑、冰片各3克,共研细末,将药末卷入纸内,点燃纸筒后吸烟至鼻腔内头痛即停止。主治偏头痛。

【药方58】蜈蚣头1个,捣碎,撒在伤湿止痛膏上,敷在头痛侧太阳穴上,一次痊愈。主治偏头痛。

【药方59】白芷10克,细辛3克,面粉6克。将前两味药研粉,加入面粉中拌匀,炒热做成小饼,趁热敷在患者痛处,每日换药2～3

次。主治偏头痛。

【药方60】荜拨研末,让患者口中含着药末。左侧痛,用左鼻孔吸1克药末;右侧痛,用右鼻孔吸1克药末。主治偏头痛。

【药方61】板蓝根30～60克,加水适量煎,饭前服用。主治偏头痛时发时止。(《久病难症必效单方》)

【药方62】莲蓬壳不限量,用水煎,多次服用。主治偏头痛。(《实用单方验方大全》)

【药方63】生川乌、生天南星、生白附子各等份,共研细末。用药末30克,连须葱头3个,鲜生姜15克,共捣如泥状,和药末调均匀,再用布包好蒸热,外敷并热熨疼痛处。主治偏头痛。(《久病难症必效单方》)

【药方64】白附子3克,葱头15克,捣烂如糊状,贴敷在头痛侧的太阳穴上,外面盖上红膏药或白胶布,以固定。主治偏头痛。(《古今外治灵验单方全书》)

【药方65】杭菊花20克,用开水1 000毫升泡。每日分3次服用,或代茶常年服用。主治偏头痛。(《一味妙方治百病》)

【药方66】川芎100克,浸于500毫升酒中。每次20～30毫升,每日3次,一般用药5～6次后即可见效。亦可将川芎研为细末,每次6克,每日2次冲服,连用7～10日。主治偏头痛。(《单味中药疗法》)

【药方67】全蝎适量,研细末,取少量贴敷太阳穴,用胶布封好。每日换药1次,连用3～5日。主治偏头痛。

【药方68】土茯苓30～60克,水煎,每日1剂,分2次服,连用5～7日。主治偏头痛。

【药方69】白芷研为细末,每次6克,每日3次,用温开水送服,连用7～10日。治疗各种头痛。

【药方70】威灵仙6～10克,用开水泡服,每日3次,连用10～15日。主治偏头痛。

【药方71】葛根10～20克,水煎,每日1剂,分2次服,连用10～15日。主治偏头痛。(《单味中药疗法》)

【药方72】青蒿子、苍耳子各15克,水煎服。或牛蒡子适量,研

末,每次 1～2 克,每日 2 次;爱喝酒的,可以用白酒做药引子送服。主治偏头痛。(《偏方秘方现用现查》)

【药方73】白芷、川芎各 0.5 克,生石膏 1 克,共研细末,放在肚脐内,用伤湿止痛膏固定。主治偏头痛。(《中华脐疗大全》)

【药方74】生石膏、荞麦粉各 30 克,共研细末,用少量醋调成糊状,敷于患部。药末干后,再加醋调敷。主治风火上炎的偏头痛。(《醋蛋治百病》)

【药方75】荆芥穗 12 穗,放于饭盒盖上,用火烤干后研粉。把鸡蛋开一个小孔,倒出少量蛋清,将荆芥粉装入,然后用小竹签将荆芥粉和鸡蛋液搅匀,再将倒出的鸡蛋清倒入鸡蛋内,用纸将鸡蛋上的小孔糊上,外糊一层湿泥,放入火中将鸡蛋煨熟,连鸡蛋膜(凤凰衣)一起吃。每日 1 次,每次 2 个。3～4 次有明显疗效。主治偏头痛。(《醋蛋治百病》)

【药方76】核桃仁 15 克,水煎取汁,加适量白糖冲服。每日 2 次,连服数日。主治偏头痛。(《蔬菜治百病》)

【药方77】地龙(炒,去土)30 克,麝香少量,分别研成极细末,再共同研均匀。每次用 1.5 克,掺纸上作纸捻,在灯口上烧,随头痛左右熏鼻中。主治气滞血瘀之偏头痛。(《中医散剂疗法应用指南》)

【药方78】猪脑 1 具,天麻 10 克,天麻砸碎,一起放入沙锅中,加清水炖 1 小时,捞出药渣,喝汤,一日内将汤服完。主治偏头痛。(《常见病食品疗法》)

【药方79】蓖麻子(去壳),加乳香少许,一起捣烂,捣成两个像铜钱大小的饼状物,贴在头两侧的太阳穴上。主治偏头痛。

【药方80】葱茎 1 根,去掉头尾,慢慢插入患侧鼻孔内 3～6 厘米,觉得气通,头痛渐减。主治偏头痛。

【药方81】白芷、川芎各等份,共研极细末。用小竹筒装入药粉少量,吹入患者鼻中,即可头痛停止。同时,用开水冲服药粉 3 克。内外同治,疗效更佳。主治偏头痛。

【药方82】板蓝根、臭牡丹皮各 30 克,鸡蛋 2 个,用水煎煮,吃鸡蛋喝汤。主治偏正头痛。(《久病难症必效单方》)

【药方83】川芎 60 克,香附子(炒)120 克,研末,用茶水调服,用腊月的茶沏水调服最好。主治偏正头痛。

【药方84】吴茱萸子16克,生姜31克。吴茱萸子研末,和生姜一起捣烂,同炒热,摊纸上,再向药上喷一口白酒,敷在两足心涌泉穴处,然后包扎固定。主治下午及夜间剧烈头痛的阴虚头痛。(《久病难症必效单方》)

【药方85】当归15~18克,川芎9克,细辛2~3克。每日1剂,水煎分3次服。主治血虚头痛。(《偏方秘方现用现查》)

【药方86】绿豆60~100克,黄精30~50克。每日1剂,加适量水炖至绿豆烂熟,分2~3次吃绿豆喝汤。主治血虚头痛。

【药方87】羊脑1具,枸杞子20~25克,加适量水炖熟,加少量作料调味,分1~2次服下。主治血虚头痛。

【药方88】刀豆根、金樱根各15克,枸杞根20克,大枣6枚。每日1剂,水煎,冲适量蜂蜜,分3次服。主治血虚头痛。

【药方89】川芎、香附各6克,当归12克,食盐20克,共研成末,炒热后外敷头痛处。主治血虚头痛。

【药方90】香白芷1味,洗后晒干研成细末,和炼蜜做成丸,弹子大,每吃1丸,用茶水或荆芥汤送服。主治阳明头痛。(《百一选方》)

【药方91】片黄芩晒干后研成粉,每次6克,用茶或酒服下。主治少阳头痛。(《东垣十书》)

【药方92】草乌、栀子各半,葱白适量,共捣烂调敷在头的两侧太阳穴上。主治太阳头痛,并治疝气。(《古今外治灵验单方全书》)

【药方93】羌活、防风、红豆各等份,共研细末,吸入鼻中。主治太阳头痛。(《玉机微义》)

【药方94】茶叶、川芎各10克,葱白2段,水煎服。主治风寒头痛。(《实用单方验方大全》)

【药方95】麻黄(去节)、杏仁各等份,一起捣烂如泥,贴头两侧太阳穴上。主治风寒头痛。(《古今外治灵验单方全书》)

【药方96】生川乌、天南星各等份,共研成细末,用鲜大葱汁或鲜姜汁调成糊状,贴敷太阳穴。主治风寒头痛。

【药方97】生姜1块,放火中煨热,切成4片,分别敷贴在前额及两侧太阳穴上,用手帕固定好。主治风寒头痛。

【药方98】吴茱萸叶 2 000 克,蒸热,装入布袋里,让病者枕。也可用棉布包裹吴茱萸做成药枕枕睡。主治风寒头痛。

【药方99】羌活、防风、赤小豆各等份,共研细末,取少量吸入鼻中。也可取辛夷花适量研成末,取少量吹入鼻中。主治风寒头痛。

【药方100】石菖蒲 15 克,捣烂榨汁,用黄酒冲服。主治风寒头痛。

【药方101】麻黄 3 克,杏仁 9 克,一起捣碎涂贴在头痛处。主治风寒头痛。

【药方102】荞麦子、蔓荆子各等量,研成细末,用葱汁或姜汁调和均匀,贴敷在太阳穴。主治风寒头痛。(《偏方秘方现用现查》)

【药方103】鸡蛋 2 个,辛夷花 10~12 克,加清水适量同煮。鸡蛋熟去壳再煮一会儿,喝汤吃鸡蛋。主治风寒头痛。(《醋蛋治百病》)

【药方104】鸡蛋开一小孔,荆芥末 3 克放入蛋中,湿纸封口,外用黄泥包裹,火中煨熟,每日 2 次。本方对于外感风寒,邪恋少阳,很久不好的头痛较适宜。(《醋蛋治百病》)

【药方105】干白菜 1 片,红糖 60 克,生姜 3 片,水煎服,每日 2 次。主治风寒头痛。(《蔬菜治百病》)

【药方106】刀豆根 30 克,加黄酒或红茶 3 克,水煎服。主治风寒头痛。(《常见病食品疗法》)

【药方107】荆芥根、乌桕根、葱根各等份,煎汤多次含漱。主治风热头痛。(《久病难症必效单方》)

【药方108】菊花 15~30 克,白糖 50 克。将菊花放在茶壶内用沸水浸泡一会儿,加白糖搅拌均匀,像喝茶一样。主治风热头痛。(《实用单方验方大全》)

【药方109】玄参 60 克,煎浓汁 500 毫升,温热喝下。主治风热头痛。(《一味妙方治百病》)

【药方110】鲜芦根适量。每日 1 剂,水煎服。主治风热头痛。(《偏方秘方现用现查》)

【药方111】鲜竹叶适量。每日 1 剂,水煎服。主治风热头痛。

【药方112】生藕汁 100~250 克,西瓜汁 200~500 克,雪梨汁 50~150 克,3 种果汁混合,缓慢喝下。若将 3 种果汁分别放在冰箱

内,直到冻至冰水再混合分次服,效果更佳。主治风热头痛。(《蔬菜治百病》)

【药方113】向日葵盘24～30克,水煎服,每日2次。主治风热头痛。

【药方114】荆芥穗、石膏各等份,一起研细末,每次6克,用茶水送服。主治风热头痛。(《永类钤方》)

【药方115】菊花、石膏、川芎各9克,共研细末,每次4.5克,茶水调服。主治风热头痛。(《简便方》)

【药方116】杏仁(去皮尖),晒干后研成细末。用水9升,研磨过滤出杏汁,煮成麻豆腐状,和羹粥食用。7日后,大汗出,所有头风渐减轻,但要小心风冷,不要吃猪、鸡、鱼、蒜、醋。主治风虚头痛。(《千金要方》)

【药方117】萝卜300克,大枣15枚,核桃仁、鲜山药各30克,橘皮10克。先将橘皮煮水去渣,再入前4味共煮,待熟后,连汤带药物吃了,每日1次。主治气虚头痛。(《蔬菜治百病》)

【药方118】川芎为末,腊月的茶冲水调服6克,疗效很好。主治气虚头痛。(《集简方》)

【药方119】胡芦巴(炒)、三棱酒(泡后烘焙)各15克,干姜(炮)7.5克,研成细末,每次6克,姜汤或温酒送下。主治气攻头痛。(《济生方》)

【药方120】香附子炒120克,川芎60克,共研细末,每次6克,用腊月的茶冲水调服,常服除根。主治气郁头痛。(《澹寮方》)

【药方121】天台乌药、川芎各等份,共研成细末,每次6克,用腊月的茶冲水调服。主治气厥头痛。(《济生方》)

【药方122】乌梅肉30枚,放盐3撮,用酒3升,煎煮成1升,分次喝掉,喝到吐才会舒服。主治痰厥头痛。(《久病难症必效单方》)

【药方123】牛蒡子(炒)、旋覆花各等份,共研成细末。用腊月的茶服3克药末,每日2服。主治痰厥头痛。(《太平圣惠方》)

【药方124】半夏15克,巴霜1克,一起研成细末,面糊调成丸,如绿豆大,每次30丸,生姜煮汤服下。主治痰厥头痛。(《续名医类案》)

【药方125】天南星、荆芥叶各30克,共研细末,用姜汁和糊做成丸,如梧桐子大,每次饭后,用姜汤服下20丸。主治风痰头痛。(《济生方》)

【药方126】栀子细末、蜂蜜,调和均匀贴敷舌上,到吐,头痛就停止了。主治风痰头痛。(《兵部手集》)

【药方127】大黄用酒泡3次后,研成细末,用茶水调服。主治健壮人气实有痰,头痛眩晕。(《丹溪心法》)

【药方128】大附子1个(炮熟去皮),生姜15克,加水1升半,煎煮,每日分3次服。主治肾厥头痛。(《集简方》)

【药方129】硫黄末、食盐各等份,加水调和面糊做成丸,如梧桐子大,每次要用薄荷茶服下5丸。主治肾虚头痛。

【药方130】黑牵牛子7粒,砂仁1粒,研成细末,用井水调汁,仰着头将药末灌入鼻中,等鼻子流出即愈。主治温热头痛。(《圣济总录》)

【药方131】山豆根10克,蚕沙15克,生石膏30克,共成细末,装进瓶中备用。取药末适量,用醋或香油调敷神阙穴及双侧太阳穴上,盖上纱布,用胶布固定。主治高热头痛。(《中华脐疗大全》)

【药方132】大栝楼1个,去瓤、研细,装入瓷碗中,用热开水1杯泡之,盖上碗盖。泡一段时间,去渣服用。主治热病头痛。(《太平圣惠方》)

【药方133】橘子皮6克,煮水去渣,加杏仁15克、薏苡仁半茶杯,煮成粥食用。主治风湿头痛。(《常见病食品疗法》)

【药方134】生薏苡仁150克,大米500克。先将薏苡仁煮烂,再加入大米煮成粥食用。主治风湿头痛。

【药方135】白扁豆20克,香菜20克,加水适量煎服。主治风湿头痛。

【药方136】草鱼1条,去鳞除鳃去肠杂,加葱或香菜一起煮熟吃。主治风湿头痛。(《常见病食品疗法》)

【药方137】草乌头、栀子各等份,共研细末,加葱汁调均匀,涂贴太阳穴及额上,不要涂到眼睛上,避风。主治女人血风头痛。(《三因极一病证方论》)

眩 晕

【药方 1】茯苓粉同米酒一起饮用。主治头风虚眩,五劳七伤。(《久病难症必效单方》)

【药方 2】桑枝、桑叶、茺蔚子各 15 克,加水 1 000 毫升,煎煮至 600 毫升药液。温热时泡脚 30～40 分钟,洗脚后即睡下,每日 1 次。主治眩晕日久。

【药方 3】鲜白果 2 个,去壳衣,研烂后用开水冲服。主治头痛晕眩。

【药方 4】鸡蛋壳(孵过小鸡的蛋壳)焙黄研成细末。每日 3 次,每次 9 克,用黄酒冲服。主治眩晕。(《醋蛋治百病》)

【药方 5】鸡蛋 1 个,桂圆肉 7 粒,隔水蒸熟,清晨吃下,连服 7 日。主治眩晕。

【药方 6】黑向日葵花盘 1 个,用水煎汤 1 碗,打入鸡蛋 2 个,吃鸡蛋喝汤,每日 1 次。或向日葵、鸡蛋同煮,至鸡蛋熟后去渣及鸡蛋壳,加入白糖 10 克,早晚分 2 次服。主治眩晕。

【药方 7】鸡蛋 2 个,何首乌 60 克,加水同煮,鸡蛋熟后,去壳再煮一会儿,吃鸡蛋喝汤。主治眩晕。(《醋蛋治百病》)

【药方 8】天麻 10 克,浓煎取汁,用煮开的药汁冲鸡蛋 1 个,分次喝服。每日 1 剂,连服 5～7 日。主治眩晕。

【药方 9】活地龙 5 条,放盆内加清水浸 3 日去脏,洗净切碎,与鸡蛋 2 个搅匀做成饼,用油煎至熟食用。主治眩晕。

【药方 10】明党参 50 克,切细,用鸡蛋 2 个,一起搅和均匀,蒸熟食用。主治贫血引起的眩晕。

【药方 11】艾叶 45 克,黑豆 30 克,鸡蛋 1 个,一同煮到鸡蛋熟。每日 1 剂,10 日为 1 个疗程。主治气血虚弱引起的眩晕。

【药方 12】荠菜 100 克,夏枯草 50 克,水煎服,每日 1 剂。主治肝阳上亢之眩晕。

【药方 13】山药 30 克,枸杞子 10 克,猪脑 1 具,放入适量水,炖熟食用。主治血虚眩晕。

【药方 14】冬瓜子 500 克,烘焙干后研成细末。每次 50 克,每日 2 次。主治肝阳上亢之眩晕。

【药方 15】小麦 30 克,大枣 10 枚,猪脑 1 具,洗干净放盆内,添水适量,隔水蒸炖 1 小时,就可以吃了。本方有补肾健脑之功效。主治眩晕,伴腰膝酸软、遗精耳鸣等症。(《蔬菜治百病》)

【药方 16】川芎、槐角子各 30 克,一起研成细末。每次 9 克,用茶水送服。主治眩晕。(《保命集》)

【药方 17】苍耳叶晒干研成细末,每次 3 克,用酒喝下,每日 3 次。要是吐了,就吃梧桐子大的蜜丸,每次 20 丸,吃 10 日就全好。主治眩晕。(《万病单方大全》)

【药方 18】蝉蜕 30 克,微炒,研成细末。不分时间用酒服下 3 克,或用白开水服下也可以。主治眩晕。(《太平圣惠方》)

【药方 19】大黄、荆芥穗、防风各等份,水煎服,以有效为好。主治头目眩晕。(《奇效良方》)

【药方 20】川芎、当归(酒浸)各等份,每次 12 克,用水煎,温服。主治失血过多,眩晕不醒。(《奇效良方》)

【药方 21】当初夏新丝上市的时候,用鸡蛋 7 个,放在煮茧锅中,煮七天七夜,然后取出鸡蛋,分多次吃掉。第一年吃 7 个,第二年吃 7 个,后就永不复发了。主治头晕目眩。

【药方 22】生白果肉 2 枚捣烂,用开水冲服。主治眩晕。病重者,5 次病必愈。

头 鸣

【药方 1】茶树子研成细末,吸入鼻中。主治头脑鸣响异常。(《奇效简便良方》)

【药方 2】甘菊花用水浓煎,多次喝下有效果。主治头鸣。

【药方 3】女贞子、墨旱莲各等份,一起研成细末,用橄榄汁和药末,做成药丸,用桑叶汤冲服。主治头鸣。

唇 疾

【药方1】苍耳虫、香油。把采到的苍耳虫,浸泡在香油中,让它窒息死亡。每40毫升香油中浸泡100条苍耳虫,并加冰片1克,密封后备用。先用碘酒、酒精消毒患处,按照病变范围的大小,取出苍耳虫4~6条后,捣烂如泥敷在疮顶后,外边盖上纱布,一般每日换药1次。主治唇疔。(《古今外治灵验单方全书》)

【药方2】取野蔷薇花根上的皮捶成蓉状,酌加黄柏末,和匀做小药饼,贴在患处,须换药,将疔拔出来才好。主治唇疔。

【药方3】蛇蜕烧成粉末,先搽拭患处以后敷在唇上。主治茧唇。

【药方4】唇处急性发作疼痛,用五倍子、诃子肉各等份研成细末,敷贴在唇患处。主治茧唇。(《世医得效方》)

【药方5】青皮烧成灰,一半和猪油调均匀涂患处。另一半青皮,每次3克,用酒调服。主治茧唇。(《医学入门》)

【药方6】黄连0.3克,干姜0.15克。炮制后研成细末,敷贴在患处。主治茧唇。(《世医得效方》)

【药方7】皂角末少量,用水调匀涂在患处。主治茧唇。(《世医得效方》)

【药方8】五倍子、诃子各等份,一起研成极细末,敷贴在患处,盖上消毒纱布,每日1次。主治唇肿。(《古今外治灵验单方全书》)

【药方9】黄柏研成粉末,用蔷薇根榨成汁调和涂在患处,马上见效。主治唇疮痛不可忍。(《久病难症必效单方》)

【药方10】把小檗干树皮,切成薄片,浸泡在清水中,每次取1片含口中。主治燥热唇舌破烂日久。

【药方11】青皮(煅灰)、橄榄(煅灰)各等份,研成细末,用猪油调均匀后擦在患部。主治烂唇。

【药方12】把桃仁捣烂,用炼过的猪油调和均匀,敷贴在患部。主治唇疮。(《久病难症必效单方》)

【药方13】瓦松、生姜。加入少量盐捣烂涂在患处。主治唇裂生疮。(《久病难症必效单方》)

【药方 14】用白梅花瓣,贴敷在患处,很有效果。主治开裂出血。(《古今外治灵验单方全书》)

【药方 15】把桃仁捣成泥状,和猪油调均匀后敷贴患处。主治唇裂。(《海上集验方》)

【药方 16】用炼过的猪油,每日涂在患处。主治唇裂。(《十便良方》)

口 疾

【药方 1】用生白矾研成细末,敷在患处,也很有效。主治口疮。

【药方 2】胆矾(火煅),研成细末,敷在疮上,口吐涎沫,口疮即好。主治口疮。(《本草纲目》)

【药方 3】把槟榔用火煅烧成末,加入轻粉后敷在口疮上。主治口疮。

【药方 4】马鞭草 30 克,水煎服。每日 1 剂,3 日为 1 个疗程。主治口疮。

【药方 5】牛膝酒含口中漱口,没酒的空含牛膝,效果也很好。主治口中及舌上生疮。

【药方 6】丁香 9 克,山豆根适量,用水煎出药汁含口中,稍等一会儿,吐出再换含一口。主治口疮。(《久病难症必效单方》)

【药方 7】茵陈 30 克,用水洗净切碎,放瓷缸内,加入开水 300 毫升,浸泡 24 小时后,每日取药水漱口多次。主治口疮。

【药方 8】鲜蒲公英 120 克,加水 500 毫升,煮沸约 20 分钟,再将药液过滤去渣,浓缩至 250 毫升,分 4 次漱口加内服,连用 3～5 天即愈。主治口疮。

【药方 9】黄柏、党参各 6 克,共研细末,撒患处,多次即愈。主治口疮。

【药方 10】明矾 6 克,白糖 4 克,共放入瓷器内,放在小火上加热,溶化涂在患处。主治口疮。(《实用单方验方大全》)

【药方 11】附子多粒,烘焙研成细末,取 1 粒量的药末,加醋和做成药饼敷在病人的一侧足心,用纱布包扎固定,次日如法调换敷另一

侧足心。主治口疮。(《古今外治灵验单方全书》)

【药方12】明矾(水飞)15克,黄丹(炒紫红色)30克,共研细末,撒在口疮上。主治各类口疮。

【药方13】细辛、黄连各等份,共研细末,擦干净患处,撒药粉在口疮上,口水流出患处就好了。主治各类口疮、舌疮。

【药方14】萝卜榨汁,反复多次含在口中漱口,等脓水流出来,疮就好了。主治满口烂疮。(《古今外治灵验单方全书》)

【药方15】大黄30克,加水250毫升,将药汁煎到200毫升,饭后温服,每日2次。主治口疮。(《单味中药疗法》)

【药方16】新柏子仁30克,开水冲泡当茶饮服。这是一日量,一般2~4次就有效。主治口疮。(《单味中药疗法》)

【药方17】鲜女贞叶7片,用水煎煮。这是一次量。每日3剂,服3日即愈。主治口疮。(《一味妙方治百病》)

【药方18】细辛9~15克,研成细末,用开水适量,再加少量的甘油,调匀成糊状,放到纱布中,用胶布密封。用时取纱布7厘米,贴在肚脐中,3日后溃疡愈合。主治口腔溃疡。(《中药贴敷疗法》)

【药方19】竹叶、灯心草各等量,放入保温杯中,沸水冲泡,代茶饮用。主治复发性口疮。(《常见病中医自疗便方》)

【药方20】鲜藿香30克(干品15克),白芷15克,加水适量,煎煮取汁,代茶饮。主治复发性口疮。

【药方21】淡竹叶30克,绿豆50克,粳米100克。将淡竹叶加水煎出药液后去渣,加后2味药煮成粥食用。主治口疮。(《常见病中医自疗便方》)

【药方22】云南白药4克,香白芷1克,冰片0.3克,共研细末。用棉签蘸少量药末涂在患处,每日2次。主治口疮。(《家庭实用小验方200例》)

【药方23】胡萝卜、鲜藕各500克,洗干净后捣烂,绞汁含漱。每日5次,连用3~4日。主治口疮。(《常见病食品疗法》)

【药方24】把大青叶浸泡在蜂蜜里一夜后,口含漱用。主治口疮。

【药方25】黄花菜、蜂蜜各50克。先用黄花菜煎汤半杯,再加蜂蜜调匀,缓缓服用。每日分3次服完,连服4~6剂。主治口疮。

【药方 26】明矾 6 克,冰片 1 克,蚕茧 1 个。将明矾研成细末,装入蚕茧内,焙焦存性,再加入冰片,共研末备用。取少许药末吹撒在患处,每日数次,连用数日。主治口疮。

【药方 27】西瓜皮(不要绿皮),切成小块,在太阳下暴晒半干,加上白糖 200 克拌匀,在太阳下暴晒至干,食用。主治口疮。

【药方 28】冷大米饭 1 团,腊肉 3 片共捣为泥,敷在疮上,每日数次。主治口疮。(《常见病食品疗法》)

【药方 29】西红柿汁含口中,每次数分钟,每日多次。主治复发性口疮。(《蔬菜治百病》)

【药方 30】霜后茄子 1 只,晾干研细末,涂患处。也可与蜂蜜适量混匀涂患处。主治复发性口疮。

【药方 31】鲜石榴 1～2 只。取石榴子捶烂研碎,用开水浸泡,等水凉后,每日含漱 10 余次。主治口疮。(《蔬菜治百病》)

【药方 32】川黄连 6 克,研成细末,再加蛋黄油适量,调和均匀,涂溃疡处。主治口疮。(《醋蛋治百病》)

【药方 33】鸡蛋膜用淡盐水浸泡数分钟,贴患处。主治口疮。(《醋蛋治百病》)

【药方 34】吴茱萸研细末,取适量药末敷肚脐中。主治口疮。(《中华脐疗大全》)

【药方 35】黄柏、细辛各等份,烘干,共研细末,用醋调和成膏状,敷贴在肚脐上,用胶布固定。主治口疮。

【药方 36】朱砂、冰片、滑石各等量,共研细末,敷在肚脐中。主治口疮。

【药方 37】黄连、肉桂各等份,混合共研细末,撒在膏药上,贴敷在肚脐中。主治口疮反复发作,轻度灼痛。

【药方 38】黄柏、青黛各 15 克,肉桂 50 克,混合共研细末,取适量撒在膏药上,贴在肚脐中。主治阴虚火旺型口疮。

【药方 39】吴茱萸(醋炒香熟)、炮姜各 15 克,炒木鳖子 5 枚,共研细末,每次 1.5 克用冰水调和,用纸压贴在肚脐中。主治口舌生疮。(《中华脐疗大全》)

【药方 40】五倍子 10 克,明矾 3 克。将五倍子烘干,与明矾共研

细末,每次用少量药末涂在患处。主治口疮。(《中国民间秘方3000例》)

【药方41】柿霜(从柿饼上采取),用开水冲服,或蘸着点心吃,或加入粥中吃。主治口疮。

【药方42】大红蔷薇花叶,炼干(禁忌火炒)研末,加冰片少许后调匀,涂擦患处。如冬天无大红蔷薇花叶,用根也有效。主治口疮。(《中国民间秘方3000例》)

口角生疮

【药方1】砂仁适量,放在瓦片上用火焙干,研成细末,外敷在患处。主治口角生疮。

【药方2】用炼过的猪油,天天涂擦患处,立即见效。主治口角生疮。(《久病难症必效单方》)

【药方3】取新鲜杉木细枝1条,用猛火烧杉木细枝的上端,末端就有白色的木浆流出来,取出来涂在嘴角,数次可愈。主治口角生疮。

口 臭

【药方1】香薷适量,加水煎煮取汁,饮用或漱口,效果很好。主治口臭。(《丹溪心法》)

【药方2】大黄、生地黄各适量,切片,贴在出血处,每日1次,至症状消失。主治胃热口臭、齿衄。(《古今外治灵验单方全书》)

【药方3】细辛适量,加水适量煮取浓汁。将浓汁热含口中,等凉了,就吐出来,口臭就好了。主治口臭。

【药方4】柚子。吃柚子能去口臭,同时煎柚子水漱口。主治饮酒口臭。

【药方5】常含白梅,可以香口。主治口臭。

【药方6】白芷、川芎各等份,共研为末,饭后开水冲服。或做成蜜丸,常吃最好。主治口臭。(《仙方合集》)

【药方 7】甜瓜子捣碎成末,和蜜做成药丸,如枣核大。每日早晨洗漱干净后,含 1 丸,也可以敷牙齿上。主治口臭。(《古单方》)

【药方 8】香薷 1 把,加水 500 毫升,煮取汁 300 毫升,缓缓含在口中。主治口臭。(《古单方》)

【药方 9】密陀僧 3 克,用适量的醋调漱口。主治口臭。(《普济方》)

【药方 10】川芎适量,加水适量煎煮,取药汁含在口中。主治口臭。(《普济方》)

【药方 11】藿香洗干净,加水煎汤,时时含漱。主治口臭。(《医方摘元》)

【药方 12】吃黑枣数枚。主治吃大蒜引起的口臭。

舌 病

【药方 1】黄连、干姜各等份,共研细末,吹敷在舌头的溃疡面上,每日数次。主治舌疮。(《古今外治灵验单方全书》)

【药方 2】牛膝 30 克,白酒 30 毫升。把牛膝浸白酒内,用药酒频频含着漱口,每日 10 次。主治阴虚型舌疮。(《古今外治灵验单方全书》)

【药方 3】百草霜,和酒调匀后涂在舌下,马上就好。主治舌卒肿,如猪胞状。(《久病难症必效单方》)

【药方 4】鸡冠血、蓖麻子油。刺破公鸡冠取鲜血,让血滴在纸上,蘸蓖麻子油熏患处。主治舌胀满口。(《中国民间秘方 3000 例》)

【药方 5】生蒲黄适量,姜末少量,涂抹在舌头上。主治舌胀满口。

【药方 6】百草霜、米醋各适量,用醋调百草霜敷在舌头上。主治舌胀满口。

【药方 7】川黄连 10~12 克,加水煎浓取药汁。用浓汁浸泡舌头。主治舌肿出口。(《中国民间秘方 3000 例》)

【药方 8】蓖麻子榨出油,蘸在纸上,做成捻子,烧出烟熏患处。主治舌肿胀出口。(《本草纲目》)

【药方 9】硼砂研成细末,用生姜片蘸药末涂在肿处。主治舌肿。

（《本草纲目》）．

【药方 10】用甘草加水煎出浓汤，趁热漱口，多漱多吐。主治舌肿。（《圣济总录》）

【药方 11】赤芍、甘草，加水煎煮成汁，趁热漱口。主治舌肿。（《圣济总录》）

【药方 12】梅花冰片，研成细末，敷在患处。主治舌肿。（《医统》）

【药方 13】川椒用生面包成丸，每次 10 粒，用醋汤喝下。主治木舌。（《救急良方》）

【药方 14】蒲黄、干姜各等份，共研细粉，撒在舌上，马上就治好了。主治木舌。（《本草纲目》）

【药方 15】把生锈的锁烧红，打下铁锈，研成细末，用水调 3 克，含后咽下。主治木舌。（《生生编》）

【药方 16】白僵蚕研成细末，吹撒在舌头上，吐出痰，疗效甚好。主治木舌。（《生生编》）

【药方 17】白僵蚕 3 克，蜜炒黄连 6 克，共研细末，撒在舌上，口水流出即好。主治木舌。（《积德堂方》）

【药方 18】半夏加醋煎汁，含漱口中。主治木舌。（《集简方》）

【药方 19】皂矾 6 克，在铁上烧红，研成细粉搽在舌上。主治木舌。（《积德堂方》）

【药方 20】用蛇胆 1 枚，焙干为末，敷在舌上，有口水吐出。主治木舌。（《胜金方》）

【药方 21】五灵脂 30 克，研末，用米醋 1 大碗煎汁，缓缓含漱口。主治重舌。（《古今外治灵验单方全书》）

【药方 22】赤小豆为末，用醋调和涂患处。主治重舌。（《普济方》）

【药方 23】白及末，用母乳汁调和涂足心。主治重舌。（《太平圣惠方》）

【药方 24】露蜂房炙研细末，酒调和敷舌上，每日 3～4 次。主治重舌肿痛。（《胜金方》）

【药方 25】煅皂角刺，芒硝少许研匀。先用手蘸水，擦干净口腔内和舌头上下，将药搽在舌上，口水出自消。主治重舌。（《胜金方》）

【药方26】蛇蜕烧灰，研极细末，用少许敷在舌上。主治重舌。（《胜金方》）

【药方27】生艾捣碎敷在舌上，干艾浸湿也可以。主治舌忽缩入。（《圣济总录》）

【药方28】芥菜子研成细末，用醋调和敷在脖子下，舌头马上回复原状，且能言。主治舌忽缩入。

【药方29】将鸡蛋煮熟，取其硬壳与蛋白之间薄皮，套在舌上，3～4次，舌就脱皮，痊愈。主治舌皮碎裂。（《丹溪心法》）

【药方30】乌贼骨30克，炒蒲黄15克，共研细末，涂在舌患处，每日3次，3日为1个疗程。主治舌衄。（《古今外治灵验单方全书》）

【药方31】黄柏、槐花各等份，共研为末，搽在患处。主治舌衄。

【药方32】五倍子30克，加入冰水200毫升煎煮，熬成浓汁。把药汁浸湿纱布紧塞口中，每次5分钟，每日3次，3日为1个疗程。主治脾虚型舌衄。（《古今外治灵验单方全书》）

【药方33】槐花炒后，研末搽舌头，舌出血就止住了。主治舌上无故出血。（《仙方合集》）

【药方34】人头发烧成灰，用米醋调糊敷在患处。主治舌上出血。（《中国民间秘方3000例》）

【药方35】取大蓟捣汁，和酒冲服。要是干大蓟就研成细末，用冷水冲服。主治舌硬出血不止者。（《普济方》）

【药方36】木贼煎汤漱口，出血马上就止。主治舌衄。（《太平圣惠方》）

【药方37】乌贼骨、蒲黄各等份，炒为细末，每次涂之。主治舌肿血出如泉。（《简易方》）

【药方38】香薷煎汁服1杯，每日3次。主治舌衄。（《肘后方》）

咳 嗽

【药方1】鲜胡颓子叶30克，加水适量煎汤，再加糖少许内服。主治咳嗽。（《久病难症必效单方》）

【药方2】豆腐150克切成条状，柏树枝叶50克，加水1碗放在铁锅中煮熟,捞出柏枝叶,吃豆腐喝汤,每日 3 次。主治咳嗽。

【药方3】露蜂房、钩藤各 10 克,加水适量煎服,每日 1 剂。主治咳嗽。(《久病难症必效单方》)

【药方 4】猪胰脏 1 具,切薄片,加醋适量煮食。主治咳嗽。

【药方 5】用生西瓜子仁,与冰糖研极细末,服之效佳。主治咳嗽。

【药方 6】甘草 6~7 片,临睡时含在口内,千万别咽下。主治夜间咳嗽者。(《久病难症必效单方》)

【药方 7】芫荽适量,用冰糖冲服,3 服即愈。主治咳嗽。

【药方 8】芫花 30 克,水 300 毫升,煮至 100 毫升,再加大枣 14 枚,煮到汁干,每日吃大枣 5 枚。主治突然咳嗽。(《久病难症必效单方》)

【药方 9】延胡索 30 克,明矾 7.5 克,共研细末,每次 6 克,同饧糖 1 块含在口中。主治咳嗽。(《仁存堂方》)

【药方 10】五味子 15 克,甘草 4.5 克,五倍子、芒硝各 6 克,共研细末后干含在口中。主治咳嗽不止。(《久病难症必效单方》)

【药方 11】带皮生姜,捣汁 1 勺,加白蜜 2 匙,放在沙锅内,煎沸 1 次就可以了,趁温热服用。主治咳嗽,连咳四五十声。

【药方 12】丝瓜藤 50 克(鲜品 100 克),水煎取浓汁,分早晚各服 1 次。主治咳嗽。(《偏方秘方现用现查》)

【药方 13】花生米、大枣、蜂蜜各 30 克,水煎喝汤,每日 2 次。主治咳嗽。

【药方 14】鱼腥草 30 克,枇杷叶、黄芩各 10 克,加水煎取药汁,每日 2 次。主治咳嗽。

【药方 15】杏仁 150 粒(去皮尖炒焦),每次 10 粒,每日 3 次。主治咳嗽。

【药方 16】罗汉果 60 克,鲜猪肺 250 克,煲汤喝,每日 2 次。主治咳嗽。

【药方 17】杏仁 10 克,莲藕 50 克,蒸烂捣碎如泥,早晚各 1 剂。主治咳嗽。

【药方 18】荸荠 50 克,萝卜 80 克,芦根 20 克,桑叶 15 克,加水煎成浓汁,早晚代茶喝。主治咳嗽。(《偏方秘方现用现查》)

【药方 19】百部 20 克,加水煎煮 2 次,煎出液 60 毫升,分 3 次服,10 日为 1 个疗程。主治咳嗽。(《一味妙方治百病》)

【药方 20】洋金花 15 克,研成细末,加入 60％白酒 500 毫升,浸泡 7 日后服用。每次 1～2 毫升,每日 3 次。主治咳嗽。(《一味妙方治百病》)

【药方 21】荞麦和鸡蛋清和成团,擦在患者前后心。主治咳嗽。(《百病经验一味良方》)

【药方 22】补骨脂,研粉备用。用时取适量药末撒在膏药中,贴敷在肚脐中。主治咳嗽、肾虚气喘者。(《中华脐疗大全》)

【药方 23】大蒜 3～5 头,冰糖 250 克(忌用红糖),橘皮适量。大蒜捣烂后,加冰糖,再用滚开水冲泡,或放沙锅中加水煎 5～10 分钟,趁温热服用。主治咳嗽。因本方有止咳化痰之功,对小儿百日咳、老人痰咳、伤风咳嗽、肺痨咳嗽效果良好。(《中国民间秘方 3000 例》)

【药方 24】鲜梨适量榨汁,或将梨放在沙锅中加适量水煎成汤服用。主治咳嗽。

【药方 25】鸡脑 7 具,豆腐 210 克,白糖 10 克,放沙锅中煎熬到熟,每日 3 次。主治咳嗽。

【药方 26】生茄子 30～60 克,蜂蜜适量,加水适量煮。茄子熟后去渣,加蜂蜜,每日分 2 次服用。主治慢性咳嗽。

【药方 27】五味子 200 克,鸡蛋 7 个。将鸡蛋浸泡在五味子水溶液中,泡 7 日后即可。每日早晨空腹吃 1 个。用针将鸡蛋扎一个小孔,吸食蛋液,并同时浸泡下一个疗程的 7 个鸡蛋,如此吃 3 个疗程即可痊愈。主治咳嗽、气管炎咳嗽。(《中国民间秘方 3000 例》)

【药方 28】黑母鸡 1 只,醋 1 000～2 000 毫升。将黑母鸡洗干净、切碎,用醋煮熟分 3～6 顿趁热吃。病轻者 1 次即可,重者服 2～3 只。主治咳嗽。(《醋蛋治百病》)

【药方 29】鲤鱼 1 条,加醋和水煮服,不要放盐。主治咳嗽。

【药方 30】豆腐 500 克,植物油 50 克,醋 50 毫升,葱花少量。油烧热后加入葱花、少量盐,再加豆腐,用锅铲将豆腐压成泥状后翻炒,加醋,再加少量水继续翻炒,起锅趁热当菜吃。临睡前吃也可以。本方越淡效果越佳。主治咳嗽。

【药方 31】鸡蛋 1 个,加冰糖和豆油隔水蒸炖,临睡前趁热吃完。轻者 1～2 次愈,重者 3～4 次。主治咳嗽。

【药方 32】白胡椒 7 粒,栀子 9 克,桃仁、杏仁各 7 粒,共焙干研成细末,用鸡蛋清调成糊状,每晚睡前敷足心。主治咳嗽。

【药方 33】荞麦粉适量,用鸡蛋清调和均匀,搽在胸部。主治咳嗽。

【药方 34】鸡蛋 1 个,加生姜 10 克切碎,把鸡蛋搅散,加生姜炒熟食用,每日 2 次。主治咳嗽。

【药方 35】绿茶 15 克,鸡蛋 2 个,加 1 碗半水同煮。鸡蛋熟后去壳再煮,至水干时吃鸡蛋。主治支气管咳嗽。

【药方 36】艾叶 50 克,加水煮沸约 20 分钟去艾叶,打入鸡蛋,加冰糖溶化后,吃鸡蛋喝汤。主治肺脾阳虚咳嗽。

【药方 37】五味子 120 克,鸡蛋 7 个。先加水将五味子煮烂,连药带水倒入罐内,放入鸡蛋,封口存 45 日,取出鸡蛋,白天生吃 1 个,开水送服,忌油腻。主治咳嗽气短哮喘者。

【药方 38】韭菜 100 克,洗净切碎,加入鸡蛋 2 个打散,用油炒后食用。主治脾肾亏虚的咳嗽哮喘。

【药方 39】金橘 2 个,切开后用水煎煮,加冰糖用小火煮汁,每日 3 次。主治咳嗽。(《常见病食品疗法》)

【药方 40】核桃仁、炒杏仁、鲜姜各 90 克,捣烂,加蜜炼成蜜丸,每丸重 5 克。每日 3 次,每次 1 丸。主治气喘咳嗽,胸闷气短。

【药方 41】鲤鱼头 1 只,姜 3 片,蒜泥 25 克,醋 100 毫升,加水煎服。主治咳嗽。

【药方 42】茶叶 7 克,去皮生姜 10 片,一并煮成汁,饭后喝。主治咳嗽。

【药方 43】生梨 1 个,洗净,连皮切碎,加冰糖和少许水,炖熟后喝下。主治咳嗽。

【药方 44】萝卜捣汁 200 毫升,糖稀 25 克,放入锅里溶化,趁热时吃下。主治咳嗽。

【药方 45】甜杏仁 25 克,核桃仁 6 克,菠菜子 5 克,同煮汤喝。每日 1 次,连服 20 日。主治咳嗽。

【药方46】核桃仁1个,鲜姜2片,同嚼食。每日早晚各1次,服3次有效,可继续服1个月。主治咳嗽。

【药方47】萝卜50克,梨1个,蜂蜜40克,胡椒7个。将萝卜洗净,切片,放在锅内,加水1 000毫升。另将一瓷盆放于锅中,将其余各味均放入盆内(胡椒用纱布包),大火蒸煮50分钟,吃梨喝萝卜水。主治咳嗽。(《常见病食品疗法》)

【药方48】菠菜子用小火炒黄,研成细末。每次3克,每日2次,温开水送服。此即为东北验方"咳喘散"。主治咳嗽。

【药方49】大蒜数瓣捣烂,加冰糖或白糖适量,用沸水冲泡,趁温热喝下。主治各种原因引起的咳嗽。如小儿百日咳,老人痰咳,伤风咳嗽,肺痨咳嗽等,均有良效。(《家庭实用小验方200例》)

【药方50】青壳鸭蛋1~2个,加茶油半汤匙,隔水炖熟后服用。轻者每日炖服1次,重者炖服2次。主治咳嗽。

【药方51】鸡蛋1个打匀,加少量白糖及生姜汁,用半杯沸水冲服。主治咳嗽较重者。

【药方52】红皮白肉萝卜100克,加水300毫升,煎浓汁。等煎到100毫升时,除渣留汁,再加明矾10克,蜂蜜100克,混合均匀后,每日服3次,每次50毫升。主治久咳不愈。

【药方53】取大雪梨1个,挖去心,装入贝母粉3克或冰糖15克,蒸熟食用。主治咳嗽。

【药方54】新鲜芹菜洗净后捣汁饮服。每日2次,每次1茶杯。主治咳嗽痰喘。

【药方55】罗汉果半个,陈皮6克,瘦猪肉100克。先将陈皮浸泡去白,然后与罗汉果、瘦猪肉煮汤,熟后去罗汉果、陈皮,喝汤吃肉。主治咳嗽。

【药方56】白米100克,淘洗干净,加水煮到半熟时,加甘蔗汁1碗再煮,熟后随时可以吃。主治咳嗽。

【药方57】银耳5克,冰糖适量。先将银耳泡开,加水和冰糖炖服。主治咳嗽。

【药方58】雪梨1~2个,黑豆30克。将雪梨洗净切成片,加水与黑豆共煮30分钟,去渣喝汤。主治咳嗽。(《家庭实用小验方200

例》)

【药方 59】大蒜适量,捣成泥状,取豆瓣大 1 团,放在伤湿止痛膏中心,每晚洗足后贴敷双足涌泉穴,第二天早晨揭去,连贴 3～5 次即愈。本方原为治疗小儿百日咳方,现用于成人,不论风寒、燥咳,均获效果。贴后待出现足心有较强的刺激感时,即揭去。(《中药贴敷疗法》)

【药方 60】煅蛤壳 180 克,青黛 18 克。先将蛤壳研成细末,与青黛调和均匀,每次用 15 克,用纱布包着煎煮温服,每日 2 次。小儿用量酌情减量。主治咳嗽阵作,呛咳痰少,或咳血。(《中医散剂疗法应用指南》)

【药方 61】核桃连皮,加冰糖少许,捣烂,用开水冲服多次,非常有效。蒸着喝效果也好。主治寒咳。(《普济方》)

【药方 62】土党参 60～120 克,白胡椒、艾叶各 9 克,加水煎服。主治寒咳。(《久病难症必效单方》)

【药方 63】鲜鼠曲草 4 克,加开水炖服。主治风寒咳嗽。(《久病难症必效单方》)

【药方 64】生梨 1 个,干荔枝 10 个,川贝母 3 克,冰糖少许。梨去心切碎,干荔枝去壳,将上药蒸熟后,趁热吃下。每日 1 次,3～5 日即可治愈。主治风寒咳嗽。(《实用单方验方大全》)

【药方 65】干姜末 2 克,用热酒调服或加饧糖做成药丸。主治寒咳。(《姚僧垣方》)

【药方 66】生姜 10 克,饴糖适量。将生姜洗干净,切丝,放入瓷杯内,用滚开水冲泡,加盖浸泡 10 分钟,再加饴糖,代替茶频频喝下,不限次数,不用出汗。主治风寒咳嗽。(《偏方秘方现用现查》)

【药方 67】核桃肉、冰糖各适量,加水煎服,每日 1 剂。主治寒咳。(《中国民间秘方 3000 例》)

【药方 68】鲜芥菜 60 克,鲜姜 10 克,盐少许。将芥菜洗净,切成小块,生姜切片,加清水 2～4 碗煎服,用食盐调味。每日分 2 次服,连用 3 日。主治风寒咳嗽。(《蔬菜治百病》)

【药方 69】茶叶 3 克,食盐 1 克,放入杯中,用开水冲服,每日饮 4～6 次。主治风寒咳嗽。(《常见病食品疗法》)

【药方70】梨汁、姜汁、蜂蜜，共熬成膏，每日 3 次，温水冲服，每次 20 毫升。主治风寒咳嗽。

【药方71】萝卜 1 个，葱白 6 根，生姜 15 克。用水 3 碗先将萝卜煮熟，再放葱白、生姜，煮至 1 碗，连渣服用。主治风寒咳嗽。

【药方72】紫苏叶 30 克，麻黄(去节，汤煮，焙)45 克，杏仁(汤浸，去皮尖，炒)60 克，甘草(炙)15 克，共研细末，每次 9 克，用水 220 毫升，煎至 140 毫升，去药渣服用。主治风寒犯肺咳嗽喘促。(《中医散剂疗法应用指南》)

【药方73】煨姜 1 块含在口中，慢慢咽下。主治寒咳。(《本草衍义》)

【药方74】甘蔗汁 250 克，高粱米 200 克，按常法煮粥，每日 2 次，非常润心肺。主治风热咳嗽。(《董氏方》)

【药方75】侧柏叶、豆腐适量，加水煎煮后，喝汤并吃豆腐。主治风热咳嗽。(《实用单方验方大全》)

【药方76】鲜橄榄 4 枚，冰糖 15 克。将橄榄洗净后，劈开加入冰糖和适量水，煎出味道，一次或多次温服。主治风热咳嗽。(《偏方秘方现用现查》)

【药方77】柿饼适量，加水煎煮吃。主治热咳。(《中国民间秘方3000 例》)

【药方78】鸡蛋 20 个，放入童便里，盖严浸泡 20 日(温度保持在12～16℃)，开始食用。每日取鸡蛋 1 个去壳(未变质的蛋，变质者不用)和冰糖水煮熟，凌晨 3～5 时趁热吃鸡蛋。主治热咳痰黄久咳者。(《醋蛋治百病》)

【药方79】生萝卜 250 克，鲜藕 250 克，梨 2 只，蜂蜜 250 克。前 3 味切碎绞汁，加入蜂蜜调均匀后喝。主治热咳。(《百病良方》)

【药方80】海蜇 60 克，萝卜丝 60 克。将海蜇洗去盐味，加水 400毫升，煎至 300 毫升，每日分 2 次喝汤吃海蜇、萝卜。主治风热咳嗽。(《蔬菜治百病》)

【药方81】银耳 15 克，冰糖 25 克，鸭蛋 1 个。银耳和冰糖共煮，水沸后打入鸭蛋，每日 2 次。主治风热咳嗽。

【药方82】燕窝 6 克，银耳 9 克，冰糖 15 克。先将燕窝、银耳用清水泡发,洗干净,放入冰糖,隔水炖熟后吃下。每周 2～3 次,连服 1 个月。主治风热咳嗽。

【药方 83】松子仁、核桃仁各 30 克,共捣成膏状,加蜂蜜 15 克,蒸熟。每次 6 克,饭后米汤送下,每日 3 次。主治风热咳嗽。

【药方 84】茶叶、干菊花各 2 克,用沸水冲泡 6 分钟,每日饭后服 1 杯。主治风热咳嗽。

【药方 85】大米 50 克,豆浆 500 毫升,煮成粥吃下。吃时加白糖适量,每日吃 1 次。主治风热咳嗽。(《常见病食品疗法》)

【药方 86】天花粉 30 克,人参 9 克,共研为末,每次 3 克,米汤送下。主治虚热咳嗽。(《集简方》)

【药方 87】石膏 60 克,炙甘草 15 克,共研为末,每次 9 克,用生姜蜜调下。主治热盛咳嗽。(《普济方》)

【药方 88】竹沥、白米各适量。先把米煮成粥,再加入竹沥,每日分 3 次服。主治咳嗽痰多。(《中国民间秘方 3000 例》)

【药方 89】鲜螃蟹,包入白布袋中捣烂,榨出汁内服,每次 1 只。主治咳嗽多痰。

【药方 90】胡萝卜适量,饴糖 2 汤匙。将胡萝卜洗净,不去皮,切成片放在碗中,上面放饴糖,放上一夜,溶成萝卜糖水,第二天早晨喝下。主治咳嗽痰多,气管炎,肺气肿。

【药方 91】香油适量。患有气管炎、肺气肿的病人,在临睡前喝一口香油,第二天早晨起床后再喝一口,当天咳嗽就能明显减少。要是天天喝,咳嗽慢慢地就能好。主治咳嗽有痰。

【药方 92】梨 1 个挖空心,加入半夏 10 克,冰糖少许,隔水蒸熟,去半夏吃梨。每日 1 个梨,连服多日。主治咳嗽有痰。(《中国民间秘方 3000 例》)

【药方 93】款冬花 9 克,冰糖 15 克,加水煎汁喝下。主治咳嗽日久。(《久病难症必效单方》)

【药方 94】栝楼 1 个,装入制附子 6 克,用湿麻纸包,烤成黄脆,研成细末,早晚各服 1.5～2 克,开水送下。主治咳嗽日久。

【药方 95】香橼去核,薄切片,用酒煮熟,再加蜜拌均匀,睡醒起床喝下。主治久咳。

【药方96】人参、蛤蚧各等份,研为散剂。每次9~12克,每日2~3次。主治咳嗽日久不愈,咳而喘,病情较重。

【药方97】人参5克,麦冬9克,五味子3克,煎汁,每日1剂。主治气阴两虚久咳。

【药方98】川贝母6克,雪梨1个,冰糖15克,煎汁,每日1剂。主治久咳不愈。

【药方99】雪梨1个(去核),杏仁9克,冰糖15克。每日1剂,加水煎吃下。主治久咳不愈。(《久病难症必效单方》)

【药方100】萝卜1个,猪肺1具,杏仁15克,加水适量共煮1个小时,吃肉喝汤。主治久咳不愈。(《实用单方验方大全》)

【药方101】生姜汁250克,蜜1匙,煎温含后慢慢咽下,服3次就好了。主治久咳不愈。(《外台秘要》)

【药方102】白前,研成细末,温酒调均匀后,喝下8克。主治久咳不愈。(《古单方》)

【药方103】罂粟壳、五味子各30克,蜂蜜适量。将前2味研成细末,密贮备用。取药末30克与蜂蜜调和均匀,捣如膏状,贴敷在肚脐上,盖上纱布,胶布固定。每2~3日换药1次,直到病愈停药。主治咳嗽日久,干咳无痰,咽干,喉痒,舌质红,苔少,脉细数。

【药方104】五倍子研末,取适量撒在膏药中,贴肚脐中。主治久咳不止。

【药方105】醋60毫升,鸡蛋1个。用醋炖鸡蛋,一次吃完,连服1个月余。主治久咳不已。(《醋蛋治百病》)

【药方106】香蕉、冰糖各适量,同炖服,每日2次,连服1周。主治久咳。

【药方107】蜂蜜、姜汁各200毫升,萝卜汁、梨汁、人奶汁各400毫升,共熬成膏。每次10毫升,早晚各服1次。主治久咳。

【药方108】冬虫夏草12克,放入鸭肚后,用线签封住口,加水蒸熟后,加盐等调味,食肉喝汤。主治久咳。

【药方109】萝卜,竹刀切片,挂屋檐下吹晒干,加水煎汁当茶喝。主治久咳。

【药方110】柚子皮蒸鸡冠油喝。主治老年咳嗽气喘。

【药方 111】杏仁去皮尖、核桃肉各等份,加蜂蜜,做成蜜丸,如弹子大。每次1丸,细细嚼,用姜汤送下。主治老人喘嗽不得卧。

【药方 112】生姜汁 150 克,黑砂糖 120 克,加水煎到药液 20 次开锅,每次半匙,缓缓咽下。主治老年咳嗽。

【药方 113】鹿角刺根 9~15 克,水煎分 3 次服。主治肺热咳嗽。(《久病难症必效单方》)

【药方 114】鲜凤尾草 30 克,洗净,煎汤调和蜜一起喝下,每日 2 次。主治肺热咳嗽不止。

【药方 115】南沙参 15 克,水煎服。主治肺热咳嗽。

【药方 116】三叉虎根 45 克,加水煎,调冰糖服用。主治肺热咳嗽连日不效。

【药方 117】鲜南天竹根、鲜枇杷叶(去毛)各 30 克,水煎分 3 次服。主治肺热咳嗽。(《久病难症必效单方》)

【药方 118】鱼腥草 30 克,加水煎浓汁,冲生鸡蛋 1 个,搅散后喝下,每日1次。主治肺热咳嗽。(《醋蛋治百病》)

【药方 119】蛇胆汁 100 克,川贝母 600 克。先将川贝母研成细末,与蛇胆汁混合,再干燥后,粉碎成粉。每次 0.3~0.6 克,每日 3 次,温开水送服。主治肺热咳嗽痰多。(《中医散剂疗法应用指南》)

【药方 120】沙参 15 克,加水煎服。主治肺热咳嗽。(《易简方》)

【药方 121】栝楼仁、半夏汤泡 7 次,烘焙研细末,各 30 克。用姜汁调匀和成面糊,做成丸,如梧桐子大,每次 50 丸,饭后用姜汤送服。主治肺热痰咳,胃膈塞满。(《济生方》)

【药方 122】制半夏、栝楼仁各 30 克,研成细末,姜汁打糊,做成药丸,如梧桐子大,每次 20~30 丸,开水服下。或用栝楼瓤蒸煮熟服之。主治肺热痰嗽。(《济生方》)

【药方 123】莱菔子 250 克,淘尽焙干,炒黄研成细末,用糖和丸,如芡子大,用纱布裹好含在口中,咽汁效果很好。主治肺热痰嗽。(《胜金方》)

【药方 124】鸡蛋黄 4 个,阿胶 40 克,米酒(或黄酒)500 毫升,盐适量。将米酒用小火煮沸后,放入阿胶,烊化后,再下鸡蛋黄、盐搅匀,再煮数沸,待冷却后放入干净的容器中。每日早晚各 1 次,每次

随量温饮。主治虚劳咳嗽者。(《醋蛋治百病》)

【药方125】银耳5克,鸡蛋1个,冰糖50克,猪油少许。将银耳煮烂,加冰糖、鸡蛋清和少量水搅和共煮沸时去浮沫,倒入银耳锅中拌和,起锅时加猪油少许,每日1剂。主治阴虚咳嗽。

【药方126】鸡蛋1个,银耳3克,白糖适量,豆浆500毫升。豆浆和泡开的银耳同煮数沸后,倒入搅匀的鸡蛋,煮熟后加白糖,服豆浆蛋花银耳羹。主治肺阴虚咳嗽、肺结核、咳嗽。

【药方127】百合60克,鸡蛋2个,一起煮熟,鸡蛋去壳连汤服,每日1次。主治肺虚久咳者。

【药方128】北沙参12~15克,银耳10克,鸡蛋1~2个,冰糖适量。上2味水煮,加冰糖再煮1小时,再将搅匀的鸡蛋倒入,鸡蛋熟即可吃了。主治肺阴虚所致干咳不愈者。

【药方129】百部10克,浓煎取汁。鸡蛋1个打入煮沸的百部汁中,再煮2分钟成溏心蛋,加白糖半匙,连汤服用。主治肺痨咳嗽,系祖传秘方,坚持服用效佳。

【药方130】用大藕一段,去一头节,把蜜灌满全藕,再合好,用纸封节口煮到很熟时食用。主治虚劳咳嗽。

【药方131】明矾、建茶各等份,研成细末,和成糊吃,能化痰止嗽。主治热痰咳嗽。

【药方132】小金樱子60~90克,水煎取汁,冲红糖,早晚饭前各服1次。主治风痰咳嗽。(《久病难症必效单方》)

【药方133】大苹果1个,巴豆1粒。苹果挖个小洞,将巴豆去皮放入苹果中,蒸30分钟左右关火,冷却后取出巴豆,吃苹果喝汁。轻者每日睡前吃1个,重者每日早晚各吃1个。主治痰饮壅盛之哮喘。(《蔬菜治百病》)

【药方134】松树塔3个,豆腐1块,加水煮熟,空腹喝药汤1碗。主治痰饮咳嗽。(《常见病食品疗法》)

【药方135】紫菜研成细末,炼蜜为丸,饭后每次6克,每日2~3次。主治痰饮咳嗽。(《常见病食品疗法》)

【药方136】白僵蚕焙干研末,每次服3克。主治酒后咳嗽。(《怪证奇方》)

【药方137】栝楼仁、青黛各等份,共研细末,加姜汁、蜂蜜做成丸,如芡子大小,每次口含1丸。主治酒痰咳嗽。(《丹溪心法》)

【药方138】五灵脂60克,核桃仁8个,柏子仁15克,研匀,滴水做成丸,如小豆大小。每次20丸,用甘草汤服下。主治咳嗽肺胀。(《普济方》)

【药方139】五味子60克,粟壳(白饧炒过)15克,研成细末。做成白饧丸,如弹子大小,每次1丸,水煎服。主治咳嗽肺胀。(《卫生家宝方》)

【药方140】桑白皮120克(泔浸3宿,研细),糯米30克(焙干),同研细末,米汤送服3~6克。主治咳嗽肺胀。(《本草纲目》)

【药方141】金不换15~21克,和精猪肉切细,做成肉饼,隔水蒸熟食用。主治咳嗽吐血。(《久病难症必效单方》)

【药方142】龙脑、薄荷,烘焙研成细末,用米汤送服3克。主治咳嗽吐血。

【药方143】蒲黄60克,炒黑研成细末,每日温水送服,或冷水送服9克。主治咳嗽吐血。

哮 喘

【药方1】大黄30克,白牵牛60克,共研细末,每次6克,用蜜水调服。主治肺热,气急喘满,脉滑大者。(《中医散剂疗法应用指南》)

【药方2】生山药捣出汁半碗,加入甘蔗汁半碗调和均匀,炖汁喝下,立刻止喘。主治气喘。

【药方3】人参末9克,鸡蛋清调均匀,在五更时吃下,就可仰卧睡下。气喘很多年的患者,可以接着再吃,直到不喘。主治气喘。

【药方4】青橘皮1张,包着巴豆1粒,用麻线拴住在火上烧到烟尽服用。主治气喘。(《久病难症必效单方》)

【药方5】山胡椒果实60克,猪肺1具,加入黄酒,淡味或加糖炖服,1~2次吃完。主治气喘。

【药方6】核桃肉(连衣)、杏仁(去皮尖)、生姜各60克,研成膏状,加入蜂蜜炼蜜成丸,如弹子大小,睡时服用。主治气喘。

【药方7】栝楼1个,明矾枣大1块,同烧存性,研成细末,用热萝卜蘸着食用,药尽病除。主治气喘。

【药方8】杏仁、桃仁各15克,去皮尖,炒研,加水调生面,和成药丸,如梧桐子大小。每次10丸,用姜蜜汤送服,微利为度。主治气喘。(《圣济总录》)

【药方9】薤白捣汁,喝下。主治气喘。(《太平圣惠方》)

【药方10】炙皂角研成细末,做成蜜丸,每次1丸。主治气喘难卧者。

【药方11】白果32个,捣碎,用洗米水煎汤喝。主治气喘。

【药方12】野芫荽汁和酒服用,效佳。主治寒痰哮喘。(《久病难症必效单方》)

【药方13】马蹄香烘焙研成细末,每日2～3次。正发病时用淡醋调服,一会儿吐出痰涎。主治痰喘。(《久病难症必效单方》)

【药方14】梨1个,把心剜空,装满小黑豆,把梨盖合住,固定。用糖水煨熟,捣烂做成药饼,每日食用。主治气喘。(《医方摘元》)

【药方15】寒水石、石膏各等份,共研细末,煎人参汤,喝下9克,饭后服用。主治痰热而喘,痰涌如泉。(《久病难症必效单方》)

【药方16】小丝瓜(带蒂)数条,切断,用沙锅加水煎浓汁服用。主治痰热哮喘,咳嗽黄疸。(《蔬菜治百病》)

【药方17】小冬瓜1个,冰糖适量。将未脱小蒂的冬瓜剖开,填入冰糖放在笼屉内蒸熟,取水,喝冬瓜水,3～4个即愈。主治痰热壅肺之哮喘。

【药方18】核桃仁1～2个,生姜1～2片,一起放入口中细细嚼吃,每日早晚各1次。或用核桃仁30克,补骨脂9克,加水煎煮,早晚分2次服。主治肺肾两虚,久咳喘者。

【药方19】菠菜子炒黄研成细末,每次5克,每日2次,用温开水送服。主治咳喘等症。

【药方20】核桃仁10克,五味子4.5克,党参10克,加水煎汁喝。主治脾肾两虚之咳喘。(《蔬菜治百病》)

【药方21】用经霜蓖麻叶、经霜桑叶、罂粟壳蜜炒各30克,研成细末,做成蜜丸,如弹子大,每次1丸,白开水服下,每日1次。主治咳

嗽痰喘,不问年深日近。(《普济方》)

【药方22】猪蹄甲49个,洗净阴干。每个猪蹄甲加半夏、明矾各5克,装入罐中封闭,别让烟出,用火煅红、去火,研细,加入麝香。用糯米米汤送服3克,小儿服1.5克。主治痰喘。(《奇效良方》)

【药方23】莱菔子(炒)、杏仁(去皮尖、炒)各等份,研成细末,蒸熟做成丸,如麻子大小,每次30~50丸,经常用津液咽下。主治痰喘。(《医学集成》)

【药方24】苦丁香3个,研成细末,加水调服,吐痰即止。主治齁喘痰气。(《集验方》)

【药方25】莱菔子250克,川贝母18克,豆腐皮250克,白果12克,冰糖、白糖各250克。将前4味放在沙锅中,炒黄后研为细末,加入白糖、冰糖搅拌均匀。每日服3次,每次服12~15克,白开水送服。主治老年气喘。(《中国民间秘方3000例》)

【药方26】莱菔子炒黄研成细末,加蜂蜜做成丸,如梧桐子大,每次50丸,白开水送下。主治老年气喘。(《济生秘览》)

【药方27】生姜汁150克,黑砂糖120克。加水煎沸20次,每小时服半匙,缓缓咽下。主治老年气喘。

【药方28】鸡蛋略敲损,浸童便中3~4日,煮着食用。主治老年哮喘。(《医学集成》)

【药方29】用山豆根研成细末3克,用开水调服。主治腹胀喘。(《太平圣惠方》)

【药方30】用竹叶1 500克,橘皮90克,加水10升,煮到药汁还有3升,去渣,3日服完,病就好了。主治冷饮成喘。

【药方31】蒲颓叶烘焙,碾为细末,米汤调服6克,以喘止为效果。主治喘嗽。(《中藏经》)

【药方32】白芥子10克,细辛3克,胡椒5克,共研细末。取上药末填满肚脐中,外用胶布固定,每1~2日换1次,用热水袋热敷15~30分钟。主治寒证哮喘。(《中华脐疗大全》)

【药方33】扁老南瓜1个,挖盖去子,加入大麦糖1 000克,等到冬至时,蒸1小时。每天早晨取2匙羹,开水冲服。主治冷哮。

【药方34】款冬花、川贝母(去心)、肉桂、甘草(炙)各9克,鹅管石

(煅)15 克,共研细末。每次用少许,用芦苇管吸入,含化咽下,每日5～7 次。主治寒哮。(《中医散剂疗法应用指南》)

【药方 35】夏秋间清晨,收取荷叶上露水,调和饴糖常食用,一切哮吼,没有不断根的,非常灵验。主治哮吼。(《圣济总录》)

【药方 36】每天早晨饮豆浆,以治愈为限。主治哮吼。

【药方 37】白前研末,温酒调服 6 克。主治哮吼。

【药方 38】海螵蛸焙干研末,大人 15 克,小儿 6 克,红砂糖调服。主治哮吼。

【药方 39】猪牙皂角(去子烤干)、陈天南星各等份,共研细末装瓶备用。用时取药末少许敷肚脐或用黄酒调成糊状敷肚脐,外用胶布固定。每日 1 次,用热水袋热敷 10～20 分钟。主治痰浊哮喘。

【药方 40】浸泡海带 120 克,加水煎汤,调饴糖服。主治痰哮。

【药方 41】淡豆腐,每天早晨吃下。主治痰哮。

【药方 42】陈海蜇皮洗净,加水煎汤,用生萝卜捣汁调和服用。主治痰哮。

【药方 43】粉甘草 60 克,去皮,破开,用猪胆 6～7 枚取胆汁,浸泡3 日,炙干研成细末,做成蜜丸,用清茶送服 30～40 丸,慢慢就好了。主治醋哮。(《圣济总录》)

【药方 44】大伸筋草、岩白菜各 15 克,加入冰糖煎服。主治盐哮。(《久病难症必效单方》)

【药方 45】白胡椒 7 粒,研成细末,用鸡蛋清调和贴敷在足涌泉穴。主治盐哮。

【药方 46】鸽子粪适量,放在烧红瓦上烘焙,成灰后,研成细末,用好酒送下。主治盐哮。

【药方 47】白僵蚕 7 条,烤黄研成细末,米汤或茶水送下。主治盐哮。

【药方 48】桔梗 30 克,研成细末,用童子尿 250 毫升,煎后去渣,分 3 次服。主治急喘。

【药方 49】黄荆子 6～15 克,研成细粉后加白糖适量,每日 2 次,用水冲服。主治哮喘。

【药方 50】石老鼠根、贝母、桔梗各 3 克,加水煎服,每日 1 剂。主治哮喘不止。

【药方51】黄花母根60克,白糖30克,加水煎汤服用。主治哮喘。

【药方52】薏苡仁60克,煮成粥,每日早晨空腹吃。主治哮喘时发时愈。

【药方53】蚕蛹7个,焙黄研成细末,用米汤送服。主治哮喘时发时愈。

【药方54】栝楼1个,明矾5克,同煅烧存性,研成细末,用熟萝卜蘸吃。主治哮喘时发时愈。

【药方55】栀子根皮、醉鱼草根各9克,百合30克,一同炖猪蹄吃。主治多年哮喘。

【药方56】皂荚60克,研成细末,装入瓶备用。每次3克,每日1次,开水送服。主治哮喘。

【药方57】糯米200克,纯蛤蚧粉25克,煮成粥,一次吃完。每日1剂,1~3次可痊愈。主治哮喘。(《实用单方验方大全》)

【药方58】杏仁、蜂蜜各30克,加水煎服。主治哮喘。

【药方59】蛴螬若干洗净,用油炒。每日2~3次,每次7个。主治顽固性哮喘。(《实用单方验方大全》)

【药方60】海螵蛸焙干研成细末,每次9克,用红糖拌吃,早晚各1次。主治哮喘。(《偏方秘方现用现查》)

【药方61】核桃肉适量,每次生吃3~5克,每日3次。主治哮喘。(《偏方秘方现用现查》)

【药方62】地龙10克,葶苈子6克,共研细末,每次1.5克,每日3次,开水送服。主治哮喘。

【药方63】鹌鹑蛋3个,每日用滚开水冲服1次,连服1~2个月。主治哮喘。

【药方64】炙麻黄、白糖各30克。加水先煎炙麻黄2次,将药液和匀,加入白糖,分6~8次服,每日1剂。主治哮喘。

【药方65】黄芩、地骨皮、车前子各等份,鲜地龙适量。前3味研为细末,取药末3克与鲜地龙捣成膏敷在肚脐中,外用胶布固定,每日1次。主治热证哮喘。(《中华脐疗大全》)

【药方66】补骨脂、小茴香各等份,生姜汁适量。上2味研成细末,取药末6克,用生姜汁调敷在肚脐中,外用胶布固定。2～3日换药1次,每晚用热水袋敷15～30分钟。主治虚证哮喘。

【药方67】在肚脐中拔火罐,每次10～30分钟,以脐中轻度充血为止,每日1次。主治哮喘和过敏性鼻炎。(《中华脐疗大全》)

【药方68】广地龙、葶苈子、天竺黄各等量,共研细末,装瓶密封。每次3克,每日3次。主治哮喘。(《中国民间秘方3000例》)

【药方69】卷柏适量,加水煎成汤剂服用,每日3次。主治哮喘。(《中华脐疗大全》)

【药方70】花生仁适量,生吃。主治哮喘。

【药方71】玉兰花瓣适量,加水煎成汤剂,每日3次喝下。主治哮喘。(《中华脐疗大全》)

【药方72】茄子秆90～100克,加水煎成汤剂,每日分2～3次服。或茄子秆烧灰,每次3克,每日3次。主治哮喘。

【药方73】红皮萝卜干(冬至时切片晒干收贮)3片,鸡蛋1个,绿豆20～30克,加水煮至绿豆熟烂。鸡蛋去壳,和萝卜干、绿豆及汤一起吃下。从"三伏天"第一天开始,每日1剂,连吃30日。主治气管炎及支气管哮喘。

【药方74】生姜15克,鸡蛋1个,生姜切碎后同鸡蛋搅拌均匀,炒熟就吃(忌生冷)。主治哮喘。

【药方75】鸡蛋20个,放入鲜童便中浸4日,取出洗干净,每日蒸着吃1个。主治哮喘。

【药方76】鸡蛋1个,塞进蟾蜍肚内,用泥糊上,放炭火中烧熟。吃鸡蛋,并喝黄酒30毫升,每隔1～2日吃1个。主治顽固性哮喘。

【药方77】绿茶15克,鸡蛋2个,加水1碗半同煮,鸡蛋熟后去壳再煮,直到水煮干时,吃鸡蛋。主治哮喘。

【药方78】蛋黄10个,冰糖100克,搅匀,冲入米酒500毫升,放到10日后取出。每晚1次,每次30毫升(可根据个人的酒量而增减),喝到痊愈为止。主治支气管哮喘。(《醋蛋治百病》)

【药方79】紫皮大蒜60克,捣烂如泥后,放入90克红糖,加适量水熬成膏,每日早晚各服1匙。主治哮喘。

【药方80】南瓜1个500～1 000克,切开顶盖,去瓤加入姜汁少许和冰糖、蜂蜜适量,盖好顶盖,隔水炖2小时,分顿吃服。主治肺肾两虚之哮喘。

【药方81】豆腐125克,麻黄30克,杏仁15克,共煮1小时,去药渣,吃豆腐喝汤,每日分2次服。主治哮喘,属寒饮伏肺者。(《蔬菜治百病》)

【药方82】萝卜500克,苦杏仁15克,牛(猪)肺250克,同放锅内,炖到烂熟,加调味服食,每日或隔日1次,连服1个月。主治哮喘。(《常见病食品疗法》)

【药方83】萝卜100克,蜂蜜适量。把萝卜去皮,加水适量煮熟,用蜂蜜调味,连汤服食,每日1剂。主治哮喘。

【药方84】地龙阴干,研成细末,每次服5克,用温开水送下,每日3次。主治哮喘。

【药方85】青蛙1只,白胡椒7克。将青蛙打死,用白胡椒填入青蛙口腔内,再用针线缝上蛙唇,不让白胡椒漏出,然后将青蛙放在有盖口杯内加1匙水,连续蒸12小时,取出,趁温热时吃,只吃白胡椒和青蛙汤、肉,不吃肠、肚。隔3～5日服1次,5次为1个疗程。如服1个疗程未愈,需进行下一个疗程,要间隔10日时间。主治哮喘。

【药方86】西葫芦半个,白糖30～60克。将西葫芦去掉子瓤,内装白糖蒸熟吃,服2次就痊愈。主治哮喘。

【药方87】豆腐500克,糖稀60克,生萝卜汁、陈杏子汁各60毫升,生姜汁2毫升,混合煮开,分3次吃完,饭后热吃为好。主治哮喘。

【药方88】燕窝、白及各12克,放在锅内慢火炖熟,过滤去渣,加冰糖适量调味,分成2份,早晚各吃1次,连吃10～15日。主治哮喘。

【药方89】五味子25克,鸡蛋7个。先将五味子浓煎取汁,等凉后,将鸡蛋浸泡在药汁内,7日后,每日取出1只,蒸熟食用,可连续服1个月。主治哮喘。

【药方90】乌鸡1只,老陈醋1 500～2 000克。将乌鸡宰杀去毛,洗净切块,用老陈醋煮沸,分3～5次趁热吃。轻症吃1只,重症吃3

只就好了。主治哮喘。

【药方91】麻雀3～5只，冬虫夏草6～9克，生姜50克，同入锅中，加水小火炖2小时，调味食用，每周2～3次。主治哮喘。

【药方92】鲜胎盘1个，冬虫夏草10～15克，放在锅内，加水炖食。7日1次，连服50～70日。主治哮喘。

【药方93】麻雀4只，去毛及内脏，和粳米50克，加水煮成粥，粥熟后放入冰糖20克，煮至熟烂即成。也可取麻雀2只，收拾干净后与冰糖同加水放入蒸屉隔水蒸熟食。主治哮喘。

【药方94】核桃仁300克，柿饼300克。先把核桃放在瓷碗中，放在蒸锅内蒸熟，待蒸熟的核桃仁冷却，放进柿饼（去蒂）上蒸锅再蒸，直至融为一体。晾凉后，每日酌量食用。主治哮喘。

【药方95】羊骨1 000克，粳米100克，葱白2根，生姜3～5片，细盐少许。鲜羊骨洗净，用木棒捶碎，放在沙锅内加水煎汤，取汤汁与粳米煮成粥，再加后3味稍煮即成，早晚温热后服用。主治哮喘。

【药方96】带花的小冬瓜，切开加冰糖100克，隔水蒸熟，过滤出汁一次喝下，连服3～4个冬瓜。主治哮喘。（《常见病食品疗法》）

【药方97】南瓜藤剪断，放入瓶中，取流出的汁半杯，煮沸后服用。主治哮喘。（《常见病食品疗法》）

【药方98】北瓜1个，切碎，加入等量麦芽糖，放入陶土锅加水煮至极烂去渣将汁再煎，浓缩后，加入生姜汁（500克瓜加生姜汁60毫升）煮一会儿。每次服1匙，每日3次，用开水冲服。主治哮喘、气管炎。

【药方99】新鲜橘子1个，外面糊上湿泥放到炉内焙热，剥去泥土后食用。每日食1个，连服7日。主治哮喘。

【药方100】白胡椒、白芥子各7粒，共研细末，用姜汁调成糊状，敷贴双足涌泉穴24小时。主治哮喘。

【药方101】吴茱萸10克，研极细末，用好醋调成稠糊状，敷贴双足涌泉穴，用纱布包扎，2整天后取下。主治哮喘。

【药方102】生姜、陈酒、冰糖各500克。生姜切成末，加入陈酒煮，煮开20分钟后投入冰糖，并用筷子不停地搅拌，直到呈膏状即可。小儿每日清晨1匙，中、老年人每顿饭前喝1匙，用温开水服。

主治哮喘。

【药方 103】大蒜 1 头去皮,白糖 50 克,混合捣成泥状,装到杯子中,用开水冲泡内服,每晚 1 次。主治哮喘。

心脏疾病

【药方 1】香樟树皮,用第二层皮捣碎,加水煎汤服,病好永远不再发病。主治心痛气短不得眠。(《久病难症必效单方》)

【药方 2】绿豆 21 粒,胡椒 14 粒,同研细末,用白汤调服,疼痛就会停止。主治心痛。

【药方 3】大马兜铃 1 个,在灯上烧焦研成细末,温酒送服。主治心痛。

【药方 4】陈仓米烧成灰,研成粉,和蜜服用,就不痛了。主治心痛。

【药方 5】晚蚕沙 30 克,滚汤泡过,滤取清水,药液服后,马上就不痛了。主治心痛。

【药方 6】小蒜,酽醋煮煎,吃蒜喝汤,可以吃饱,不用盐。主治心痛不可忍,积年心痛。(《久病难症必效单方》)

【药方 7】娑罗子烧成灰,用温酒冲服。主治心痛气短经久不愈。

【药方 8】淡豆豉 15 克,煎汤半盅,服药即止。久病屡发者,荔枝核煨焦研碎,每次服用 3 克;木香 2 克研为细末,用白汤或酒调服。主治心痛。

【药方 9】乌梅 1 个,大枣 2 枚,杏仁 7 枚,一起捣烂,男的用酒、女的用醋送下。有方子说:一个乌梅两个枣,七枚杏仁一处捣,男酒女醋频送下,不害心痛直到老。主治心痛。(《久病难症必效单方》)

【药方 10】栝楼 1 个,切碎,以瓦焙干存性,研成细末,每次用酒调服 7 克,每日 2～3 次。主治心痛。(《古单方》)

【药方 11】芹菜根 5 个,大枣 10 枚,水煎服,食大枣饮汤,每日 2 次。主治冠心病。(《蔬菜治百病》)

【药方 12】嫩豌豆 30～50 克,加水 500 毫升,煎至 300 毫升,趁温吃菜喝汤。常食对心脏病防治有效果。

【药方13】野山楂12克,加水煎服,每日1剂,分2～3次温服,连服数日。或用山楂肉随时咀嚼服用。主治心痛。

【药方14】薤白10克,栝楼仁9克,半夏4.5克,水煎去渣,每日2次,加少许黄酒趁温服下。主治心绞痛。

【药方15】玉竹12克,水煎代茶频饮,不限量。主治心血不足所致的心律失常。

【药方16】紫皮蒜30克,置沸水中煮1分钟后捞出蒜瓣,放粳米100克煮粥,将蒜瓣再入粥中略煮,早晚服用。主治心痛。

【药方17】玉米粉50克,用冷水调和,煮成玉米粥。粥成后加入蜂蜜1匙服食,每日2次,连续服用。主治冠心病。

【药方18】菊花、生山楂各15～20克,水煎或开水冲服,每日1剂,不限量,代茶饮用。主治冠心病合并高血压者。(《蔬菜治百病》)

【药方19】山楂15克,毛冬青6克,水煎服,每日1剂,分2～3次温服。主治冠心病。

【药方20】桂圆肉15克,酸枣仁6克,水煎服。主治冠心病。

【药方21】大枣6枚(去核),瘪小麦30克,炙甘草10克,水煎服;或花生壳150克,水煎服,每日1剂,分2～3次温服。主治冠心病。(《家庭应用小验方200例》)

【药方22】花生仁10～15粒,米醋适量。每日晚上把花生仁浸入米醋中,第二日早晨吃花生仁喝醋。疗程不限。主治冠心病。(《常见病食品疗法》)

【药方23】香菇50克(干品减半),大枣7～8枚,煮汤,调淡味食用。每日1次,数量不限。主治冠心病。

【药方24】海带9克,生藕20克,水煎后去渣调味,吃海带、藕,喝汤。每日1次,连服20～30日。主治冠心病。

【药方25】羊心1具,红花6克。红花加水浸泡,加盐少许,涂在羊心上,炙熟食用,隔日1次,连服数月。主治冠心病。

【药方26】鸡蛋1个,米醋60克,红糖适量。将鸡蛋打入碗中,加米醋、红糖调匀饮用,每日1～2次,连服数日。主治冠心病。

【药方27】金橘1枚含口中,深深咽下汁液,含烂后吃下果肉。主治冠心病。

【药方28】豌豆苗 200 克,洗净捣烂绞汁,略加温后饮用,每日 2 次。主治冠心病。

【药方29】芥菜头 4 个,粳米 50～100 克。将芥菜头洗净切片,同粳米入锅内煮成稀粥食用。主治冠心病。

【药方30】新鲜山楂 10 个,洗净,以木棒打碎,入沙锅内加红糖 30 克,同煮,熟后饮汤。主治冠心病。

【药方31】生山楂 50 克,洗净,除去果柄果核,放在锅内加适量清水,煎煮至七成熟,水将耗干时加入蜂蜜,再以小火煎煮到熟透,收汁即可服用。主治冠心病。

【药方32】黄豆 50 克,加水适量煮熟,食盐调味服食,每日 1 剂。如发现患者甲状腺肿大,应暂停服。

【药方33】蛋黄油,每次 1 小茶匙,每日 2 次,连服 1 周。主治胸痛。

【药方34】核桃仁 500 克,桃仁 150 克,红糖 800 克。前 2 味共捣与红糖煮沸,每次 30 克,每日 3 次。主治胸痛。

【药方35】猪肺 1 具,萝卜 500 克,黄豆 30 克,共入锅内,加水适量煮 40 分钟,连汤服,分 3 次服完。主治胸痛。

【药方36】萝卜 2 个,生姜 2 块,带须葱白 1 把,同捣烂,炒熟后再用布包裹,趁热敷于患部。主治胸痛。(《常见病食品疗法》)

【药方37】延胡索 30 克,甘草 6 克,共研粗末,为 1 剂量,用水 250 毫升,煎至 125 毫升,顿服;如吐逆,分作 3～5 次服。主治卒心痛,或经年不愈者。

【药方38】三七粉 3 克,肉桂粉 1.5 克,当归 30 克。当归水煎取汁冲三七、肉桂粉。主治冠心病。(《百病良方》)

【药方39】花生仁、桂花各适量,浸醋 24 小时,每日起床后服10～15 粒。主治阴阳俱虚冠心病。(《醋蛋治百病》)

【药方40】高良姜、厚朴、五灵脂各等份,共研细末,每日服5 克,醋汤送下。主治心前区痛。

【药方41】煅牡蛎粉,酒服 6 克。主治心痹气痛,气实有痰者。

【药方42】老葱白 5 茎,去皮须,捣膏,以匙送下咽中,再灌香油

120 克。主治心气痛。(《久病难症必效单方》)

【药方 43】刺猬心,剖取带血挂檐下,风干后研成细末,用陈酒或开水冲服。主治心气痛。

【药方 44】马兜铃 1 个,灯上烧存性,研成细末,用温酒调服,立即见效。主治大小男女一切心气痛。(《久病难症必效单方》)

【药方 45】腊月兔血和茶末各 200 克,乳香末 100 克,共捣烂制丸,如芡子大小,每日用温醋化服 1 丸。主治心气痛。(《醋蛋治百病》)

【药方 46】古钱 1 个打碎,大核桃 3 个,同炒热,加醋 1 碗,冲服。主治心气痛。(《杨诚经验方》)

【药方 47】荔枝核、木香,共研末,每次 6 克。主治心胃疼痛。此症妇女患病多者,服此除根。(《仙方合集》)

【药方 48】桂圆核 500 克,去黑皮,长流水煮极烂,加大乌枣 500 克去核,捣烂如泥,和丸。每晨淡盐水送下 9 克,即愈。主治心气虚怔忡。(《杨氏家藏方》)

【药方 49】人参、橘皮去白各 30 克,共研为末,炼蜜丸如梧桐子大,每次 50～60 丸。主治心气虚怔忡。

【药方 50】核桃嚼烂,用姜汁送下。主治恶心吞酸。(《明医杂著》)

高血脂

【药方 1】枸杞子 30 克,开水冲泡,不限量,代茶饮,早晚各 1 次。主治高血脂。(《偏方秘方现用现查》)

【药方 2】荷叶 60 克,生山楂、生薏苡仁各 10 克,橘皮 5 克。鲜嫩洁净荷叶晒干,同上药共研细末,混合,早上放小瓶内用沸水泡开,代茶饮,水喝完再冲入开水。每日 1 剂,连续服用 100 日。主治高血脂。

【药方 3】绿豆 50 克,荷叶 1 张,白糖少许,煮成汤,代茶饮服。夏天饮用,既解暑,又减肥降脂,可用于肥胖病患者。主治高血脂。

【药方 4】玉米须适量,水煎煮,当茶饮,宜常饮。

【药方5】鲜山楂、瘦猪肉各 250 克,先将山楂洗净去核,加水煮烂,加糖煮成山楂酱。另外,将瘦猪肉切块,入油锅中翻炒,再加入山楂酱即成。佐餐食用,主治高血脂。

【药方6】莲花 7 克,莲根(藕)8 克,莲子 9 克,共阴干,研成细末,混合均匀,瓷瓶封存。早晚空腹吃 1 克,用温酒送服,或开水冲服。主治高血脂。

【药方7】鲜桃花 3 朵(0.5~1 克)阴干,研成细末,空腹饮服,每日 3 次。主治高血脂。

【药方8】赤小豆 30 克,粳米 50 克。将赤小豆、粳米洗净,入锅,加清水煮至粥成,每日早晚食粥。主治高血脂。

【药方9】豆腐、豌豆苗尖各 500 克。将水煮沸后,把豆腐切块下锅。也可先用菜油煎豆腐一面至黄,再加水煮沸,沸后下豌豆苗尖,烫熟即起锅,切勿久煮。主治高血脂,气虚便秘肥胖。

【药方10】荷叶 9 克,绿茶 3~6 克,滚水冲泡服;或单用绿茶,开水冲服,鲜荷叶 30 克,撕片,放瓷杯中,沸水冲泡,温浸 15 分钟后即可饮服,代茶饮。主治高血脂。

【药方11】何首乌 30 克,水煎后取汁去渣,加大枣 5 枚、冰糖、粳米各适量,同煮粥食用。主治高血脂。

【药方12】党参、玉竹各等份,研成细末,加入蜂蜜制成蜜丸,每次 2 丸,每日 2 次。主治高血脂。

【药方13】海带、绿豆各 30 克,加水适量煮熟,喝汤,吃海带和豆。主治高血脂。

【药方14】干荷叶 60 克,生薏苡仁、生山楂各 15 克,橘皮 5 克。将上 4 味药物切碎研成细末,混匀,装瓶备用,晨起取药末放在杯中,沸水冲泡,浸渍 20 分钟即可,代茶服用。主治高血脂。

【药方15】绿豆芽 50 克,米醋、生姜、食盐各适量。绿豆芽洗净,入开水锅内焯一下,捞出装盘,加米醋、食盐、生姜末拌匀,即可食用。本方不仅减肥,且有利于保持身体健秀。主治高血脂。

【药方16】山楂根、茶树根、荠菜花、玉米须各 10 克。将前 3 味共研粗末,玉米须切碎,水煎取汁,不限量,代茶频饮。主治高血脂。

【药方17】南瓜 300~500 克,煮熟吃。主治高血脂。

【药方 18】薏苡仁 30 克,粳米 50 克。先将薏苡仁洗净晒干,研成细粉,收贮备用。取薏苡仁粉与粳米一起下锅加水煮至粥成,每日 2 次。主治高血脂。

【药方 19】燕麦片 50 克,锅内入水,待水开时,将燕麦片搅入,煮至熟即可,每日 2 次。主治高血脂。

【药方 20】决明子或何首乌、桑寄生、芹菜子各等量,每日 30 克,水煎当茶饮。主治高血脂。

【药方 21】茵陈 20 克,生山楂、生麦芽各 15 克,放入沙锅内加水适量,煎煮 20 分钟,过滤取汁,再煎 20 分钟,去渣取汁。将两煎药汁混匀,每日 2 次,每次 100 毫升,可连服半个月。主治高血脂。

【药方 22】鲜猕猴桃 2~3 个,洗净剥皮榨汁饮用,也可洗净剥皮后直接食用。每日 1 次,常食有效。主治高血脂。

【药方 23】西红柿含有多种维生素,又可防止发胖,有益健身美容。每日吃 2~3 个,常食有效。主治高血脂。

【药方 24】黑芝麻、桑葚各 60 克,大米 30 克,白糖 10 克。将黑芝麻、桑葚、大米分别洗净后同放入瓷罐中捣烂。沙锅中先放清水 1 000 毫升,煮沸后入白糖,水再沸后,徐徐将捣烂的碎末沸汤中,不断搅动,煮至成粥糊样即可。可常服之,有效。主治高血脂。

【药方 25】决明子 20 克,水煎服。每日 1 剂,分 2 次服,30 日为 1 个疗程。主治高血脂。(《单味中药疗法》)

【药方 26】女贞子 30~40 克,水煎服或沸水泡代茶饮。每日 1 剂,1~2 个月为 1 个疗程。主治高血脂。(《偏方秘方现用现查》)

【药方 27】泽泻 15 克,水煎服。每日 1 剂,分 3 次服,30 日为 1 个疗程。主治高血脂。(《单味中药疗法》)

【药方 28】制何首乌 30 克,水煎服。每日 1 剂,分 3 次服,15 日为 1 个疗程。主治高血脂。

高血压

【药方 1】鲜棕榈叶 50 克,槐花 15 克,夏枯草 140 克,杜仲 25 克,水煎,代茶饮服。主治高血压。

【药方 2】罗芙木根,切片研碎,装入胶囊内服。每日 3 次,开始每次服 0.4～0.8 克,以后可逐渐增加 1～2 克,饭后服,3 个月为 1 个疗程。严重的动脉硬化,可延长用药时间。主治高血压。

【药方 3】马兰头根,捣烂取汁,开水冲服,每日 1 汤匙。主治高血压。

【药方 4】柠檬 1 个,马蹄 10 个,水煎,可食可饮,常服有效。主治高血压、心肌梗死。

【药方 5】桑树根 100 克,加水 8 碗煎至 1 碗服;或桑寄生每次 200 克,白糖适量,水煎服。主治高血压。

【药方 6】棕树嫩叶 15 克,水煎常服,每日 1 次;或棕树皮(鲜的更好)9～18 克,水煎服,每日 2 次。主治高血压。

【药方 7】向日葵叶 50 克(鲜品用 100 克),用药罐或铜器煎浓汁服。主治高血压。

【药方 8】大青叶 25 克,水煎服,代茶饮。主治高血压。

【药方 9】白木耳或黑木耳 3 克,清水浸泡一夜,上笼蒸 1～2 小时,加入 1 克冰糖,睡前服。主治高血压。

【药方 10】食醋 100 克,冰糖 500 克。将冰糖放入食醋中溶化,饭后饮 1 汤匙。主治高血压。

【药方 11】松花蛋 1 个,淡菜、大米各 50 克。将松花蛋去皮,淡菜浸泡洗净,同大米共煮成粥,可加少许盐调味食用,每早空腹服用。主治高血压。

【药方 12】玉米须 60 克,将玉米须晒干,洗净,水煎服,每日 3 次。主治高血压。

【药方 13】白菊花 5 克,草决明 9 克,玉米须 15 克,加水略煎或滚开水冲泡代茶饮。主治高血压。

【药方 14】菊花、夏枯草各 9 克,草决明 12 克,水煎服,每日 1 剂,分 2～3 次温服。主治高血压。

【药方 15】菊花、金银花各 15 克,桑叶 9 克,每日 1 剂,水煎代茶饮,连服 15～20 日。主治高血压。

【药方 16】菊花或野菊花 15 克,水煎服。每日 1 剂,分 2 次服。主治高血压。

【药方 17】黄菊花 9 克,霜桑叶 15～30 克,水煎服,每日 1 剂,分 2 次服。主治高血压。

【药方 18】鹅蛋 1 个,花椒 1 粒。在鹅蛋顶端打一个小孔,将花椒装入,面糊封口蒸熟。每日吃 1 个鹅蛋,连吃 7 日。主治高血压。

【药方 19】生花生仁(带红衣者)半碗,用好醋倒满碗,浸泡 7 日。每日早晚各吃 10 粒。主治高血压。血压下降后可隔数日服 1 次。

【药方 20】鲜西红柿 2 个,洗净,蘸白糖,每日早晨空腹服用。主治高血压。

【药方 21】海参、冰糖各 50 克。海参洗净,加水同冰糖煮烂,每日早晨空腹服,吃海参饮汤。主治高血压。

【药方 22】风干西瓜皮 30 克,草决明 15 克,加水煎汤,不限量,代茶饮。主治高血压。

【药方 23】葫芦瓜 500 克,冰糖少许。将葫芦瓜洗净,连皮切块,加水适量煲汤,用冰糖调味,饮汤,也可吃葫芦瓜。主治高血压。

【药方 24】地骨皮 60 克,加水 3 碗煎至 1 碗,加少量白糖或猪肉煎服,隔日 1 剂,服 5 剂为 1 个疗程。主治高血压。

【药方 25】鲜茭白 100 克,芹菜 50 克,水煎服,每日早晚各服 1 次。主治高血压。

【药方 26】菠菜根 100 克,海蜇皮 50 克,香油、盐、味精各适量。先将海蜇皮洗净切成丝,再用开水烫过,然后将用开水焯过的菠菜根与海蜇皮加香油、盐、味精同拌即可食用。主治高血压引起的面赤、头痛。

【药方 27】藕节 3 个,荞麦叶 50 克,水煎服。主治高血压引起的眼底出血。

【药方 28】生杜仲、生地黄各 15 克,水煎服。每日 1 剂,分 2 次服。主治高血压。

【药方 29】杜仲、夏枯草、黄芩各 9 克,水煎服,每日 1 剂,分 2 次服;或杜仲 12 克,水煎服,每日 1 剂,分 2 次服。主治高血压。

【药方 30】车前草、荠菜各 15 克,洗净切碎,水煎服。主治高血压。

【药方 31】西瓜皮、草决明各 9～12 克,水煎,不限量,代茶饮用。

主治高血压。

【药方32】桑枝、茺蔚子各15克，桑叶12克，每日1剂，加水煎后洗脚，连洗5～7日。主治高血压。

【药方33】柿饼3个，冰糖少许。将柿饼洗净，加少量清水及冰糖、石花菜，放锅中，隔水蒸至柿饼绵软食用。主治高血压。

【药方34】盐附子、生地黄各等量，研成细末，用水调匀，临睡前贴脚心固定，次晨起揭掉。每日1次，连贴3～5日。主治高血压。

【药方35】干绿豆皮、干菊花各适量，装成枕头用。主治高血压。

【药方36】菊花500克，牡丹皮、白芷各100克，川芎200克，装入枕头用。主治高血压。

【药方37】蚕沙20克(研末)，分成4包，每日4次，每次5克，开水送下，便溏者忌用。主治高血压。

【药方38】夏枯草100克，杜仲25克。将夏枯草水煎服，杜仲研粉，拌炒鸡蛋吃。主治高血压。

【药方39】杜仲35克，玄参25克，水煎服，每日1剂，分2～3次温服，常服效佳。主治高血压。

【药方40】生杜仲、秦皮各50克，水煎服，临睡前服。主治高血压。

【药方41】生明矾、绿豆粉各等份，研末，用饭和为丸，如梧桐子大，每日早晚各服5丸，宜常服。主治高血压。

【药方42】槐花、豨莶草各50克，加水煎成浓汁，每日3次。主治高血压。

【药方43】鲜棕榈叶50克，槐花1.75克，为一次量，开水冲泡，代茶饮。主治高血压，预防中风。

【药方44】鸡冠花3～4朵，大枣十几枚，水煎服，每日1剂。主治高血压。

【药方45】生栀子25克，木通10克，水煎服，每日1剂，分2～3次温服。主治高血压。

【药方46】活蚯蚓3～5条，放盆内排出污泥后切碎，放鸡蛋2～3个，炒熟吃，隔日吃1次，至血压降至正常为止。主治高血压而心悸失眠者。

【药方47】鲜马兜铃(根)30克,加糖水煎口服,每日3次。主治高血压。

【药方48】青葙子30克,水煎2次,取汁混匀,分3次服,7日为1个疗程。主治高血压。

【药方49】夏枯草、白糖各120克。夏枯草加水1 500~2 000毫升,煎成1 000~1 300毫升,过滤后加白糖调味后,分作3日量,当茶饮用。主治高血压而头晕心悸者。

【药方50】罗布麻9克,用滚开水冲泡,不限量,代茶饮,连服半月。主治高血压而头晕心悸者。

【药方51】鲜芹菜250克,洗净,开水烫2分钟,切细绞汁。每次1小杯,每日2次。主治高血压而头晕心悸者。

【药方52】向日葵盘(去子),水煮成膏,制成蜜丸,每丸重10克,每次2丸,每日3次。主治高血压。

【药方53】鲜葵花叶约50克,水煎服,早晚各1次,不限量饮用。主治高血压。

【药方54】蚕豆花30克,将蚕豆花冲开水,代茶饮。主治高血压。

【药方55】臭梧桐子30克,地龙15克,水煎服,早晚各1次。主治高血压。

【药方56】绿豆、黑芝麻各500克,炒熟研粉,每次50克,每日2次。主治高血压时高时低。

【药方57】黑木耳6克,洗净,清水浸泡一夜,放锅内蒸1小时,再加冰糖适量,睡前服。主治高血压。

【药方58】将鲜萝卜绞汁饮服,每日2次,每次1小杯。主治高血压。

【药方59】鲜黄瓜秧或干品,洗净,水煎服。早晚各1次,1周为1个疗程。主治高血压。

【药方60】干地龙适量,研末装入0号胶囊。每次4粒,每日3次。主治高血压。

【药方61】玉米须、西瓜皮、香蕉各适量。将玉米须洗净,西瓜皮洗净切块,香蕉去皮后切成块,加入清水4碗同放沙锅内煎至1碗半,取滤汁,加入冰糖调味即可服用。主治高血压日久不愈。

【药方 62】芹菜、苦瓜各适量。将芹菜去叶后洗净切成丝,苦瓜去瓤后洗净切成丝,用植物油一起炒,当菜吃,直到血压正常为止。主治高血压。

【药方 63】罗布麻、山楂、五味子各适量,开水冲泡代茶饮。主治高血压。

【药方 64】桑寄生 15 克,水煎服。每日 1 剂,分 3 次服,30 日为 1 个疗程。主治高血压。(《单味中药疗法》)

【药方 65】车前子 60 克,水煎,不限量,代茶饮。每日 1 剂,15 日为 1 个疗程。主治高血压。

【药方 66】桑寄生、川杜仲各 12 克,玄参 15 克,水煎服,每日 1 剂,分 2~3 次温服。主治高血压阴阳两虚证。

【药方 67】玉米须、香蕉皮各 30 克,栀子 9 克,水煎服。每日 1 剂,分 2~3 次温服。主治高血压眼底出血。

【药方 68】向日葵花托 1 个,大枣 20 枚。将向日葵花托用手掰碎,同大枣共放锅内,加清水 3 碗,煎至 1 碗,吃大枣喝汤。主治高血压初期。

【药方 69】香蕉蒂 3~5 个,加水用小火煎煮,沸后 5 分钟即可顿服,服后 1 周血压可降至正常。主治高血压。

【药方 70】玉米须 30 克,茶叶 5 克开水冲泡,不限量,代茶饮。主治肾炎合并高血压。

【药方 71】鲜马蹄、海蜇皮(用水洗去盐分)各 30 克,煮汤服食,每日 2 次。主治高血压。

【药方 72】猪胆 1 个,内装黑豆,蒸熟后晒干备用。每次服黑豆 20~30 粒,每日 2 次,连服 7~8 日。主治高血压。

【药方 73】葡萄汁、芹菜汁各 1 盅,用温开水送服。每日 2~3 次,20 日为 1 个疗程。主治高血压。(《常见病食品疗法》)

【药方 74】柿饼 10 个,水煎服,每日 1 剂,分 2 次服。若有中风倾向时,取生柿子榨汁,用牛奶或米汤调服半杯。主治高血压。

【药方 75】枸杞子、杭菊花各 30 克,加沸水冲泡,10 分钟后代茶饮用,饮汁不限量。上为每日至少用药量。主治高血压。

【**药方**1】萝卜绞汁 150 克,饮用。主治糖尿病口干。

【**药方**2】鲜麦冬全草 50 克,切碎煎汤,代茶饮服,不限量,每日 1 剂。主治糖尿病。

【**药方**3】花生地下根茎 50～100 克(干品 25～50 克),水煎服,分 2～3 次温服。每日 1 剂,10 日为 1 个疗程,隔 7 日再服第二个疗程。如病情严重者,可每日 1 剂,连续服用。主治糖尿病。(《一味妙方治百病》)

【**药方**4】海蛤壳 12 克,研成细末,用温开水送服。主治糖尿病口渴饮水不止。

【**药方**5】天花粉 30 克,沙苑子 15 克,水煎服,每日 1 剂,分 2 次服。主治糖尿病。

【**药方**6】红皮白肉萝卜汁 100～150 毫升,为一次量。早晚各服 1 次,7 日为 1 个疗程,可连服 3～4 个疗程。主治糖尿病。

【**药方**7】玄参 30 克,麦冬、生地黄各 24 克,水煎服,每日 1 剂,分 2～3 次温服。主治糖尿病。

【**药方**8】黄连、人参各 1 份,天花粉、泽泻各 2 份,共研细末,每次 3 克,每日 3 次。主治糖尿病。

【**药方**9】桃胶用微温水洗净,放在小锅内煮食,加盐调味也可以,最好不要加糖,每次 30～60 克。主治糖尿病。

【**药方**10】白茯苓、黄连各 500 克,研成细末。熬天花粉作糊,做成药丸,如梧桐子大小,温开水服 50 丸,每日 1～3 次。主治糖尿病。

【**药方**11】金丝草 60 克,白果 12 枚,酌加水煎服,每日 1～3 次。主治糖尿病。(《久病难症必效单方》)

【**药方**12】芋艿 200 克,洗净,放入锅中,加水适量煮至芋艿熟服用,每日 1～3 次。主治糖尿病。(《蔬菜治百病》)

【**药方**13】菠菜根 100 克,银耳 10 克,水煎服,每日 2 次。主治糖尿病。

【**药方**14】苦瓜 250 克,蚌肉 100 克。将活蚌用清水养 3 日,清除泥味取肉,同苦瓜煮汤,用油盐调味,吃苦瓜和蚌肉喝汤。食用天数酌情而定。主治糖尿病。

【**药方** 15】怀山药 60 克,洗净,切碎;糯米 100 克洗净。同放入锅中,加水适量煮成粥,加盐少许调味,喝粥。主治糖尿病。

【**药方** 16】去皮鲜萝卜 250～300 克,干鲍鱼 20～25 克,加水适量炖服。隔日 1 次,6～7 次为 1 个疗程。主治糖尿病。

【**药方** 17】蕹菜根 100 克,玉米须 50 克,水煎服,代茶饮,每日 1 剂。主治糖尿病。

【**药方** 18】生猪胰 150 克,麦芽 300 克,加水煎成 600～800 毫升,当茶温服。主治糖尿病。(《家庭实用小验方 200 例》)

【**药方** 19】怀山药 60 克,薏苡仁 30 克,共煮粥食用。主治各型糖尿病,脾胃虚弱,口渴善饥。

【**药方** 20】猪胰 1 条,怀山药 30 克,共煎汤,食盐调味,喝汤食猪胰、怀山药。主治各型糖尿病。

【**药方** 21】猪骨头 750 克,松树二层皮 100 克,洗净,一同加水炖煮 2 小时,去骨头及树皮,以汤代茶饮。随渴随饮,不拘次数。主治各型糖尿病。

【**药方** 22】猪脊髓骨 1 具(带髓)500 克,玉米须 50 克,用小火煎 1 小时,不限量,代茶饮。主治肾虚型糖尿病。

【**药方** 23】连根鲜菠菜 250 克,鸡内金 10 克,面粉 50 克,粳米 20 克。将菠菜洗净切碎,鸡内金研末,和粳米一同加水煎煮,放盐少许煮成粥,粥成后调入面粉糊,再煮 1～2 沸,分顿服。主治各型糖尿病。

【**药方** 24】黑芝麻 500 克,黑豆 1 000 克,一同加工成粉。每次取黑芝麻黑豆粉 100 克,另加面粉 50 克,调和均匀后,做成粥,分顿食用。主治各型糖尿病。

【**药方** 25】鲜豆浆 500 毫升,粳米、面粉各 20 克。将粳米加水煎煮成粥,然后放入豆浆与面粉调和的粉糊,再煎煮几沸即可,随量食用。本方可作糖尿病患者平素饮食服用。主治糖尿病。(《家庭实用小验方 200 例》)

【**药方** 26】猪肚 1 具,黄连末 250 克。将猪肚洗净,黄连末放在猪肚内,以麻绳扎,加水炖煮熟透,臼中捣烂如泥,搓成丸如黄豆大。每次 6～10 克,每日 3 次,温开水送服,15 日为 1 个疗程。主治胃热型糖尿病。(《肘后方》)

【药方 27】枸杞子 100 克(或鲜枸杞叶 250 克),粳米 20 克,面粉 100 克。将枸杞子和粳米加水煮粥,粥成后放入面粉糊,再煮 1～2 沸成粥状,分顿食用。主治肾虚型糖尿病。(《太平圣惠方》)

【药方 28】芹菜 500 克,绞取汁,煮沸后顿服。主治糖尿病。

【药方 29】五加皮、车前草各 50 克,加水煎服。主治糖尿病。

【药方 30】鲜西瓜皮 60 克(干品 25 克),冬瓜皮 30 克,天花粉 20 克,水煎顿服,或代茶温饮。主治糖尿病。

【药方 31】南瓜子 50 克,炒熟后,水煎服,每日 1 次。主治糖尿病。

【药方 32】鲜胡萝卜适量,粳米 60 克。将鲜胡萝卜洗净切碎,同粳米按常法煮粥食,每日早晚食用。主治糖尿病。

【药方 33】黑大豆炒焦后研粉,天花粉适量,用面糊为丸,如梧桐子大小,每次 10 粒煎汤服下。主治糖尿病。

【药方 34】鲜洋葱 50～100 克,瘦猪肉 50 克。先把瘦猪肉煮熟,再下洋葱煮熟后服用,每日 2 次,经常食用。主治糖尿病。

【药方 35】黄连 50 克,研细末,用鲇鱼滑液和为丸,如绿豆大小,晒干。每日 3 次,每次 7 粒,以乌梅汤送饮。主治糖尿病。

【药方 36】活鲇鱼收取滑液 30 毫升,加乌梅 3 枚煮熟后食用。主治糖尿病。

【药方 37】海参 2 只,鸡蛋 1 个,猪胰脏 1 具,水煮熟,适当调味服用,每周 1 次。主治糖尿病。

【药方 38】茶叶 10 克,冷开水 200 毫升浸泡。每次饮 50～150 毫升,每日 3 次。注意:必须是冷水浸泡。主治糖尿病。

【药方 39】鲜马奶 500 毫升,一日分数次饮完。主治糖尿病。

【药方 40】鲜韭菜 60 克,洗净后切成细丝(或将韭菜子研为细末)。粳米 100 克,洗净加水煮开后,再放入韭菜丝(或韭丝子)和少许食盐,继续炖煮成稀粥,即可食用。主治糖尿病。

【药方 41】猪腰子 1 对,核桃仁 30 克。将猪腰子洗净,加水同核桃仁炖熟后加少许盐、黄酒调味食用。主治糖尿病。

【药方 42】鲜甘薯叶 100 克，鲜冬瓜适量，水煎服，每日 1～3 次，不限量，经常服用。主治糖尿病。(《常见病食品疗法》)

【药方 43】大白公鸡 1 只，醋 200 毫升炖熟(不放任何调料)，3 日吃完。一般连吃 3 只鸡可见效。主治糖尿病。

【药方 44】牛蒡子的根和叶洗净后加水煮熟，随意食用。主治糖尿病。

【药方 45】紫杉叶，夏季采集晒干，一次 2～3 克，每日 3 次，水煎服，代茶饮。主治糖尿病。

【药方 46】仙人掌 1 片，去刺洗净，炒熟或煮熟食用。主治糖尿病。

【药方 47】西瓜子仁 50 克，粳米 30 克。先将西瓜子仁和水捣烂，水煎去渣取汁，后入粳米做粥，任意食用。主治糖尿病肺热津伤证。

【药方 48】山药、天花粉各等量，每日 30 克，水煎服，代茶饮，不限量。主治糖尿病。

【药方 49】桑螵蛸 60 克，研成粉，用开水冲服。每次 6 克，每日 3 次，至愈为度。主治糖尿病尿多、口渴。

【药方 50】山药 25 克，黄连 10 克，水煎服，每日 1 剂，代茶饮，不限量。主治糖尿病口渴、尿多、善饥。

【药方 51】干马齿苋 100 克，水煎服，每日 1 剂，代茶饮，不限量，一般服用 1～2 周尿糖即可转阴。主治糖尿病。

【药方 52】泥鳅 10 条，干荷叶 3 张。将泥鳅阴干研末，与干荷叶末混匀，每次 10 克，每日 3 次。主治糖尿病。

【药方 53】干浮萍、栝楼各 10 克，水煎服，每日 2 次，代茶饮。主治糖尿病多饮而口干舌燥者。

【药方 54】天花粉 50 克，人参 30 克，栝楼 50 克，研为细末，每次 5 克，每日 2 次。主治糖尿病烦渴多饮者。

【药方 55】玉米粒 500 克，加水煎煮至开花，分 3～4 次吃，经常食用。有降低血糖及利尿作用。主治糖尿病患者尿带甜味，身有浮肿，尿量增多者。

【药方 56】白鸽 1 只，山药、玉竹各 50 克。白鸽去毛杂洗净，与后

2 味共煎煮,食肉喝汤。主治糖尿病气短乏力者。

【药方57】山药200克,洗净蒸食,饭前一次吃完,每日2次。主治糖尿病口渴,尿多,易饥等。

【药方58】蘑菇为菜或煮汁饮服。主治糖尿病,因蘑菇具有降血糖作用。

【药方59】带壳豇豆(干品)100克,水煎服。每日1剂,吃豆喝汤。主治糖尿病之喝水多、小便多。

【药方60】天花粉6～9克,每日生吞1～2次,连吞3～5日。主治糖尿病。

【药方61】天花粉、玉米须、地骨皮各15～20克,水煎服。每日1剂,分2次服,代茶饮,不限量。主治糖尿病。

【药方62】石膏50克,知母15克,麦冬10克,水煎服,每日2次,代茶饮,不限量。主治糖尿病多食易饥、大便秘结者。

【药方63】金樱子10克,鸡蛋1个。将金樱子水煎后去渣,打入鸡蛋后煮熟食服,每日2次。主治糖尿病尿多面黑者。

【药方64】黑豆生成的豆芽适量,常做菜吃,连续食用3～6个月。主治糖尿病。

【药方65】沙苑子15克,每日1剂,水煎每晚饭后服,连服7～10日。主治糖尿病。

【药方66】蔷薇根30克,水煎代茶饮,每日1剂。主治糖尿病。

【药方67】生鸡蛋数个,食醋350毫升,蜂蜜200克。将鸡蛋打碎,与食醋、蜂蜜调匀,放置7日后可用。每次20毫升,每日2次。主治糖尿病。

【药方68】蚕茧10个,莲子10克,水煎服,每日1剂,分2次服,代茶饮,不限量。主治糖尿病。

【药方69】柿叶6克,莲子10克,水煎服,每日1剂,分2次服。或将鲜柿叶洗净,用盐浸渍,每日吃5～6片。或柿叶10～15克,绿豆20～30克,每日1剂,共煮绿豆熟,分3次饮汤吃绿豆。主治糖尿病。

【药方70】白芍、山药、甘草各等量,共压研成细末,每次3克,每日2次,早晚饭前用开水送服1次。主治糖尿病。

【药方71】糯稻根须250克,每次50克,水煎服,代茶饮。主治糖尿病。

食 积

【药方1】蓖麻油、牛奶各等份,煮沸,加糖少许冷服。主治食积。(《本草纲目》)

【药方2】饭搓成团,加盐少许,烧枯,煎水饮下。主治食积。(《千金要方》)

【药方3】神曲炒为末,加木香,盐开水下。数日,口中必闻酒香,其积即消。主治糯米食积。

【药方4】生萝卜取汁,炖服,疗效极佳。主治面食食积。(《肘后方》)

【药方5】用杏仁50粒去皮尖,蒸熟捣烂,滚开水冲服。主治索粉俗称线粉食积。(《箧中秘宝方》)

【药方6】大麦芽适量,水煎服,代茶饮。主治米谷食积。

【药方7】饮好醋或淡豆豉水。主治鸡蛋食积。(《简要济众方》)

【药方8】山楂炭研末为丸,每次12克,数次即愈。主治鱼肉食积。(《济生方》)

【药方9】干稻草1握,煎浓汤,趁热热饮。主治牛肉食积。

【药方10】栗子壳适量,水煎服,代茶饮。主治羊肉食积。

【药方11】稻草切断,冲汤服用,效果佳。主治羊肉食积。(《肘后方》)

【药方12】取生姜汁饮下,立消。主治食菱所致积滞。(《乾坤秘韫》)

【药方13】生萝卜煎汁饮之,即消。主治食豆食积。(《名医别录》)

痰 饮

【药方1】石青30克,石绿15克,用水飞炮制法,面糊丸如绿豆

大。每次 10 丸,温水下。吐去痰 1～2 碗,不损人。主治顽痰不化。(《瑞竹堂方》)

【药方2】密陀僧 30 克,醋、水各 1 杯,煎干研末,每次 6 克。少顷,当吐出痰涎为妙。主治痰结胸中不散。(《太阳圣惠方》)

【药方3】荜拨 30 克研末,饭前用米汤服 1.5 克。主治冷痰恶心。(《太平圣惠方》)

【药方4】薄荷末炼蜜丸如芡子大,每次含服 1 丸,白砂糖和之,亦可。主治痰饮。(《简便方》)

【药方5】半夏(泡 7 次)120 克,明矾 30 克,共研为末。用姜汁打糊,或煮枣肉和丸如梧桐子大,每次姜汤服 15 丸。主治痰饮。(《和剂局方》)

【药方6】厚朴 30 克,姜汁炙黄为末。米饮调下 6 克。主治痰饮。(《太平圣惠方》)

【药方7】瓦楞子壳,不拘多少,炭火煅研末。候栝楼黄熟时,捣和瓦楞子壳粉做饼子,晒干为末。用蜜汤调 3 克或入诸药为丸,甚效。主治痰饮。(《经验方》)

【药方8】丝瓜 1 条,烧研细末。大枣肉为丸,如梧桐子大,每次 1 丸,好酒化下。主治痰饮。(《经验方》)

【药方9】茯苓、吴茱萸各等份,用蜜做成丸,每次 1 丸(约 9 克),每日 2～3 次。主治痰饮。

肝胃气痛

【药方1】木瓜 3 克,吴茱萸 2 克,盐 3 克,共研为末,用白开水趁热服下。主治肝胃气痛。

【药方2】胡桃仁 1 个,以大枣肉 1 枚夹之,湿纸裹、煨熟,细嚼,生姜汤服下。主治肝胃气痛。

【药方3】香附子略炒 150 克,乌药略炮 60 克,共研细末。水醋煮蒸饼,和丸如梧桐子大,每次 6～9 克,白汤服下。主治肝胃气痛。

【药方4】香附倍用,黄连减半,择净料,制成极细末。用水糊丸如梧桐子大,陈皮汤送下 3～6 克。火大者,用姜汁炒栀子煎汤服下。

主治肝胃气痛。

【药方 5】牙皂烧焦存性,研成细末,用烧酒调服 3 克许。主治胃脘剧痛,诸药不效者。

【药方 6】福建荔枝树根 120 克,猪肉 500 克,同入锅煮烂,淡食之,便永不复发,累验。主治肝胃气痛。

【药方 7】野猪胃煅灰,冲绍酒服之,亦效。主治肝胃气痛。

【药方 8】猪胆 1 具,香附子 9 克,焙干,研细,分 2 次,开水冲服,即愈。主治肝胃气痛。

【药方 9】海参肠子 1 条,用瓦焙烤干,研成细末,用开水服下,即愈。主治肝胃气痛。

【药方 10】鲜香橼数个,连皮捣极烂,稍加冰糖,置瓷器中。每晨取 1 调羹,开水 1 杯,空腹冲服之。连服百日,不可间断,其病自愈,永不复发。主治肝胃气痛。

【药方 11】鸡蛋糕不拘多少,瓦上焙焦,研末,用鲜佛手泡茶送下,味香甜可口,服后痛可立止。若再于痛止后服 1 次,竟能断根,屡验。主治肝胃气痛。

【药方 12】生鸡蛋壳,置瓦上焙焦,研成末,用鲜佛手片泡茶送下,最多服 2 次,就会断根。主治肝胃气痛。

噎 膈

【药方 1】鸭内金数十个,晒干,共研为末,每早烧酒送下 1 克,频服。主治噎膈反胃不止者。

【药方 2】韭菜汁 15 克,生姜汁 10 克,牛奶 30 克,加开水适量,煎煮趁热温服。每日 2 剂,连续服用。主治噎膈。(《常见病食品疗法》)

【药方 3】牛奶、人奶、羊奶各等份,少量频服。主治噎膈。

【药方 4】梨汁、生姜汁、韭菜汁、葡萄汁各等份,频频饮用。主治噎膈。

【药方 5】韭菜取汁 20 毫升,牛奶 20 毫升,水炖煮开,待热时,徐徐咽下,每日数次。主治噎膈。(《常见病食品疗法》)

【药方6】螺蛳(淘净,养于瓷盆内,待吐出壳内之泥,晒干)15克,牛黄1.5克,共研为细末,每次3克,烧酒送服,每日1~2次。本方顺气利膈,主治噎膈、汤水不能进者。(《中医散剂疗法应用指南》)

【药方7】马蹄香120克研末,好酒150克,熬膏,每次2匙,好酒调下,每日3次。主治噎膈。(《金匮玉函》)

【药方8】甘遂面煨15克,南木香3克,共为细末。壮者3克,弱者1.5克,水酒调服。主治噎膈。(《怪证奇方》)

【药方9】萝卜蜜煎浸油,细嚼咽下,效佳。主治噎膈。(《普济方》)

【药方10】白猪肚连食,烘干为末。每次6~9克,酒调下。主治噎膈。(《千金要方》)

【药方11】黑砂糖、连皮老生姜各500克,共捣如泥,入瓷罐内封固,埋干燥净黄土地内,7日取出,每日和沸水服。主治噎膈。

【药方12】蜜炙萝卜细嚼,任意食之。主治噎膈。

【药方13】柿蒂6个,丁香3克。水2碗,煮沸,逐口徐饮之。再用艾叶1团,用高粱酒周身擦之即愈。主治噎膈。(《朱肱活人书》)

【药方14】净牛奶,以当面取者为佳,少加白糖,时时炖热饮之。凡患此者,多大便燥结,服此必效。主治噎膈。(《经验济世方》)

【药方15】荸荠数个,拣大者,贮旱烟筒中1~2年,煮汤服下,其病立愈。主治噎膈。

【药方16】柿蒂6克,入饭碗,水约半碗,置锅中,煮至汁出为度,服下,即止。主治噎膈。

【药方17】新鲜麻叶捣汁服,无青叶则取其子。每日吞10粒,不可间断,自然渐愈。主治噎膈。

【药方18】纸捻探鼻取嚏,即愈。主治噎膈。(《医方摘要》)

呃 逆

【药方1】连翘心60克,炒焦煎水服,或服药末。每次10克,每日3次。主治呃逆。(《久病难症必效单方》)

【药方2】荔枝7个,连壳烧灰研成细末,用白开水送下,效果显著。主治呃逆不止。

【药方3】老刀豆适量,炒熟,研成细末,每次7～8克,用温开水送服。主治呃逆连声。

【药方4】猪胆1个,赤小豆20粒。将赤小豆放猪胆内,挂于屋下阴干后研成细末,每次1克,温开水送服,每日2次。主治呃逆连声。

【药方5】黄连3克,紫苏叶2.4克,水煎服。主治呃逆。

【药方6】生姜捣汁1盅,加蜜1匙,趁温热时服。主治呃逆久不愈者。

【药方7】硫黄、乳香各等份,用酒煎,令病人用鼻嗅后有效果。主治呃逆服药不效者。

【药方8】韭菜子少许,研成细末,每日2次,每次10～15克。主治呃逆。(《久病难症必效单方》)

【药方9】生山楂500克,压碎绞汁,每次15毫升,每日3次。主治呃逆。(《实用单方验方大全》)

【药方10】鲜韭菜1把,洗净捣烂取汁,加入一小杯烫热的黄酒趁热喝下。如不饮酒,用温开水和韭汁同服,也有同样的效果。主治健康人偶发呃逆。

【药方11】南瓜蒂5个,水煎服。主治呃逆。(《实用单方验方大全》)

【药方12】生姜1块,洗净,切成薄片,放入口中咀嚼,边咀嚼边咽姜汁,一般嚼1～3片后呃逆可止。主治呃逆。(《一味妙方治百病》)

【药方13】柿蒂7个,烧灰存性,研成细末,用黄酒冲服,立即呃逆止。主治呃逆。(《仙方合集》)

【药方14】艾叶、乳香、硫黄各10克,研成细末,用好酒1杯,煎数沸,用鼻嗅气,其呃即止。主治呃逆。

【药方15】花椒120克,炒干研末,用面糊做药丸,如梧桐子大小,每次10丸,用醋汤送下。主治呃逆。(《常见病食品疗法》)

【药方16】鸭蛋1个,煮熟,蘸白糖吃。主治呃逆。

【药方17】狗肉120克,生姜30克,共放入锅内,加水炖至熟烂,调味服食,每日1次,连服数日。主治呃逆。

【药方18】花椒6克,绿豆15克,水煎服,代茶饮。主治呃逆。

【药方19】丁香、柿蒂、青皮、陈皮各等份，研粗末，每次9克，用水220毫升，煎至150毫升，去渣温服，不拘时服。本方降逆止呕，主治各种原因所致呃逆、噫气、呕吐。（《中医散剂疗法应用指南》）

【药方20】灯心草烧灰，每次6克，开水冲服，每日2次。主治顽固性呃逆。

【药方21】黄杨木30克，水煎服，代茶饮。不论虚实证均可服用，主治呃逆。

【药方22】构树枝（楮树枝），手指一样粗60克，洗干净切片，加水500毫升，煎至100毫升，加白糖服，每日1剂。主治流行性出血热病人顽固呃逆。服2～3剂，呃逆即止。

【药方23】黑芝麻炒熟，捣碎，拌入白砂糖，每次服数匙。主治呃逆。

【药方24】威灵仙30克，蜂蜜30克，水煎服，每日1剂，分2～3次温服。主治呃逆。（《百病良方》）

【药方25】醋20毫升，加等量凉开水，一次缓缓饮下。主治呃逆。（《醋蛋治百病》）

【药方26】芦根，煮浓汁饮服。主治呃逆。

【药方27】枇杷叶适量，水煎浓汁饮服。主治呃逆。

【药方28】橘皮、竹茹各等份，水煎服，分2～3次温服。主治呃逆。

【药方29】半夏15克，生姜7.5克，水煎服，分2～3次温服。主治呃逆。

【药方30】目视日光或灯光，取嚏数个，呃逆即止，累验。主治呃逆。

【药方31】乳香、硫黄、陈艾各6克，为细末，用好酒1杯，煎数滚，趁热用鼻嗅之。外用生姜擦胸前，最效。主治阴寒呃逆。（《景岳全书》）

胃 痛

【药方1】胡萝卜种子炒熟后研末，每次6克，每日2次，或胃痛发

作时服。主治胃痛。(《蔬菜治百病》)

【药方2】萝卜汁100毫升,加入少量姜汁,温服,餐后饮。主治胃痛。

【药方3】鲜马铃薯100克,生姜10克,榨汁,加鲜橘汁30毫升,调匀,将杯放热水中烫温,每日30毫升。主治神经官能症性胃痛,恶心,呕吐。

【药方4】生姜100克洗净,切成细丝,浸泡在250毫升米醋中密封储存,每日空腹服10毫升。有温脾胃、散寒敛气止痛功效,主治寒性胃痛,慢性萎缩性胃炎。

【药方5】大枣5枚去核,每枚大枣内放入白胡椒2粒,放在饭上蒸熟食用。此法有温中补脾、暖胃止痛之功效,主治胃痛。

【药方6】金橘梗30克,猪肚100～150克(切成小块),加入清水2000毫升,炖至800毫升,以食盐少许调味,饮汤食猪肚。此法有健脾开胃、行气止痛的功效,主治胃痛。

【药方7】白扁豆30克,佛手9克,怀山药、薏苡仁各30克,水煎服,每日1剂,连服7～10日。主治胃痛。

【药方8】新鲜马铃薯洗净,不去皮,切碎,捣烂,用纱布包绞汁。每日早晨空腹服1～2匙,酌加蜂蜜适量,连服2～3周。有益气养胃之功,主治胃痛。

【药方9】马铃薯汁、西红柿汁各150毫升,混合服下,早晚各1次。主治胃痛。

【药方10】白菜捣烂取汁1杯,略加温,食前饮服,每日2次。主治胃痛及消化道溃疡出血。

【药方11】香椿头250克,搓碎待用。大枣适量,蒸熟后去核,捣烂如泥,与香椿末和匀,制成丸剂,每个重3克,每次1丸,每日2次。主治胃痛及胃溃疡。

【药方12】鲜藕汁30毫升,田三七粉3克,去壳鸡蛋1个,充分搅匀(可加少许冰糖或白砂糖调味)隔水炖熟服用。此法有止血、止痛、散瘀的功效,主治胃痛,胃、十二指肠球部溃疡出血。

【药方13】黑枣、玫瑰花各适量。黑枣去核,装入玫瑰花,放碗内盖好,隔水蒸熟。每次吃黑枣5枚,每日3次。主治胃痛。

【药方 14】仙人掌去刺,切片晒干研粉,加乌贼骨粉 60 克服用。每日 2 次,每次 3 克。主治胃痛,胃、十二指肠溃疡。(《家庭实用小验方 200 例》)

【药方 15】红茶 5 克,蜂蜜 1 匙。将红茶放入保温杯中,冲沸水,温浸 10 分钟,再调入蜂蜜,趁热频频饮用。以上为一次量,每日 2～3 次,饭后服用。主治虚寒性胃痛。(《常见病中医自疗便方》)

【药方 16】猪苦胆 3 个,黄豆适量。将新鲜的猪苦胆倒出胆汁少许,装入洗净的黄豆,以满为度,将口扎紧,置阴凉通风处晾干,研末。每次 6 克,每日 3 次,空腹服用,有保护溃疡面作用。15 日为 1 个疗程。主治胃痛,胃、十二指肠溃疡。

【药方 17】猪肚 1 具,黄芪 100 克,干姜 15 克。将猪肚里外洗净,黄芪、干姜放入肚内,加水炖煮,放盐少许,至猪肚熟透为度,分顿随量食用。主治虚寒性胃痛。

【药方 18】干姜、高良姜各 5 克,粳米 100 克。将干姜、高良姜加水煎煮,弃渣取汁,再入粳米同煮为粥,可放糖适量调味,一次服完。每日 1 次,连服 1 周。主治胃寒胃痛。

【药方 19】牛奶或羊奶适量,粳米 100 克,白糖少许。先用粳米加水煎煮,待半熟时加入奶和白糖,同煮为粥。上为一次量,每日 1 次,坚持久服。主治胃痛及各种消化性溃疡。

【药方 20】马铃薯、粳米各 50 克,蜂蜜适量。将马铃薯切成丁块状和粳米同煮为粥,粥将成时,调入蜂蜜,再煮 2～3 沸。上为一次量,每日 1～2 次,坚持久服。主治胃痛及各种消化性溃疡。

【药方 21】牛奶 1 杯,山药、面粉各 30 克。将山药切成丁状,加水适量,用小火炖煮至泥状后,再加入牛奶及面粉糊煮成糊粥。以上为一次量,每日 1～2 次,空腹服用。15 日为 1 个疗程。主治胃痛及慢性胃炎。

【药方 22】鲜枇杷叶 50 克(干品 30 克),粳米 100 克,冰糖少许。枇杷叶用纱布包煎浓汁(或将鲜品扫尽毛,切细煎汁),煮粳米为粥。粥成后调入冰糖,再煮片刻即可。上为 1 次量,每日 1～2 次。主治胃痛,急性胃炎和慢性胃炎。

【药方 23】猪肚 1 具,山楂片 30 克,冰糖 50 克。将猪肚洗净,切成条状,和山楂片一同加水用小火炖煮,猪肚熟后,放入冰糖加热溶化,食猪肚饮汤,分顿随量食用。主治胃痛及慢性胃炎。

【药方24】羊肉50克,干姜10克。将羊肉切成薄片,入滚开水煮熟,改用小火,入干姜及葱、盐等调料,再煮20分钟左右即可。上为一顿食用,每日1~2次,连服15日。主治胃痛及慢性胃炎虚寒型。

【药方25】鲜生姜数片,醋少许,红糖适量。将生姜洗净切片,以醋浸腌一昼夜。用时取3~5片,加红糖适量,沸水冲泡,温浸片刻,代茶饮用。主治胃痛及急性胃炎呕吐甚者。(《常见病中医自疗便方》)

【药方26】干姜、绿茶各3克。将干姜切成丝状,和绿茶一同放入瓷杯中,以沸水冲泡,盖紧杯盖,温浸片刻,代茶饮用。主治胃痛及慢性胃炎虚寒型。(《圣济总录》)

【药方27】麦冬30克,乌梅50克,陈皮30克,蜂蜜500克。前3味加水浸透,水煎3次,合并煎液用小火浓缩至稠黏如膏时,加入蜂蜜至沸停火,待冷却装瓶。每次1汤匙,开水冲服,每日3次。主治胃痛及胃炎阴虚型。

【药方28】蒲公英100克,猪肚1具,放锅内加水煮熟,加少许食盐,吃猪肚喝汤。主治胃痛。(《常见病食品疗法》)

【药方29】白扁豆20克,研粉以温开水冲服,每日4次。或白扁豆100克,水煎服,每日2~3次温服。主治胃痛。

【药方30】菠萝叶或根50克,水煎服,每日2~3次温服。主治胃痛。

【药方31】干姜50克,茶叶100克,共研细末。每次10克,温开水送下,每日3次。主治胃痛。

【药方32】糯米500克,洗净,盛薄盘内,加适量清水,再放3个柿饼,蒸熟后食用。如呕吐严重,柿饼去蒂。主治胃痛。

【药方33】山楂30~40克(鲜山楂60克),粳米100克,白砂糖10克。水煎山楂取汁入粳米煮粥,调入砂糖服食。主治胃痛。

【药方34】糯米100克,大枣8枚,同煮粥服,每日1次。主治胃痛。

【药方35】甘蔗榨汁100毫升,姜绞汁10毫升,混合后加温,一次饮下。主治胃痛及胃炎。

【药方36】鹌鹑蛋1个,打入煮沸的牛奶中,2～3沸后服用。连用半年。主治胃痛及胃炎。

【药方37】新鲜鲫鱼1条(约250克),刮鳞去肠脏,洗净,剖两半,剔去鱼骨、鱼皮,顺鱼改切成丝。生姜洗净,切成丝,盛盘中加黄酒、食盐各少许拌食即成。主治胃痛及胃炎。

【药方38】鱼肚100克,瘦猪肉200克。上2味洗净切片,沙锅内加水煮,入少许葱、姜、食盐,共煮烂,加少许味精即可食用。主治胃痛。

【药方39】面粉、芝麻各500克,茴香60克,食盐30克(或红糖30克)。分别将白面、芝麻、茴香、食盐炒熟,调匀。每日取30克,早晨以沸水冲服。主治胃痛及胃炎。

【药方40】鸡蛋壳洗净打碎,放入铁锅中,用小火炒黄(不能炒焦),研成粉,越细越好。每日1个鸡蛋壳粉,分2～3次温开水送服。主治胃痛及慢性胃炎。

【药方41】鲜猴头菇50克,水煎服,天天食用,也可炒菜吃。主治胃痛,胃、十二指肠溃疡。

【药方42】花生油20克,每日早晨起床空腹饮下,连服1周。主治胃痛,胃、十二指肠溃疡。

【药方43】卷心菜,捣烂绞汁,取1杯加温饭前服。每日2次,连服10日为1个疗程,有止痛促进溃疡愈合的作用。主治胃痛,胃、十二指肠溃疡。

【药方44】小白菜250克,剁碎,用盐少许腌拌10分钟,用纱布绞汁,加适量白糖拌匀,每日分3次食用。主治胃痛。

【药方45】鲜马铃薯100克,切碎,捣烂绞汁,放锅中,先用大火后改小火煎熬浓缩,再加入适量蜂蜜同煎煮,至稠黏如蜜时离火,放冷装瓶。每日3次,每次2匙。主治胃痛,胃、十二指肠溃疡。

【药方46】大米100克,浸泡后,用麻纸五六层包好,烧成炭,研细末,早晚分2次,饭前用姜汁冲服。轻者1剂,重者连服3剂,服药后1周内以流食为主,忌生冷油腻食物。主治胃痛。

【药方47】大米200克(炒),红糖1大匙,一起煮粥喝,每日1次。

主治胃痛。

【药方 48】茉莉花切碎,水煎,留取蒸馏液,即茉莉花露。每日 3 次,每次饮用 30 毫升。主治胃痛。

【药方 49】白胡椒、绿豆各 5 克,共研细末,用温黄酒送下,每日 2 次。主治胃痛。

【药方 50】薤白 10 克,水煎去渣;白米 50 克,入薤白药汁内煮粥食用。主治胃痛。

【药方 51】羊奶、牛奶各 250 毫升,每日 1 次。主治胃痛。

【药方 52】乌贼骨晒干,去硬壳,研成细粉。每日 3 次,每次 3 克,饭前半小时用热开水送服。主治胃痛。

【药方 53】海蜇、大枣各 500 克,红糖 250 克,煎成膏,每次 1 匙,每日 2 次。主治胃痛。

【药方 54】鲜佛手 25 克(干佛手 10 克),开水冲泡,代茶饮用,不限量。主治胃痛。

【药方 55】生姜、橘子皮各 20 克,水煎服,每日 2～3 次。主治胃寒痛。

【药方 56】川椒 10 克(炒)为末,白面 120 克,和匀,入盐少许,加豆豉,做淡面条,食下。主治胃寒痛。

【药方 57】辣椒 1 个,生姜 3 片,加红糖适量,水煎取汁服,分 2～3 次温服。主治胃寒痛。

【药方 58】丁香花蕾 5 克,橘皮 15 克,水煎服,每日 1 剂。主治胃寒痛。

【药方 59】荔枝 5 个,去壳,去核,以黄酒 50 毫升,趁热食下,饮汤。主治胃寒痛。

【药方 60】刀豆壳 50 克,水煎后加红糖,去渣饮汤,分 2～3 次温服。主治胃寒痛。

【药方 61】鸡蛋 12 个,冰糖、黄酒各 500 克。将鸡蛋打碎搅匀,加入冰糖、黄酒共熬成焦黄色,饭前服 1 大匙,每日 3 次。主治胃痛。

【药方 62】延胡索 30 克,明矾、乌贼骨各 60 克,共研细末,炼蜜为丸,每丸重 10 克。每次 1 丸,每日 3 次,连服半个月至 3 个月。主治胃痛。

【药方63】白及120克,甘草60克,茯苓皮30克,牡蛎120克,共研细末,炼蜜为丸,每丸重10克。每次1丸,每日3～4次,开水送服。主治胃痛。

【药方64】韭菜250克,切碎绞汁,生姜25克捣烂绞汁。上2汁入锅内加牛奶250克,煮沸热服。主治寒凝胃痛。

【药方65】莱菔子15克,炒后研末,与大米100克同煮粥服。或取6克,加开水调服。主治食滞型胃痛。

【药方66】大米100克,薤白10克,同煮粥食用。或大米、橘皮各适量同煮成粥服。主治气滞型胃痛。

【药方67】枳实20克,加水浓煎,分3次饭前服。或黄芪研细末,每次10克,每日3次,饭前服。主治胃痛及胃下垂。

【药方68】猪胆1个,醋50毫升,煎熬成稀膏状。每日2次,每次1小匙。主治胃痛。

【药方69】青蒜连叶7根,用醋煮熟,痛时即服。主治胃痛。

【药方70】陈石灰(旧建筑物上的石灰)250克研末,用面粉、醋各500克调成绿豆大的丸(如醋不足,可加开水)晒干。每日2次,每次50粒,饭前开水冲服。主治胃痛。

【药方71】生姜50克,木瓜500克,醋500毫升,放锅中用小火炖熟,分次服用。主治胃痛及慢性胃炎。

【药方72】炙甘草60克,鸡蛋壳60克,乳香、没药各15克,共研细末,每日3次,饭前服。主治气滞血瘀胃痛。

【药方73】生姜30克,鸡蛋1个,香油30毫升。生姜切片,打入鸡蛋,油煎,每日3次分服,连服3～5日。主治胃痛。

【药方74】生姜120克捣烂,面粉30克,鸡蛋清2个调匀,敷胃痛处。主治胃寒痛。

【药方75】威灵仙30克,加水煎半小时去渣取汁,打入鸡蛋2个,加红糖5克,煮熟。每日1剂,连服2剂。主治胃痛。

【药方76】鲜鸡蛋3个,冰糖200克,黄酒150毫升,搅匀,熬成焦黄色,每日3次,每次15毫升,饭前服。主治胃痛及胃痉挛。

【药方77】胡椒2克,白芥子4克,鲜生姜30克。前2味药研细末,加鲜生姜共捣为药饼,纱布包裹,敷在肚脐上,胶布固定。主治胃寒痛。

【药方 78】生栀子 10 个,淡豆豉 20 粒,生香附 10 粒,生姜汁适量。前 3 味共捣烂,加入生姜汁捣极烂成膏。取适量敷于脐孔中,盖上纱布,胶布固定,每日换药 1 次,至愈为止。主治胃热痛。

【药方 79】仙人掌适量,去刺捣烂,纱布包裹,敷在肚脐上,胶布固定。主治热性胃痛。

【药方 80】葱头连须 10 克,生姜 5 克,共捣烂,炒至温热,趁热敷脐中,盖塑料薄膜,胶布固定。每 4 小时换药 1 次,用热水袋热敷30～60 分钟。主治寒性胃痛。

【药方 81】艾叶适量,揉成艾绒,连同碎末,用酒炒热,纱布包裹,敷在肚脐上,直至痛缓为止(外加暖水袋热熨更佳)。主治寒性胃痛。

【药方 82】香附、高良姜各 30 克,蜂蜜适量。前 2 味药共研细末,瓶贮备用。取药末适量,以蜂蜜调成稠膏,做 2 个药饼,火上烘热,分别敷于脐中及胃部,盖纱布,胶布固定,每日换药 1 次。主治寒性胃痛。

【药方 83】青皮、川楝子、吴茱萸、延胡索各等量,共研末,放在瓶中备用。用药末适量填满肚脐中,盖以纱布,用胶布固定。每日换药1 次,10 日为 1 个疗程。主治气滞胃痛。

【药方 84】蓖麻仁 20 克,五倍子 10 克,共捣烂,纱布包裹,敷肚脐上。每日早、中、晚各热熨 1 次,隔 4 日换药 1 次。主治胃痛及各型胃下垂。孕妇和吐血者忌用。(《中华脐疗大全》)

【药方 85】向日葵花盘 1 个,焙干,水煎服,趁热多次服用,不限量。主治胃痛。(《中国民间秘方 3000 例》)

【药方 86】柚子皮 60 克,水煎服,每日 3 次,趁热多次服用,不限量。主治胃痛。

【药方 87】带尖核桃的鲜果皮,浸泡在高度白酒中 6～7 日,每次服 5～6 毫升,每日 2～3 次。主治胃痛。

【药方 88】鸡内金粉 90 克,甘松粉 10 克,调匀装入胶囊,每日早晚各 2 粒,白开水送服。主治胃痛。

【药方 89】活麻雀数只,去毛、肠杂,放炭火上烤熟黄,蘸芝麻盐食用。主治胃痛,胃、十二指肠溃疡。

【药方90】鲜菊叶榨取菊叶汁,饮服,数量不拘,每日 3 次。主治胃痛,胃、十二指肠溃疡。

【药方91】海参内脏,瓦上焙干研末。发病时,用黄酒送下,分量不拘。主治胃痛,胃、十二指肠溃疡。

【药方92】紫菜适量,放炭上烤干稍黄焦后(不要烤成黑炭)蘸酱油吃,或放肉汤中吃,数量不拘。主治胃痛,胃、十二指肠溃疡。

【药方93】墨旱莲 50 克,灯心草 50 克,加水煎成汤剂,每日3 次。主治胃痛,胃、十二指肠溃疡。

呕 吐

【药方1】取灶心土拳头大小,放入开水中,待其溶化,取上面澄清液,加水温服。主治呕吐不止。

【药方2】炒吴茱萸 30 克,葱、姜各少许,共捣烂敷肚脐上,外用纱布覆盖。主治呕吐。

【药方3】柿蒂 10 个,刀豆 15 克,生姜 3 片,水煎服。主治呕吐、呃逆。

【药方4】生姜 30 克,半夏 15 克,水煎,慢慢多次趁热服用,加橘皮更妙。主治呕吐。(《仙方合集》)

【药方5】鲜生姜 30 克,洗净,捣烂取汁。再取新鲜猪胆 1 个,洗净。取猪胆汁加入生姜汁拌匀,装入干净的小瓶中,每次取 3～5 滴,滴在舌头上,缓缓含咽,每日数次。主治顽固性呕吐。

【药方6】缩砂仁不拘多少,研为细末,每次 6 克,加生姜汁适量,不限时候,煮沸喝。本方和胃降逆,主治胃虚气逆,呕吐不食,妊娠呕吐。

【药方7】藿香、丁香、人参各 1 份,橘红 2 份,共研细末,每次 6 克,加生姜 1 片同煎,去渣温服,每日 3 次,饭前服。本方健脾益气和中,主治脾胃虚弱,不进饮食,呕吐。

【药方8】红背菜 150 克,鸡蛋 1 个,花生油适量,用猛火烘炒熟,加少许盐调味食用,每日 2 次,连服数日。主治呕吐。

【药方9】生姜 100 克,面粉 30 克,鸡蛋清 2 个。将生姜捣烂,与面粉、鸡蛋清混合敷胃部。主治寒性呕吐。

【药方10】鸡蛋壳1个，焙干研细末，开水冲服。主治上吐下泻，并治胃酸过多。

【药方11】金沸草、生代赭石各等量，米醋适量。前2味研末，加米醋调如糊状，取药糊敷脐窝，每日3次。主治呕吐。

【药方12】生半夏、茯苓各2克，生姜汁适量。前2味研细末，用生姜汁调成糊状，取药糊敷于肚脐，用胶布固定。每日1次，用热水袋热敷15～20分钟。主治痰浊中阻呕吐。

【药方13】吴茱萸30克(炒)，生姜1块，香葱10余根，共捣成饼，蒸热敷肚脐中，约1小时。主治呕吐不止。

【药方14】大黄、丁香、甘草各等量，共研细末，取药末10～15克，填入患者脐孔中央，用胶布固定。每日换药1次，贴至病愈停药。主治胃热呕吐。

【药方15】陈梅酱煎浓汤。有火加竹茹；有寒加豆蔻，或砂仁，或煨姜。如无梅酱，则以乌梅代之。主治呕吐。

【药方16】芦根，加水适量煎浓汁，代茶饮，多次饮用。主治呕吐。

【药方17】半夏9克，糯米3克，生姜1片，大枣3枚，水煎服，每日1剂。主治呕吐。

【药方18】大红袍根30克，鸡蛋1个，同煮至鸡蛋熟，去壳再煮10分钟，食鸡蛋，一次食完，每日2次。主治胃酸过多。

【药方19】青胡桃6个，白酒500毫升，密封于瓶中20日。酒呈黑褐色时取清液，发作时饮用15毫升。主治胃酸，胃痉挛。(《常见病食品疗法》)

【药方20】栀子9克，煎浓汁，加入生姜汁少许，和均调服。主治呕吐酸水。

【药方21】黄连18克，吴茱萸3克，水煎服，每日1剂。主治呕吐酸水。

【药方22】羊奶1杯，空腹饮之。主治呕逆干哕。(《古单方》)

【药方23】川黄连9～12克，苏叶6～9克，水煎服，每日1剂，分2～3次温服。主治气逆呕吐。

【药方24】川椒适量，水煎服。主治饥饿呕吐。(《久病难症必效

单方》)

【药方25】蓖麻仁适量,捣烂,敷涌泉穴。主治胃热呕吐。(《实用单方验方大全》)

【药方26】黄连(姜汁炒)3克,石膏(火煅)6克,共研为末,滚水服下。主治胃热呕吐。(《仙方合集》)

【药方27】刀豆壳30克,水煎后加红糖,每日2次。主治胃寒呕吐,胃痛。(《蔬菜治百病》)

【药方28】半夏、干姜各等份,共研为粗末。每次3克,加水300毫升,煎取210毫升,顿服。主治胃寒呕吐。

【药方29】丁香、柿蒂各3克,甘草(炙)、高良姜各1.5克,共研细末,每次6克,用热汤调下不拘时服。主治胃寒呕吐。

【药方30】大黑枣7枚,去核,入丁香,煮烂。去丁香,大枣连汤空腹服,7剂自愈。主治胃寒呕吐。

【药方31】好酱油,开水调服。主治虚逆呕吐。

【药方32】赤小豆,煮汁徐服。主治喝酒呕吐。

【药方33】韭汁入姜汁少许,和服。主治呕吐绿水。

【药方34】频嚼生姜,即止。主治干呕。

【药方35】用甘蔗汁加生姜汁和匀,温热服。主治干呕。(《应验良方》)

【药方36】以豆蔻仁和冰糖块含入口中,数分钟即止。主治反胃呕吐。

【药方37】陈年灶土为末,米汤送服9克,甚验。主治反胃呕吐。

【药方38】萝卜适量,捶碎,蜜煎,细细嚼咽。主治反胃吐食。

【药方39】明矾90克,蒸饼丸如梧桐子大,每空腹饮15丸。主治反胃呕吐。(《普济方》)

【药方40】京三棱(炮)45克,丁香6克,共研为末,每次3克,沸汤服。主治反胃呕吐。(《圣济总录》)

【药方41】干柿3个,连蒂捣烂,酒服甚效。主治反胃呕吐。(《山居四要》)

【药方42】石莲肉为末,入少肉豆蔻末,米汤调服。主治反胃呕吐。(《直指方》)

【药方43】鸡内金 1 个,烧存性,酒调服。男用雌鸡内金,女用雄鸡内金。主治反胃呕吐。(《千金要方》)

【药方44】白芥子末,酒服 6 克。主治反胃呕吐。(《普济方》)

【药方45】纯酒酿,去米粒,用半酒杯好酱油与半酒杯甜酒和匀,温服。主治反胃呕吐。

吐 血

【药方1】贝母 30 克(炮令黄),捣细罗为散,不计时候,以温水服 6 克。主治吐血衄血或发或止。

【药方2】蝉蜕纸烧存性,做成蜜丸,如芡实大,含化咽津。主治吐血不止。

【药方3】古墨研浓,贝母 1 克(研末),陈酒冲服 7 次。主治吐血不止,喘息,躁热。

【药方4】刺蓟叶及根,捣碎取汁,每次 1 小杯,频服。主治心热吐血,口干。

【药方5】干姜为末,童便调服 3 克。主治吐血不止。

【药方6】陈皮、生甘草各 15 克,共研细末,每次 4.5 克,烧酒调服。主治暴吐血。

【药方7】干荷花(或干荷叶),焙干研末,酒调服。每日 2～3 次,数日即愈。主治吐血。

【药方8】荠菜、蜜枣各 30 克,水煎服,每日 1 剂,分 2～3 次温服。主治内伤吐血。

【药方9】白及适量,研为末,粥饮调服。主治吐血,咯血不止。

【药方10】乌贼骨末,米汤送服 6 克。主治吐血。

【药方11】鳖甲、蛤粉各 30 克,同炒色黄;熟地黄 45 克,晒干为末。每次 6 克,食后茶下。主治吐血。(《圣济总录》)

【药方12】仙鹤草 6 克,大枣 7 枚,同煮,去仙鹤草连汤服,无不立效。主治吐血。

【药方13】白芷 6 克,栀子 15 克,水煎服,每日 1 剂,分 2～3 次温服。再用布包药渣,趁热敷胸口。主治胃热吐血。

【药方 14】当归 6 克,川芎 4.5 克,肉桂 9 克,水煎服,立止。主治吐血不止。(《仙方合集》)

【药方 15】荆芥炒黑为末,每次 6 克,童便下。主治吐血,或鼻出血,不过 2 服痊愈。(《仙方合集》)

【药方 16】小蓟叶捣绞取汁,每次 1 小盏。主治吐血。(《古单方》)

【药方 17】黄柏 60 克,涂蜜,于慢火上炙焦,捣末。每次 6 克,温糯米汤调下。主治吐血不止。(《古单方》)

【药方 18】白及为末,童便调服。主治吐血不止。(《古单方》)

【药方 19】嫩藕 1 000 克连皮捣汁与白砂糖 250 克拌匀,随时服用。主治吐血。(《常见病食品疗法》)

【药方 20】鲜黄花菜 60 克,鲜藕节 30 克,共捣取汁,冲服。主治吐血。

【药方 21】赤小豆、炒黄花菜各 60 克,焦枣 21 枚,煅乌梅 12 克。共煮熟,徐徐服之。主治吐血。

【药方 22】荠菜 50 克,蜜枣 50 克,水煎服。主治吐血。

【药方 23】鲜油菜整株 1 棵,不切开,熬汤,勿加油盐,饮用汤汁。主治吐血。

【药方 24】西瓜子壳 50 克,水煎去渣,加冰糖适量佐味食用。主治吐血。

【药方 25】大蓟、小蓟、白茅根、大蒜各 10 克,共捣烂如膏,敷脐中。主治吐血。

【药方 26】生栀子、生大黄各 15 克,共研极细末,米醋调成厚膏状。取药膏摊于小块纱布中间,将药膏贴于患者肚脐上,胶布固定,每日换药 1 次。主治肝火犯胃型吐血。

【药方 27】用京墨磨汁,同萝卜汁或生地黄汁饮。主治吐血不止者。(《集简方》)

【药方 28】把锅底灰炒过研细,用井水服 6 克,连进 3 服。主治吐血。(《济急方》)

【药方 29】黄芪 7.5 克,紫背浮萍 15 克,共研为末,每次 3 克,姜蜜水下。主治吐血。(《圣济总录》)

【药方 30】地榆 90 克,米醋 500 毫升,煮十几沸,去渣,饭前稍热服 100 毫升。(《太平圣惠方》)

【药方 31】三七 3 克,自嚼,米汤送服。主治吐血。(《集简方》)

【药方 32】白茅根 1 把,水煎服。或将根洗净,捣汁日饮 100 毫升。主治吐血。(《太平圣惠方》)

【药方 33】白鸡冠花,醋浸蒸 7 次,为末。每次 6 克,热酒服下。主治吐血。(《经验方》)

【药方 34】槐花烧存性,入麝香少许,研匀,糯米饮下 9 克。主治吐血。(《普济方》)

【药方 35】干荷叶、生蒲黄各等份,共研为末。每次 9 克,桑白皮煎汤调服,或用麦冬汤服下。主治吐血。(《圣济总录》)

【药方 36】白芍烧存性,糯米饮服 9 克。主治吐血。(《太平圣惠方》)

【药方 37】枸杞根、子、皮为散,水煎天天饮用,不限量。主治吐血。(《圣济总录》)

【药方 38】鸡蛋清 3 个,好香墨 6 克研为末,和丸如梧桐子大。每次 10 丸,不拘时,生地黄汁送服。主治吐血。(《瑞竹堂方》)

【药方 39】晚桑叶焙研末,茶水服 9 克。主治吐血。

【药方 40】红皮莲子同猪肚煮极烂,但不可放盐,每日五更食用。主治吐血。

【药方 41】藕节为末,入炒蒲黄、乱发灰各等份,调服效。主治吐血。

【药方 42】手指甲、头发,烧灰,酒调服。主治吐血。

黄 疸

【药方 1】赤小豆、苦丁香、麻雀各 3 克,共晒干,研为末,用鼻子闻味。主治黄疸。(《久病难症必效单方》)

【药方 2】玉米须 100 克,茵陈 50 克,栀子、广郁金各 25 克,水煎,去渣,每日 2～4 次分服。主治黄疸。(《中华脐疗大全》)

【药方 3】泥鳅 5 条,豆腐 1 块,盐、味精各少许。泥鳅放清水中,滴几滴食用油,让泥鳅吃油及清水后,排出体内脏物。取出同豆腐切块炖熟,加盐及味精调味食用,每日 2 次。主治黄疸。

【药方 4】鲜麦苗 1 把,滑石 15 克,水煎服,每日 2～3 次。主治黄疸。

【药方 5】桦木皮、茵陈各等份,煎汤作茶饮。主治黄疸发黄。

【药方 6】白车前草 15 克,观音螺 30 克,加酒 1 杯炖服。主治黄疸。

【药方 7】木贼草(干)30 克,加水 500 毫升,煎至 200 毫升,分 2 次服,每日 1 剂。主治黄疸。

【药方 8】青蒿根、瘦猪肉各 100 克,红糖 30 克。上 2 味切薄片,加红糖同煮。吃肉喝汤,每日 1 剂,隔 5 日服 1 剂,连服 5 剂。主治黄疸。

【药方 9】栀子根 30～60 克,瘦猪肉适量,共入锅中,加水适量同煮。吃肉喝汤,每日 1 剂。主治黄疸。

【药方 10】土大黄 9 克,茵陈 15 克,水煎服。主治黄疸、便秘。

【药方 11】薏苡根水煎服,频服,甚效。主治黄疸。(《本草纲目》)

【药方 12】青壳鸭蛋,敲小孔,放入芒硝,纸封炖熟,每日 3 次。主治黄疸。

【药方 13】生白酒煮螺蛳,不要放盐。将螺与酒尽量食,随即安睡,黄发出有效。主治黄疸。

【药方 14】甜瓜蒂 30 克,炙为末。男左女右,每日搐鼻数次,黄水流出,愈。主治黄疸。

【药方 15】大青叶 60 克,茵陈、秦艽各 30 克,天花粉 24 克,水煎服。主治热甚黄疸。

【药方 16】地丁末,酒下 9 克。主治黄疸内热。

【药方 17】葫芦壳 30～60 克,冬瓜皮、西瓜皮各 30 克,水煎服。主治黄疸、腹水。

【药方 18】益母草 30 克,煎浓汁,随时饮,可连服 5～6 日。主治黄疸。(《实用单方验方大全》)

【药方 19】白丁香 10 克,温开水化服。主治黄疸。

【药方 20】新鲜毛茛 50 克洗净,加食盐 5 克捣烂,敷于脐下或臀部。局部起疱后,将药渣取下,局部用生理盐水洗净,用消毒针头把疱挑破,流出黄水,用消毒纱布包扎好。主治黄疸。用本品敷于大椎、内关两穴(发作前 6 小时用)又治哮喘。(《中华脐疗大全》)

【药方 21】鲜鸡蛋 5 个,鸡蛋连壳烧成炭后研末和醋 60 毫升调匀,炖服,每日 1 次。主治黄疸。(《醋蛋治百病》)

【药方 22】鸡蛋 2 个,田基黄(又名地耳草)60 克,同煮,鸡蛋熟去壳,再煮片刻。喝汤吃鸡蛋,每日 1 次,连服 5～7 日。主治湿热黄疸。

【药方 23】大黄、黄连、黄芩各 120 克,共研细末。每次 3 克,每日 3 次,温开水送服,本方清热燥湿退黄。主治湿热蕴结之黄疸。(《中医散剂疗法应用指南》)

【药方 24】硝石、明矾各等份,共研为细末。每次 1～3 克,每日 3 次,以米汤或大麦粥送服。本方燥湿化瘀退黄,主治肾虚挟湿挟瘀的黄疸。(《中医散剂疗法应用指南》)

【药方 25】茵陈蒿 1 把,生姜 1 块,捣烂,日日擦胸前和四肢。主治黄疸。

【药方 26】石膏、苍耳、黄连各等份,粥饮汤和丸,如小豆大。每次 40 丸,以痊愈为度。主治谷疸。(《墨娥小录》)

【药方 27】田螺用水养数日,去泥,取出生捣烂,入好酒内,用布滤过,饮汁,晨午晚各 1 次。主治酒疸。(《寿域神方》)

【药方 28】小螺蛳加水养几天,去泥土,天天煮食,饮汁。主治酒疸。

【药方 29】鲜南天竹根 30～60 克,水煎服,每日 1 剂,分 2～3 次温服。主治湿热黄疸。(《久病难症必效单方》)

【药方 30】积雪草 30 克,冰糖 30 克,水煎服,每日 1 剂,分 2～3 次温服。主治湿热黄疸。

【药方 31】黄刺皮、焦栀子各 9 克,大黄 6 克,水煎服,每日 1 剂,分 2～3 次温服。主治湿热黄疸。

【药方 32】柴胡 10 克,甘草 6 克,白茅根 30 克,水煎代茶饮,每日 1 剂,分 2～3 次温服。主治湿热黄疸。(《实用单方验方大全》)

【药方1】威灵仙 30 克,水煎分 2 次温服。每日 1 剂,连服 10 日为 1 个疗程。主治胆囊炎。(《百病良方》)

【药方2】虎杖、丹参、金钱草各 30 克,黄芩 15 克,木香 12 克,水煎服。主治急性胆囊炎。

【药方3】熊胆、姜黄各 10 克,郁金 15 克,茵陈 30 克,研极细末,装入胶囊。每次 3 克,每日 3 次。主治急性胆囊炎。(《百病良方》)

【药方4】栀子仁 5 克研细末,粳米 100 克先煮成稀粥,待粥将成时,调入栀子仁末稍煮即可。分作 1～2 次食用,3 日为 1 个疗程,平素大便泄泻者忌用。主治湿热型慢性胆囊炎。(《常见病中医自疗便方》)

【药方5】蒲公英、紫花地丁各 30 克(鲜品各 60 克),粳米 100 克。将蒲公英和紫花地丁加水煎煮,去渣取汁,以汁煮米为粥,可放白糖调味。每日 1～2 次,1 周为 1 个疗程。主治湿热型胆囊炎。

【药方6】猪苦胆 2 个,芒硝适量。将芒硝装入猪苦胆内,以满为度,扎紧胆管,悬挂于阴凉通风处晾干,研末。每次 6 克,每日 3 次,温开水送服,1 周为 1 个疗程。主治湿热型胆囊炎。(《常见病中医自疗便方》)

【药方7】玫瑰花 6 克,金橘饼半块,放瓷杯中开水冲泡,密浸 10 分钟,代茶饮,不限量。主治气滞型胆囊炎。(《常见病中医自疗便方》)

【药方8】梅花、代代花各 5 克,放瓷杯中冲泡,密浸 10 分钟代茶饮。主治气滞型慢性胆囊炎。(《常见病中医自疗便方》)

【药方9】萝卜 500 克,蜂蜜 150 克。将萝卜洗净,切丁,在沸水中煮沸后捞出,晾晒半日,再放锅中,加入蜂蜜,用小火煮沸,调匀即可,分顿随量食用。主治气滞型慢性胆囊炎。(《普济方》)

【药方10】金橘 500 克,白糖 400 克。将金橘洗净,放在锅中,用勺将其压扁去核,加入白糖 200 克,腌渍 1 日,待浸透白糖后,再以小火煨熬至汁液耗干,停火待冷,再拌入白糖 200 克,放盘中风干数日

即可,随量嚼食。主治气滞型慢性胆囊炎。(《随息居饮食谱》)

【药方 11】荸荠 500 克,柳树叶 6 克,共煮,饮汤吃荸荠。每日 1 剂,连服数日。有清热消炎利胆作用,主治胆囊炎。(《蔬菜治百病》)

【药方 12】黄瓜皮,水煎后喝汤吃黄瓜皮,每日 3 次,每次 10 克。主治胆囊炎,还可减肥。(《蔬菜治百病》)

【药方 13】香椿叶 7 片,猪肝 7 薄片,相隔叠成一块,用线扎牢,加水炖服。每日 1 次,连服 10 日。主治胆囊炎。

【药方 14】黄花菜 30 克,泥鳅 100 克,共煮汤调味服食。每日 1 次,连服数日。主治慢性胆囊炎。

【药方 15】黄花菜 30 克与羊肉炖食,或黄花菜鲜根 30 克水煎服。主治慢性胆囊炎。

【药方 16】丝瓜、炒莱菔子、荔枝核、橘子皮各 10 克,水煎煮取汁,每日 2 次,连服 10 日。主治慢性胆囊炎。(《蔬菜治百病》)

肝 炎

【药方 1】鲜薏苡根洗净,捣烂绞汁 100 毫升,冲入黄酒 100 毫升,分 2 次服。主治传染性肝炎。

【药方 2】绿豆放沙锅内浸泡,煮开花后,放入鸡蛋煮熟。每日三餐吃鸡蛋喝绿豆汤。主治传染性肝炎。

【药方 3】绿豆适量放在沙锅中,先浸泡,用水煮熟食用。每日三餐只吃水煮绿豆,一般 4～5 日后,转氨酶即可降下。主治肝炎。

【药方 4】黄瓜藤 1 条,用水 2 碗煮至 1 碗,去掉药渣,打入鸡蛋再煮熟,食汤。主治肝炎。

【药方 5】茵陈 60 克,鸡蛋 6 个,同煮至鸡蛋变黑,只吃鸡蛋,每日 2～3 个,以愈为度。主治肝炎。

【药方 6】栀子根 50 克,鸡蛋 2 个同煮,鸡蛋熟去渣,饮汤吃鸡蛋。每日 1 剂分 2 次服,连服 2～3 日。主治肝炎。

【药方 7】鸡蛋 2 个,枸杞子 30 克,加水同煮,鸡蛋熟去壳再煮,饮汤食蛋,连服 3～5 日。主治肝炎。

【药方8】泥鳅适量,焙干研粉。每日3次,每次10克,饭后冲服。主治肝炎。

【药方9】鲜芹菜100～150克,萝卜100克,鲜车前草30克,洗净,捣烂取汁,加蜂蜜炖沸后温服。每日1次,分多次温服,疗程不限。主治肝炎。

【药方10】大枣、花生、冰糖各30克,水煎后,吃大枣、花生,饮汤。每日1次,共服1个月。主治肝炎。

【药方11】绿豆、赤小豆各15克,洗净,以冷水浸泡一夜,大火煮开,小火煮烂,加白糖调味食用,分多次温服。主治肝炎。

【药方12】鲜葡萄根90克,水煎服,每日1剂,分多次温服。主治肝炎。

【药方13】鲜白蘑菇煮汤或做菜,日日食用。主治肝炎。

【药方14】白李肉暴晒成干,每日口嚼服50克。主治肝炎。

【药方15】芹菜200～400克,大枣50～100克,分别洗净,同入沙锅加水煮汤饮用,每日分1～3次服。主治肝炎。

【药方16】蒲公英40～60克(鲜品60～90克),粳米100克。先将蒲公英洗净切碎,加水煎汁,去渣取汁液;粳米洗净加清水煮粥,粥开后加汁液,熟后即可食用,每日1剂。主治肝炎。(《常见病食品疗法》)

【药方17】大田螺10～20个,黄酒半小杯(25克左右)。先将大田螺放清水盆中滴两滴花生油,使之吐出污泥。2日后换水,再取出螺肉放沙锅内,倒入黄酒半小杯拌匀,再加入清水适量,煮炖熟后饮其汤汁。每日服用1次,连服1周以上,方能显效。主治肝炎。

【药方18】未曾下蛋的母鸡1只(约重250克),黑芝麻150克,橘子皮1片,食盐、葱、姜片各少许。母鸡去毛、肠脏,将黑芝麻、橘子皮放鸡腹内,缝合开口,放瓷碗内,撒食盐、葱、姜片,隔水蒸熟烂食用。主治肝炎。

【药方19】活泥鳅250克,鲜豆腐100克。活泥鳅先在清水中养2日,水中滴两滴花生油,使污泥吐出。豆腐整块放锅中,连同活泥鳅、水同入锅内,用小火炖煮,泥鳅随水温升高乱窜,钻入温度较低的豆腐里。熟后将豆腐取出,连同泥鳅一同切片,加入调味勾芡即成。

主治肝炎。

【药方 20】鸡蛋 2 个,瘦猪肉、鸡骨草各 50 克,共煮至肉熟,食肉蛋饮汤,每日 1 次。主治慢性肝炎。

【药方 21】灵芝 10 克,甘草 7 克,水煎服,每日 3 次。主治慢性肝炎。

【药方 22】大枣 8 枚,瘦猪肉 100 克。加水煎煮,饮汤吃肉。每日 1 次,连服 15～20 日。主治慢性肝炎。

【药方 23】山楂 15 克,煎水,用蜂蜜冲服。每日 1 次,连服 7～10 日。主治慢性肝炎。

【药方 24】五味子 9 克,大枣 1 枚,金橘 30 克,冰糖适量,加水同炖,去渣饮汤。每日 1 剂,分 2 次服,连服 10～15 日。主治慢性肝炎。

【药方 25】大枣 200 克,茵陈 90 克,共煮,食大枣饮汤,早晚分服。或大枣、花生、冰糖各 50 克,先煎花生后入大枣、冰糖煎汤,每晚睡前服 1 剂,连用 30 日可见效。主治慢性肝炎。

【药方 26】赤小豆 200 克,花生仁 150 克,大蒜 100 克,混合加水煮至烂熟,空腹温服,分 2 次服,连服 20～30 日。主治慢性肝炎。

【药方 27】大青叶、蒲公英各 20 克,甘草 10 克,大枣 5 枚,水煎服。或上药研粗末,取 16 克泡茶饮。主治肝炎。

【药方 28】鲜西红柿 250 克洗净切块,牛肉 100 克切成薄片,加少许油、盐等调味同煮,佐膳。本方有平肝益血、健胃消食、养肝补脾的功效,主治肝炎。

【药方 29】荸荠、瘦猪肉各 100 克,雪梨 2 个。先将雪梨和荸荠洗净去皮切开,与瘦猪肉一起加入清水适量煎煮,食盐少许调味,饮汤食肉。主治肝炎。

【药方 30】鲜茭白根 30～60 克,水煎服。主治肝炎。

【药方 31】鲜芹菜 100～150 克,洗净,捣烂取汁,加蜂蜜炖服,每日 1 次。本方有清热解毒,养肝的功效。主治肝炎。

【药方 32】鲜豆腐 100 克,活泥鳅 250 克,玉米须(布包)30 克。将活泥鳅放盆中养 2 日后,取出与玉米须、鲜豆腐共放入沙锅中,加水适量煎煮,待烂熟后调味服食。每日 1 剂,连服数日。主治肝炎。

【药方33】栀子15克研细末,加面粉约1/3,醋或水调膏,用纱布包裹上药,敷在肚脐上。主治病毒性肝炎。

【药方34】天南星烘干,研末,用醋调膏,纱布裹之,敷神阙穴,外用胶布固定。主治病毒性肝炎。

【药方35】河贝6枚,取肉煮熟食用。主治急性黄疸性肝炎。(《中国民间秘方3000例》)

【药方36】鸡骨草60～120克,鲜肉(猪、牛、羊、鸡、鸭、鹅肉均可)60～120克,加水煎成汤剂,除去鸡骨草,吃肉喝汤,每日1剂。主治急性黄疸型肝炎。

【药方37】鲜柳树嫩枝,加水煎成汤剂,每日数次当茶饮。此方可预防肝炎发生。

【药方38】干胡萝卜缨125克(鲜品250克),加水煎成汤剂,每日1剂,分2次服。主治急性黄疸型肝炎。

【药方39】茵陈、丹参各适量,加水煎至200毫升,去渣,加红糖服,每日2次。主治急性黄疸型肝炎。

【药方40】大枣10克,茵陈31克,夏枯草9克,水煎分2次服,每日1剂。主治急性黄疸型肝炎。

【药方41】胡萝卜2根,大枣去核2枚,黑豆10克,茵陈31克,加水煎汁当茶饮。主治急性黄疸型肝炎。(《中国民间秘方3000例》)

【药方42】食醋,每日3次,每次10毫升。每次配服维生素B2片,连服2周。主治急性黄疸型肝炎。

【药方43】大枣、红糖、醋各500克,明矾粉20克。大枣煮熟至汤尽,除去皮、核,加入红糖、醋、明矾粉共煎成浓汁,贮瓶内待服。每日3次,每次1汤匙。主治黄疸型肝炎。

虫 积

【药方1】食醋50毫升,食油20毫升,搅匀,一次服下。主治蛔虫病。(《常见病食品疗法》)

【药方2】韭菜汁30毫升,食油20毫升,搅匀,一次服下。主治蛔虫病。

【药方3】生南瓜,成人每次吃500克,儿童每次吃250克,2小时后再服泻剂,连服2日。主治蛔虫病。

【药方4】麦秆适量,水煎服。主治蛔虫病。

【药方5】黑色丝瓜子(白色无效),取仁嚼食,或捣烂,装胶囊服。每日1次,成人服40～50粒,儿童服30粒,连服2日。主治蛔虫病。

【药方6】花椒20粒,食醋100毫升,加水50毫升,蔗糖少许,煎沸前取出花椒,待温后一次口服。小儿酌情减量,服药后症状完全消失者,4小时后可再服1剂。主治胆道蛔虫病。

【药方7】生姜150～200克,去皮取汁,放入60～100克蜂蜜内搅拌均匀,顿服。主治胆道蛔虫。

【药方8】米醋100克,花椒9克。将花椒研成细末,米醋加水100毫升,共放锅内煮开,一次温服。每日2～3次,连服2～3日。主治胆道蛔虫病。

【药方9】鸡蛋1个,韭菜根1把。以韭菜根绞汁调蒸鸡蛋羹,空腹趁热食,连食3日,主治胆道蛔虫病间歇期。

【药方10】雄黄50～100克研末,与鸡蛋2个拌匀,用猪油煎成薄饼,用布包好,敷疼痛区,外加热水袋保温。主治因胆道蛔虫病引起的疼痛。(《常见病食品疗法》)

【药方11】使君子肉(炒熟),1岁每日1～2粒,最大剂量不超过15粒(1日量),连服3日,勿吃热食,防止打呃。主治蛔虫病。

【药方12】苦楝根皮、槟榔各30克,水煎,早晚空腹分服。主治蛔虫病。(《百病良方》)

【药方13】川椒5克,乌梅30克,使君子15克,粳米100克。将川椒、乌梅、使君子加水煎煮半小时后,去渣取汁,以汁煮粳米为粥,代食服用,不拘次数。主治胆道蛔虫症。

【药方14】苦楝根白皮15克(鲜品30克),粳米100克,冰糖适量。将苦楝根白皮加水适量,用小火慢煎半小时左右,取汁去渣,用汁煮粳米为粥,放冰糖调味,分顿食用。主治胆道蛔虫症。(《常见病中医自疗便方》)

【药方15】槟榔30克,粳米100克。槟榔切片加水煎煮半小时,去渣后,加入粳米,再煮成粥食用。主治胆道蛔虫症。

【药方 16】牵牛子 1 克,粳米 100 克,生姜 2 片。将牵牛子研为细末,先煮粳米为粥,待粥煮沸后,放入牵牛子粉及生姜,煮成稀粥服食,连服 3～5 日。主治胆道蛔虫症缓解期。

【药方 17】芝麻秆 250 克,葱白 50 克,乌梅 15 克。将芝麻秆切细和葱白、乌梅一同加水适量,煎煮半小时,过滤取汁,代茶饮用。主治胆道蛔虫症缓解期。

【药方 18】乌梅 20 个,槟榔 20 片,放入保温杯中,沸水泡浸 10 分钟,代茶饮。主治胆道蛔虫症。

【药方 19】川椒、胡萝卜各 6 克,放入保温杯中,冲入沸水盖紧杯盖,浸 5 分钟,代茶饮。主治胆道蛔虫症。

【药方 20】川椒 6 克,乌梅 15 克,放入保温杯中,冲入沸水盖紧杯盖,浸 10 分钟代茶饮。主治胆道蛔虫症。

【药方 21】薏苡仁 250 克,炒熟,每日早晨空腹时,嚼食 50～80 克。连服 1 周后,休息 5 日,继续服用。主治胆道蛔虫症。

【药方 22】马齿苋水煮,加盐、醋调味,空腹食用。主治蛔虫病。

【药方 23】鲜山楂 100 克,洗净,去掉核。下午 3 点,开始食用,晚 10 点吃完,不吃晚饭;第二天早晨再用槟榔 60 克,加水煎至 1 茶杯,一次服完,再卧床休息。有大便感觉时,尽可能坚持一段时间,等到再解大便时即可排出完整的绦虫。如果是冬天,应坐在温水便桶上大便,以免虫体遇冷后收缩而不能完整地排出。主治绦虫病(寸白虫)。(《常见病食品疗法》)

【药方 24】南瓜子、槟榔各 60 克。先将南瓜子去皮捣烂,加入少许糖水,研成浆液,空腹顿服,隔 2 小时后,再服槟榔煎剂(槟榔 60 克,加水浓煎)。服药后 5 小时左右,即见大便排出虫体,如不大便,可冲服玄明粉 10 克。上 2 味药能麻痹虫,丧失附着能力,治愈率高。主治绦虫病。(《百病良方》)

【药方 25】马齿苋加水煎至 1 碗,放盐、醋调味,空腹食用。一会儿,虫就会排出了。主治绦虫病。(《食疗本草》)

疝 气

【**药方** 1】艾叶、川椒、紫苏各 10 克,捣碎炒烫,装入布袋,熨于阴囊下。药袋冷则更换,每日 2 次,每次 30 分钟。主治疝气。

【**药方** 2】荔枝核(放在火上烧成黑色)9 克,小茴香、川楝子各 4.5克,共为细末,用酒调服,入盐少许调味加热服用,再用葱汤催出汗来就更好了。主治疝气。(《仙方合集》)

【**药方** 3】丝瓜烧成焦黑,研成细末,用黄酒服下。主治疝气。(《仙方合集》)

【**药方** 4】牛蒡子根和叶捣烂,绞汁,用好酒送服。盖上被子捂出汗,永不再发。主治疝气。

【**药方** 5】孵出小鸡后的蛋壳,煅成黑炭研成细末,每次 9 克,用老酒送服。主治疝气。(《醋蛋治百病》)

【**药方** 6】过江龙 30 克,加水煎煮,煎浓取汁,趁锅开时打入鸡蛋2 个,一次服下。每日 1 剂,连服 4 日。主治疝气。

【**药方** 7】羊睾丸、鸡蛋各 2 个,用水煮熟,吃蛋喝汤。每日 2 次,连服数日。主治腹股沟疝。(《醋蛋治百病》)

【**药方** 8】青茄子蒂 15~30 克(用干品量减半),水煎取汁。每日2 剂,饭前趁温服用。主治疝气。(《常见病食品疗法》)

【**药方** 9】老丝瓜 250 克(焙干),橘子皮 30 克,共研细末,用白酒(或黄酒)冲服。每次 3 克,每日 2 次,连服 1 个月。主治疝气。

【**药方** 10】醋炒樱桃核 60 克,研成细末。每次服 15 克,开水送服。主治疝气。

【**药方** 11】荔枝核炒黑、炒大茴香各等份,共研细末。每日 3 克,用温酒送服。主治疝气。

【**药方** 12】茄子蒂 3 个,焙焦研成细末,用黄酒送服。主治疝气。

【**药方** 13】荔枝核 30 克,小茴香 9 克,水煎服。每次 1 剂,每日2 次,连服数月即可取得良好效果。主治疝气。

【**药方** 14】莱菔子炒香,研细末,以热酒调如糊状,温敷在患处,每日 2~3 次换敷。主治疝气。

【药方 15】大茴香(炒)、青皮(炒)、乌药、高良姜各等份,共研细末,饭前空腹温酒服用。主治疝气。(《墨娥小录》)

【药方 16】青木香 120 克,酒 3 大碗,用酒煮药。每日 3 次,尽量多喝药酒。主治疝气。(《孙氏集效方》)

【药方 17】干荷叶蒂 21 个(炒焦),海金沙 6 克,好酒 1 碗,煎煮一滚,趁热服,以喝醉为好。主治疝气。

【药方 18】鸡蛋壳烧成灰,研成细末,空腹用温酒服 2 次,即愈。主治疝气。

【药方 19】甘遂、茴香各等份,共研为末,用酒服 6 克。主治疝气偏肿。(《儒门事亲》)

【药方 20】牡蛎灰、高良姜末各等份,用洗米水少许,调和涂在患处。主治疝气偏肿。

【药方 21】穿山甲、茴香各适量,共研为末,用酒调和口服,再调和涂在患处。主治疝气偏肿。

【药方 22】大茴香、莱菔子炒各 15 克,共研为末,加朱砂 5 克。分作 9 剂服,每日早晨用盐汤服下 1 剂,9 日即愈。主治疝气偏肿。

【药方 23】牡丹皮、防风各等份,共研为末,用酒服 6 克。主治疝气偏肿。

【药方 24】如服小茴香、荔枝核等药不见好转,属热症。取芙蓉花根,去心,用皮,捣成烂糊,加大黄末,用糊敷在患处,2～3 日就会好了。主治热疝。(《资生集》)

【药方 25】丹参 30 克为末,每次 6 克,热酒调服。主治寒疝。(《太平圣惠方》)

【药方 26】喜蛋(即经孵化小鸡未出壳的完整蛋)1 个焙焦,与小茴香 3 克,共研为末,黄酒 20 毫升冲服。主治坚硬如石、痛牵睾丸的寒疝。

【药方 27】蕲艾、烘紫苏叶、炒熟川椒各 90 克,拌匀,趁热用绢袋包盛,夹在阴囊下,不让跑气。主治阴丸作痛的湿疝。

【药方 28】香附末 6 克,海藻 3 克,用酒煎,空腹调服,并食海藻。主治癫疝。(《集简方》)

【药方 29】丝瓜叶烧成焦黄 9 克,鸡子壳烧成灰 6 克,温酒调服。

主治癫疝。

【药方30】浮水石为末,每次6克,用木通、赤茯苓、麦冬煎煮好的汤调服。主治茎缩囊肿的小肠疝。

【药方31】四制香附、盐水炒茴香各等份为末,空腹用温酒送服9克。主治小腹牵引睾丸、连腰脊而痛的小肠疝。

【药方32】将陈壁土炙热,用布包熨在阴囊,冷后就换。一日数次,连熨数日,就可以治好了。主治小肠疝。(《千金要方》)

【药方33】生鸡蛋搅碎,入铜器中。一面将秤锤烧红,先淬以醋,再入铜器中,将鸡蛋放上。候冷剥下,临卧食之,疝可立愈。主治小肠疝。(《肘后方》)

【药方34】木通、川楝各3克,大茴香2克,飞盐0.5克,共研为末,水酒空腹调服。主治响疝。

【药方35】补骨脂500克,黑芝麻60克,拌炒。去黑芝麻不用,只将补骨脂在瓦器中磨末,以酒为丸,每次9克,开水送下。主治小腹有块,直冲心胸的横梁疝。(《古今医鉴》)。

肠 炎

【药方1】大蒜数瓣,捣烂如泥,和醋1杯搅匀,慢慢咽下。主治肠炎。(《醋蛋治百病》)

【药方2】黄酒250毫升,红砂糖50克,醋少许,老姜数片,共煮沸趁热吞服。主治肠炎。

【药方3】马鞭草、鱼腥草(均为鲜品),捣烂,加凉开水适量,搅匀后,绞取药汁服用,每日2次。主治肠炎。(《单味中药疗法》)

【药方4】厚朴适量,研为细末,每次3克或适量,用面制成糊丸。每次4.5～9克,每日2～3次。主治肠炎。

【药方5】将野生七叶莲洗净晒干,装入胶囊。每次1～2个胶囊,每日3次,连服2～3日。主治肠炎。

【药方6】取番石榴嫩叶10片(小儿3～5片),水煎服,每日2次。主治以腹泻为主的肠炎。(《单味中药疗法》)

【药方7】韭菜连根,洗净,捣烂取汁约100毫升。每日2～3次,

连用 3～5 日。主治急性胃肠炎虚寒证。(《实用单方验方大全》)

【药方 8】胡椒 7 粒,小枣 7 枚(去核),生姜 4 片。把胡椒放入小枣内,用火烤黄,与生姜放在锅内,水煎服。主治急性胃肠炎虚寒证。

【药方 9】焦山楂 30 克,生姜 15 克,藿香 9 克,水煎服,每日 1 剂,每日 2～3 次。主治急性胃肠炎寒湿证,食滞证。

【药方 10】枫叶适量,水煎服。每次 50～100 毫升,每日 2～3 次。主治急性胃肠炎。

【药方 11】大蒜 7 头,带皮火烧,至皮焦大蒜熟后,将皮剥掉,一次服完。主治急性胃肠炎。

【药方 12】黄芪、滑石各 30 克,水煎服,每日 1 剂,每日 2～3 次。主治慢性胃肠炎。

【药方 13】红茶、金银花各 10 克,玫瑰花、甘草、黄连各 6 克,水煎一次服下。主治胃肠炎。

【药方 14】老枣树枝 60 克,烧炭存性,研为细末。每日 3 次,每次 10 克。主治慢性肠炎。

【药方 15】莲子肉 30 克,芡实米 60 克。莲子肉用温水浸 2 小时与芡实米煮成粥,加白糖调服,每日早晚服用。主治慢性胃肠炎。

【药方 16】香蕉不拘量,蘸盐食用,不限量。主治慢性胃肠炎。

【药方 17】鲜山药 120 克,粳米 100 克,煮粥,早晚食用。主治慢性胃肠炎。

臌 胀

【药方 1】甘遂细末 30 克,水调敷肚脐中,或用甘草 6 克煎汤服,其肿便滑,奏效较快。主治水臌。(《久病难症必效单方》)

【药方 2】数年陈蚕豆 90～120 克,加红糖 60～90 克,一起熬服。新病一次就愈,重者亦不过 2～3 次。主治水臌。(《医林集要》)

【药方 3】大戟、糖各 120 克,清水 3 碗,煎至 1 碗,分 2 次服。服药后会大量排尿,肿胀便消。服药时不能吃盐或少吃盐。主治水臌。

【药方 4】肉豆蔻、槟榔、轻粉各 0.3 克,黑牵牛(取头末)30 克,共研为末,用面糊做成丸,如绿豆大。每次 10～20 丸,用连翘煎汤送下,最好在饭后服用,每日 3 次。主治水湿胀如臌。

【药方 5】活黑鱼(约 500 克)1 尾,去鳞甲,将肚破开,去除肠杂。把黑矾 1.5 克、松罗茶 9 克、蒜瓣(男 8 瓣,女 7 瓣)放入鱼腹内,在笼中蒸熟,吃鱼肉就可以见效。主治水臌,兼治气臌。

【药方 6】鲜萹蓄草浓煎 1 大碗,时时饮之。约半天的工夫,就会有大量的小便排下,肚腹觉得舒服许多,四肢肿胀也会消退。主治水臌胀。(《久病难症必效单方》)

【药方 7】盖房屋用的多年的稻秆,加水适量,煎汁熏洗 2～3 次,小便会排出黄水,就可见效。主治水臌,不忌盐酱,兼治各种臌胀。(《奇效简便良方》)

【药方 8】商陆根、葱根,捣碎填在肚脐中。主治水臌(按之下陷不起的最好)。

【药方 9】生白芍、生山药各 100 克,生甘草 50 克,水煎服,每日 1 剂,分 2～3 次温服。主治水臌。

【药方 10】空心菜(即蕹菜)、红苕叶各 250 克,捣烂敷在肚脐中,1～2 小时就可以排尿。主治水臌。

【药方 11】芒硝 6 克,肉桂 6 克。将肉桂研成粉与芒硝和匀,敷肚脐上。主治水臌。

【药方 12】山豆根末,用酒调服 6 克。主治水臌。

【药方 13】陈芭蕉扇烧灰 2 克,滑石 1 克,共研细末,用豆腐皮包好,用开水送服。主治水臌。

【药方 14】萝卜汁浸砂仁,炒干(连浸,连炒数次),最后把砂仁研为末。每次 3 克,用米汤送服。主治气胀气臌。(《奇效简便良方》)

【药方 15】皂角 7 个,研为细末,用蜂蜜调成糊膏敷在肚脐中。主治气臌。(《中华脐疗大全》)

【药方 16】莱菔子研碎,用水滤汁浸;缩砂仁 30 克,浸一夜后再炒干,再浸再炒,共 7 次,然后研成细末。每次用米汤送服 3 克。主治气臌。

【药方 17】香附子 500 克,童便浸 3 日,焙干研成细末,做成像梧桐子大小的药丸,每次用旋覆花汤服下 40～50 丸,每日 2 次。主治气臌。

【药方 18】乌桕木根 90 克,桑树根 30 克。每日 1 剂,用水 5 碗煎至 1 碗,分 3 次服下。主治臌胀。

【药方 19】黄牛粪(男雄,女雌)。四五月取干净的,阴干,焙黄研成细末。每次 30 克,用酒 3 碗煎至 1 碗,去渣饮酒,用 3 次就可以痊愈。主治臌胀。

【药方 20】大蒜,放入自然死亡的鱼肚内,用湿纸包好,放在火中煨热,鱼蒜一块吃掉,忌用椒、盐、葱、酱。主治臌胀。

【药方 21】扁竹根 30 克,用火煨热吃。或用鲜根 3 克,切细,用米汤吞服。主治臌胀。

【药方 22】马鞭草,细末,暴晒,不要见火,用酒或水同煮,煮到出味,去滓,趁温服用。主治臌胀,身干黑瘦。

【药方 23】大蒜头、车前子各 15 克,共同捣烂,贴在肚脐上,用塑料布覆盖,胶布固定。每日 1 次,再用热水袋热敷 30 分钟。主治臌胀属气滞湿阻者。

【药方 24】轻粉 6 克,巴豆霜 12 克,生硫黄 3 克,共研细末,制成药饼。以药饼 1 片,贴肚脐中,外用纱布包好,胶布固定。敷药后自然会排泄,排泄 6 次后,除去药饼,用温粥以调养身体。主治寒湿型臌胀。

【药方 25】巴豆霜、广木香、甘遂各等量,混合研为细末,用瓶装好密封。每次取药末 5～10 克,放入肚脐中,用纱布覆盖、胶布固定。每日换药 1 次,10 次为 1 个疗程。主治臌胀。

【药方 26】大戟、甘遂、芫花(均用醋制),烘干研成细末,装瓶备用。先洗净肚脐,干后放入药粉 2～3 克,再用海藻醋熬膏覆盖在上面,外盖纱布,胶布固定。另外用甘草 10 克,不时嚼服。主治臌胀。

【药方 27】吴茱萸 15 克,研末,炒熟,敷在肚脐上。主治臌胀。

【药方 28】甘遂、雄黄各 3 克,田螺 1 克,麝香 0.03 克。前 2 味研末,与田螺共捣成饼状,先将麝香放脐内,再将药饼放脐上,以纱布覆盖、胶布固定,等小便通时去掉。主治一切臌胀,肚胀,发虚。

【药方 29】白芥子 30 克,公丁香、肉桂各 10 克,白胡椒 30 克,烘干,共研细末。取药粉适量,用醋调成膏,以纱布包裹,压成小饼状,敷在肚脐中,盖上塑料薄膜,用纱布、胶布固定,每日换药 1 次。主治臌胀。

【药方 30】淡豆豉、生姜皮、韭菜根、大葱、红糖各等份。前 3 味烘干,研为细末,再和大葱、红糖共捣一起,用纱布包好,敷在肚脐中,外用胶布固定,每日换 1 次。主治臌胀。

【药方 31】鲜葡萄根、鲜芦根各 30 克,大葱根少许,共捣烂,用纱布包裹,压成小饼状,敷在肚脐中,胶布固定,每日 1 次。主治臌胀。

肝硬化

【药方 1】黑丑、白丑各 250 克,红糖、白糖各 500 克。将黑丑、白丑共研成细末,与红糖、白糖一起拌匀。每日 6 克,分 2～3 次服,用白开水送下。主治肝硬变。(《中国民间秘方 3000 例》)

【药方 2】鸡蛋 4 个,紫珠菜 200 克(干品减半),同放在瓦锅内加水煮。鸡蛋煮熟后去壳再煮 10 小时,使鸡蛋发黑。每日 2 次,每次吃 1 个鸡蛋,连用鸡蛋 100 个为 1 个疗程。主治肝硬化。(《醋蛋治百病》)

【药方 3】苦菜、酢浆草各 50 克,同猪肉炖服。主治肝硬化。(《常见病食品疗法》)

【药方 4】三七粉,每次 3 克冲服,每日 2 次。主治肝硬化。(《百病良方》)

【药方 5】泥鳅 500 克,去鳃及内脏,洗净,加水清炖,不到五成熟时,加入豆腐 250 克,再炖至泥鳅烂熟,吃肉和豆腐,喝汤。主治肝硬化。

【药方 6】鹅血,烘熟,当菜食用。能改善肝脾肿大,升高红细胞、白细胞,主治肝硬化。

【药方 7】大黑鱼(500 克以上)1 条,去肠留鳞,在鱼腹中放入大蒜瓣及赤小豆,用填满鱼腹,用粗厚纸包裹数层,在清水中浸透,放入草木灰火中,煨熟后,不加盐,淡食,或以糖醋蘸着吃鱼肉。也可用大黑鱼加等量冬瓜及葱、蒜,不加盐煮熟,喝汤吃鱼。主治肝硬化蛋白倒置者。

【药方8】猪肚 200 克,洗净煮熟,捞出,切成丝。再将大米、猪肚丝煮成粥,加葱、姜等调味,少吃盐。主治肝硬化。

【药方9】大枣、党参、白米各 30 克,郁金 12 克,水煎煮粥,去渣服用。主治肝硬化蛋白倒置。(《醋蛋治百病》)

【药方10】梅花 10 克,粳米 100 克。先煮粳米为粥,待粥将成时,加入梅花,同煮 2～3 沸即可。分顿随量食用,1 周为 1 个疗程。主治肝硬化肝郁型。(《常见病中医自疗便方》)

【药方11】黄芪 20 克,茯苓 15 克,玫瑰花 10 克,粳米 100 克。将黄芪、茯苓加水煎煮,先后取汁 2 次,以汁煎煮粳米为粥。粥将成时,放入玫瑰花再煮 1～2 沸,以粥代食。主治肝硬化脾虚型。

【药方12】丹参适量,炙鳖甲 100 克,生鸡内金粉 30 克,粳米 100克。鳖甲和鸡内金粉混合研末。每日用丹参 50 克,加水煮取汁,用汁煮米粥,调入鳖甲、鸡内金粉 2 食匙,加糖少许调味食用。主治肝硬化血瘀型。

【药方13】猪肚 1 具,癞蛤蟆 1 只。将癞蛤蟆去内脏洗净,放入漂洗干净的猪肚中,以麻线扎紧,加水用小火炖煮,至猪肚烂,取出蛤蟆,食猪肚喝汤。分作 10 次食用,每日 2～3 次,一具猪肚为 1 个疗程,间隔 1 周再服下一个疗程。主治肝硬化脾虚型且有腹水者。

【药方14】泥鳅 300 克,胎盘 2 个,放烘箱中烤干,共研细末,放干燥处储存。每次 6 克,每日 3 次,用温开水送服。主治肝硬化蛋白倒置者。

【药方15】冬瓜 1 个,切碎煮烂,用纱布过滤,去渣取汁,每日 3次,饮服浓汁。主治肝硬化。(《蔬菜治百病》)

【药方16】冬瓜(连皮)500 克,赤小豆 60 克,葱白 5 根,鲜生鱼(100～150 克)1 条,加清水煮熟,喝汤吃肉、豆、菜(最好不加食盐)。本方补脾利水消肿,补脾而不留邪气,利水而不伤正气,主治肝硬化。

【药方17】冬瓜皮 70 克,西瓜皮 30 克,葫芦壳 30～60 克,加水煎煮,每次 250 毫升,每日 2～3 次。主治肝硬化。

【药方18】山药片 30 克,桂圆肉 20 克,甲鱼(重约 500 克)1 只。先宰杀甲鱼,洗净去肠杂,沙锅内加水加上 3 味同煮,炖至烂熟,吃肉喝汤,每日 2 次。主治肝硬化、慢性肝炎。

【药方 19】大蒜 100~150 克,西瓜 1 个。将西瓜洗净,挖一个三角形洞,放入去皮大蒜,再把挖下的瓜皮盖住口,隔水蒸熟,趁热服西瓜和西瓜汁。每日 3 次,有利水消肿解毒功效。主治肝硬化腹水。

【药方 20】丝瓜子 10 克,研成细末,每日 2 次,用开水送服。主治肝硬化。

肿　胀

【药方 1】夏枯草、绿豆芽各 500 克,白糖 200 克。将夏枯草加水煮沸数次,去渣,再加绿豆芽、白糖,待绿豆芽煮熟,连汤服用。主治水肿。(《家庭实用小验方 200 例》)

【药方 2】商陆 100 克,麝香 1 克,葱白适量。将商陆研为细粉备用。取药粉 3~5 克,葱白 1 根,共捣成膏,再加适量凉开水调为糊状备用。用时先取麝香 0.1 克放入脐中(无麝香也有疗效),再将调好的药糊敷在上面,盖以纱布,用胶布固定。每日换药 1 次,一般贴药糊 24 小时,尿量即可显著增加,3~5 日见效,7 日为 1 个疗程。主治水肿、腹水。(《中华脐疗大全》)

【药方 3】鲜杏仁、兔耳风根各适量,食盐少许,共捣烂,敷在肚脐上。主治水肿。

【药方 4】鲜马蹄金适量,捣烂,敷在肚脐上。每日 1 次,7 日为 1 个疗程。主治全身水肿。

【药方 5】大田螺 4 个,大蒜 5 头,车前子 6 克,捣烂做成小饼,敷在肚脐中。主治水肿。

【药方 6】蝼蛄 5 个,捣烂,用纱布包裹敷在肚脐中,每 2 日换药 1 次。主治水肿。

【药方 7】大戟、芫花、甘遂、海藻各等份,前 3 味药物用醋制好,烘干。然后 4 味药共研细末,用酒调成膏,敷在肚脐中,用胶布固定好。主治水肿。

【药方 8】野生麦冬鲜根数个,捣烂,用纱布包裹,敷在肚脐中,外盖塑料薄膜,用纱布、胶布固定。主治水肿。

【药方 9】田螺肉 2~3 个,细盐半匙,捣烂,敷在肚脐和脐下约

1.3 寸部位。主治肾炎水肿。

【药方 10】结子大葱(鲜品)5 棵,明矾 30 克,共捣成泥状,敷在肚脐中,每日 1 次。主治水肿。

【药方 11】鲜葡萄根、鲜芦根各 30 克,葱白少许,共捣烂,贴在肚脐中,每日 1 次。主治水肿。

【药方 12】生大葱头、鲜土牛膝各 15 克,共捣烂,贴在肚脐中,每日 1 换。主治水肿。

【药方 13】地胆草(鲜叶)适量,鸡蛋 1 个。地胆草洗净,捣烂如泥,与鸡蛋拌匀煎成小饼,贴在肚脐中。每日换药 1～2 次,连用 5～7 日为 1 个疗程。主治水肿。

【药方 14】红花、商陆各适量,麝香 0.3 克。前 2 味捣烂,贴在肚脐上,要先放麝香。主治脾虚水肿。

【药方 15】甘遂细末 30 克,用水调涂肚腹及肚脐。再服用甘草汤,水肿便会消退。主治水肿。

【药方 16】牵牛子适量研末,放入猪肾里煨熟,用温酒服下。主治水肿。

【药方 17】鲤鱼(约 500 克)1 条,和冬瓜、葱白做羹,吃肉喝汤。用乌鱼也可以。主治水肿。

【药方 18】冬瓜不限多少,随意吃,或喝汁或吃菜喝汤。长时间病人不能随意吃。主治水肿初得危急。

【药方 19】大鲤鱼 1 条,赤小豆 200 克,用水 2 升炖煮,喝汤吃肉,1～2 顿吃完。主治水肿。

【药方 20】白茅根 1 把,赤小豆 300 克,用水 3 升炖煮,吃豆喝汤。主治水肿。

【药方 21】白术、泽泻各 30 克,共研为末,每次 9 克,用茯苓汤送服。主治水肿。

【药方 22】白菜 500 克,薏苡仁 30 克,加水适量,炖汤,不放盐,喝汤吃菜。本方有健脾祛湿、清热利尿作用,主治急性肾炎浮肿尿少者。(《家庭实用小验方 200 例》)

【药方 23】荔枝草适量,全草捣烂,敷在肚脐中,干则换掉,不限时。主治水肿腹胀。(《中华脐疗大全》)

结 胸

【药方1】梨汁1杯,姜汁、白蜜各半杯,薄荷9克(研成细末),共入锅中煮十余滚,服用。主治痰气结胸。(《奇效简便良方》)

【药方2】杏仁、桂枝、橘皮、诃黎勒各等份,做成小丸,每次30丸,用白开水服下。主治结胸。(《食疗本草》)

【药方3】人参30克,橘皮去白120克,共研细末,炼蜜丸如梧桐子大,每次用米汤饮下50~60丸,每日2~3次。主治结胸。(《太平圣惠方》)

【药方4】桔梗、枳壳各等份,加水2杯,煎至1杯,趁温热时服用。主治结胸。(《朱肱活人书》)

胸 痛

【药方1】酸枣仁根30克,百合12克,鱼腥草20克,乌药10克,水煎温服,每日1剂,每日3次。主治胸痛虚证。(《久病难症必效单方》)

【药方2】香附、桔梗各14克,苏木12克,刀豆壳30克,水煎服,每日1剂,每日数次温服。主治胸痛虚证。

【药方3】金锦香全草15~36克,水煎服,每日分数次服用。主治久伤胸闷痛。

【药方4】山药、芋头各60克,大蒜2头,生姜8克,捣烂,外敷贴患处,外盖塑料薄膜,用纱布、胶布固定,每日1次。主治胸痛。

【药方5】丁香、白豆蔻仁(或砂仁亦可)各等份,共研为末,清汤调下1.8~2.1克,每日数次。寒甚者,用姜汤送下。主治胸痛,胃脘逆气难解,疼痛呕哕,胀满,痰饮噎膈。

【药方6】蕹叶适量,加水2碗煎至1碗,服3次马上就会见效。主治胸痛。

【药方7】黑豆叶20克,山楂10克,柴胡12克,水煎服,每日1剂,分2~3次温服。主治胸痛。(《实用单方验方大全》)

【药方8】蟹壳、红糖、黄酒各适量。将蟹壳焙焦研成粉末,用红糖拌匀,每次用热黄酒送服9克,每日2次。主治胸痛。

【药方9】三七粉、沉香粉各2克,和匀,分2次用温开水服下。主治胸部刺痛不移,呼吸引痛者。

胁 痛

【药方1】胡桃1个,不去皮,捣碎,不拘多少,用水、酒各半杯,煎服。主治胁痛。(《久病难症必效单方》)

【药方2】小茴香(炒)30克,枳壳(炒)15克,共研成细末,每次6克,用盐酒调服,效果奇好。主治胁下刺痛。

【药方3】红花1.5克,粉草6克,大栝楼(30~60克,连皮捣烂)1个,水煎服,1剂而愈。主治胁痛,甚发水疱者。

【药方4】九香虫90克,炙全蝎60克,共研为末,用蜂蜜做成丸,每丸重3克。每次服半丸,每日2次。主治胸脘胁痛。

【药方5】香薷汁,加水适量,煎服。主治心烦胁痛。(《仙方合集》)

【药方6】芫花、甘遂、大戟各6克,大枣10枚,水煎服,不好再服。主治干呕胁痛。(《仙方合集》)

【药方7】吴茱萸9克,研成细末,用醋调敷在患处。主治胁痛。(《古今外治灵验单方全书》)

【药方8】枳壳(去瓤,干麸炒)、肉桂、姜黄各15克,甘草(蜜炙)9克,烘干研成细末,每次6克,以姜、枣煎汤送服。本方行气活血止痛,主治肝郁气滞之胁痛。(《中医散剂疗法应用指南》)

【药方9】枳实(炒)、川芎各15克,炙粉草7.5克,共研为细末,每次6克,用生姜、大枣煎汤调服,或用酒调服。主治气滞血瘀的胁痛。

【药方10】当归(洗,焙)、延胡索、五灵脂(去沙石)各30克,共研为细末,每次9克,用水3份、酒1份同煎,在饭前趁热服用,每日2次。主治腹胁、胀痛、心腹作痛。

【药方11】旋覆花适量,水煎服。主治两胁胀痛。

【药方12】大豆炒2升,酒3升,煎煮至2升,分顿服用。主治胸胁卒痛。

【药方 13】生茴香捣汁 100 毫升,用热酒 100 毫升,和在一起服用。主治肾气冲胁,如刀刺痛,喘息不得。(《食疗本草》)

【药方 14】香薷捣汁 1～2 升,随时服用。主治连胸欲死者。(《肘后方》)

【药方 15】小茴香(炒)30 克,枳壳(麸炒)15 克,共研为末,每次 6 克,用盐酒调服。主治胁下刺痛。(《袖珍方》)

【药方 16】枳壳 30 克(麸炒),生桂枝 15 克,共研细末,每次 6 克,用姜枣汤服下。主治胁骨疼痛,因惊伤肝者。(《本事方》)

【药方 17】羚羊角烧灰研成细末,水煎服,每次 3 克。主治胁痛。(《子母秘录》)

腰痛

【药方 1】黄花菜根,蒸肉饼或煮猪腰吃。主治腰痛。

【药方 2】杜仲(制)9 克,木香、肉桂各 3 克,共研细末,每次 6 克,空腹,用温酒调服,会立即见效。主治腰痛。

【药方 3】鲜生鸡蛋 3 个,米醋 250 毫升。将米醋放沙锅中,烧开后放入带壳鸡蛋,煮 8 分钟后取出。每日临睡前吃 3 个鸡蛋,吃至痊愈为止。主治腰痛数日不愈。

【药方 4】孩儿茶 9 克,水煎服,黄酒为引,早晚各 1 次。服药后如果能微微出汗,疗效更佳。主治腰痛久不愈,闪挫腰痛。

【药方 5】猪大肠 1 节,杜仲 30 克用姜汁炒干研成细末。糯米 1 碗半,与杜仲末和匀,放入猪大肠内扎住,外取猪心、猪肺、猪肚共煮,煮熟烂切碎,用酒为引,吃肉喝汤,连服 3 次。主治腰痛。

【药方 6】生香附适量,研为细末,每次冲服 4 克,每日 1～2 次。主治腰痛。

【药方 7】补骨脂,用酒浸一夜,再炒热,用酒煮,做成药丸。或用补骨脂少许,炒干,研成细末,用酒调服。主治阳冷伤肾,腰痛,并补肾元。

【药方 8】接骨茶、四块瓦、退血草各 15 克,煨热用酒送服少量,每日2～3次,每次3～6克。主治劳伤腰痛。

【药方9】黑牵牛子30克,硫黄15克,同炒,把黑牵牛子炒热,使硫黄裹在黑牵牛子上,不用研碎。每次50粒,用温酒或盐汤送服,空腹吞下,疗效神奇。主治腰痛。

【药方10】杜仲20克,威灵仙15克,分别研粉后,混合均匀。再取猪腰子1～2个,破开,洗去血液,放入药粉,摊匀合紧,放入碗内,加水少许,蒸熟。吃腰子喝汤,每日1剂。主治腰痛。

【药方11】丝瓜子仁炒焦,研成细末,掺酒服,用酒渣敷患处。主治腰痛不止。

【药方12】天麻、半夏、细辛各60克,混匀,分装在2个绢袋里,蒸热,互相交换热熨痛处,只要出汗就能痊愈。不愈,数日再熨。主治腰痛不可忍。

【药方13】八角茴香适量,炒干研成细末,每次6克,饭前用盐汤服下。外用糯米1～2升,炒热,装袋,趁热拴在痛处。主治腰痛如刺。

【药方14】威灵仙末适量,每日3次,每次6克,用白水送服。主治腰痛日久。

【药方15】杜仲(炒,去丝)、木香各120克,肉桂30克,共研为末,每次6克,空腹,用温酒送服。主治腰痛常年不愈。

【药方16】补骨脂(炒)、杜仲(炒断丝)、胡桃肉各240克。将前2味研成细末,把胡桃肉捣烂,和匀,用山药糊做成丸,如梧桐子大小。每次70～80丸,用淡盐水送下。主治腰痛。

【药方17】白术30克,附片9克,水煎分2次服,每日1剂。主治腰痛不止。

【药方18】棉花子30克,葱白20克,苏叶10克,水煎服,每日1剂。主治慢性腰痛。(《实用单方验方大全》)

【药方19】生姜120克,取汁,熬干水分成膏,贴在患处。主治腰痛。(《古今外治灵验单方全书》)

【药方20】葱白、大黄粉各等量。先将葱白捣烂,炒热,遍擦痛处,再用大黄粉调姜汁敷盖在痛处,用纱布固定,每日1换。主治腰扭伤。

【药方 21】艾叶 60 克,醋 15 毫升。艾叶去其硬筋,炒至微焦,将醋频频洒在艾叶上,趁热用布包裹,热敷在腰部痛处。主治腰痛。

【药方 22】棉花子、石菖蒲各 1 撮,捣烂,炒热,以酒洒上,趁热敷在痛处,以绷带固定。主治腰痛。

【药方 23】海风藤、杜仲各 30 克,木瓜 15 克,共研细末,每次 9~15 克,用温黄酒送服。主治腰痛。

【药方 24】辣椒叶适量,洗净,捣烂,炒热,将酒频频洒上,趁热敷在患处,以纱布固定。主治腰痛。

【药方 25】黑附子 4.5 克,肉苁蓉 6 克,甘草 30 克,水煎服,每日 1 剂,分 2~3 次温服。主治腰痛。

【药方 26】丝瓜根及近根的老藤不拘量,烧焦黑存性或炒成老黄色,研成细末。每次 6 克,每日 2 次,用黄酒加温调服。主治腰痛。

【药方 27】延胡索 50 克,研为细末。每次 10 克,白开水冲服,亦可加黄酒为引,每日 2~3 次。孕妇忌服。主治腰痛。

【药方 28】青木香 15 克,水煎服用,适当加酒服。主治腰痛。

【药方 29】泽兰叶 10~15 克,水煎服,也可以和黄酒炖服。主治腰痛。

【药方 30】十大功劳叶 15 克,水煎服。主治腰痛。

【药方 31】续断、杜仲各 25 克,水煎,酌加黄酒在临睡前服。主治腰痛。

【药方 32】续断、牛膝、杜仲各适量,水煎服,每日 2~3 次,每次 250 毫升。主治腰腿痛。孕妇用此方去牛膝、改用桑寄生。

【药方 33】白芥子 2 份,黄栀子 8 份,共研细末,加鸡蛋清和面粉适量,调成糊状敷在患处。主治腰痛。

【药方 34】鸡蛋 2 个,艾叶 15 克,生姜 25 克,加水适量同煮。鸡蛋熟后去壳,再煨片刻,吃鸡蛋喝汤。主治腰痛。

【药方 35】生栗(风干),每日平时吃 10 余粒,再用猪腰煮粥食用,即可治愈。主治肾虚腰脚无力。

【药方 36】刀豆根 30 克,水煎去渣,用药液与糯米适量炖粥吃,每日 1 剂,不限量。主治肾虚腰痛不可忍。

【药方 37】棉花子 10 克,鸡蛋 2 个,加清水 2 碗同煮。鸡蛋熟后去壳,再煮片刻,加白糖适量,喝汤吃鸡蛋。主治肾虚腰痛。

【药方38】鹅肉500克,鱼鳔50克,煮熟食用。主治肾虚腰痛。

【药方39】丝瓜藤连根,焙干研细末,用温黄酒送下,每次5克,每日2次。主治肾虚腰痛。

【药方40】刀豆子20粒,包在猪腰子内,烧熟后食用。主治肾虚腰痛。

【药方41】补骨脂30克,炒干,研成细末,用温酒服9克,疗效神奇。主治肾虚腰痛。(《经验良方》)

【药方42】羊肾去膜,晾干研成细末,用酒服6克,每日2次。主治肾虚腰痛。(《千金要方》)

【药方43】威灵仙、肉桂、当归各60克,共研细末,用酒煮,用面糊做成药丸,如梧桐子大。每次30丸,饭前用温水送下。主治足膝风冷乘下,腰痛如折,痛引背膂,俯仰不处,或劳役伤肾,或寝湿地,或坠伤损。(《久病难症必效单方》)

【药方44】菟丝子、牛膝各9~12克,用酒适量,水煎服,每日1剂,分2~3次温服。主治寒湿腰痛。

【药方45】生附子适量,研为细末,用醋调成膏,敷命门穴、足心。主治寒湿腰痛。(《实用单方验方大全》)

【药方46】大豆6升,水拌湿,炒热用布包,热熨患处,冷了就换。主治卒然腰痛。(《延年秘录》)

【药方47】芥子末,用酒调成膏贴在患处,立即可以止痛。主治卒然腰痛。(《摘元方》)

【药方48】炒大豆200克,用酒300克,煎煮至200克,一次喝完吃豆。主治卒然腰痛。(《肘后方》)

【药方49】用青皮炒干研成细末,每次用温酒服3克,或用酒煎服。主治腰痛。(《大明医方》)

【药方50】用棠梂子、炙鹿茸各等份,共研为末,用蜂蜜做成丸,如梧桐子大小。每次10丸,每日2次。主治老人腰痛,兼两腿酸痛者。(《千金要方》)

【药方51】牙硝、雄黄、麝香各0.1克,研极细末,以少许点入眼中,令人扶着,周围走几圈,腰痛即愈。如果没有见效,再点,再走,直到腰不痛为止,此法甚妙。主治闪挫腰痛,不能屈伸。

【药方52】韭菜30克,白酒60克,煮开后趁热喝下。主治外伤腰痛。

【药方53】桃仁10克,西瓜青皮阴干研粉10克,盐或酒适量。将桃仁去皮去尖,研成细粉,再与西瓜皮粉混合,用盐水或酒调服。主治外伤腰痛。

【药方54】丝瓜子炒焦研成细末,用热黄酒送服。主治外伤腰痛。

【药方55】鲜䗪虫8~15只(大的8只,小的15只),用温开水洗净,在小碗内捣烂,绞汁去渣,取汁用白酒冲服。每日1~2次,一般服1~3次见效。如用干品,用量减半,研成细粉,用酒冲服。主治闪挫腰痛。(《百病良方》)

【药方56】新鲜生姜内层挖空,把研细的雄黄放入生姜内,上面用生姜片盖紧,放瓦上焙干,焙成老黄色,放凉,研细末,贮于瓶内。用时,将药粉撒在普通黑膏药上或伤湿止痛膏上,贴在患处即可。主治急性腰扭伤。

【药方57】川椒、食盐各30克,泡入白酒250毫升中(泡愈久愈好)。用药酒擦腰部,再用掌根揉擦腰部,并对昆仑、复溜、承山、委中、腰俞、命门、肾俞等穴位做由上而下,再由下而上顺序的按摩。主治急性腰扭伤。

【药方58】生大黄60克,葱白头5根,生姜汁半小杯。将大黄研粉,调入生姜汁,加凉开水适量调成糊状。将葱白头捣烂,炒热,用布包好,在痛处揉擦至局部皮肤发红,感觉热灼样为止,然后以上药1/4量敷患处,上盖以纱布或厚纸,每日1次。主治急性腰扭伤。

【药方59】䗪虫、红花、全蝎各15克,共研细末,用黄酒冲服,每次10克。主治闪腰岔气。

【药方60】紫草10克,䗪虫3个,共研细末,用白酒100克,拌匀,趁热温服,服药后发汗,疗效更明显。主治闪腰岔气。

【药方61】五加皮、炒杜仲各等量,共研成细末,用酒做成丸,如梧桐子大小。每次30丸,用温酒送服。主治风湿腰痛久不愈。

【药方62】川乌头3个,生捣研成细末,用盐调涂于布上,敷在痛处。主治风冷寒痹腰痛。

【药方 63】鸡血藤、伸筋草各 9 克,水煎服,每日 1 剂,分 2～3 次温服。主治风湿腰痛。(《偏方秘方现用现查》)

【药方 64】核桃肉 10 克,葱白 2 节,生姜 3 节,细茶叶少许,大枣 5 枚,共入沙锅中,用旺火煮 30 分钟,趁热服用,盖上被子微微发汗。主治寒湿腰痛。

【药方 65】鸡血藤 30 克,鸡蛋 2 个,加清水 2 碗同煮。鸡蛋煮熟后,去壳,再煮片刻,煮成 1 碗,取药汁,加白砂糖少许,喝汤吃鸡蛋。主治腰腿痛。

【药方 66】鸡蛋 2 个,川杜仲、川续断各 10～12 克,水煎煮。鸡蛋熟,去壳再煮,喝汤吃鸡蛋。主治腰腿痛。

小便不通

【药方 1】鲜大飞扬草 30～60 克,水煎服,每日 2 次。主治小便不通,淋血。

【药方 2】大麦 90 克,以水 2 大杯,煎取 1 小杯,加生姜汁、蜂蜜各 50 毫升,混合,饭前分 3 次服用。主治小便淋涩痛。

【药方 3】紫草 30 克,捣为散剂,每在饭前用井水调服 6 克。主治小便淋痛。(《古单方》)

【药方 4】三味木通根 12～15 克,水煎服。主治尿闭。

【药方 5】生大黄、荆芥穗各 12 克,晒干,共研细末(不宜火焙,否则效力减弱),分 2 次服,隔 4 小时用温开水调服 1 次。主治小便不通。

【药方 6】麝香 3 克,蝼蛄 1 个,葱白连须一把,共捣,封在肚脐中,很快就有小便排出。主治小便不通。(《墨娥小录》)

【药方 7】白菊花根,捣烂,用生白酒冲和取汁,加热温而饮之。如无白菊花者,即不拘何色,以家养菊花根代之,也有效果。主治小便不通,久治用药不效。

【药方 8】芒硝研成细末,每次 6 克,空腹服,用茴香煎汤服下。主治小便不通。

【药方 9】鲜矩圆线蕨 60～90 克,水煎取汁,加冰糖少许,每日 2

次。主治小便不通。

【药方 10】半边莲 15 克,水煎服,每日 3 次。主治小便不通。

【药方 11】葛花 9 克,灯心草 7 根,用酒煎煮服用。主治酒醉小便不通。

【药方 12】马蔺花(炒)、茴香(炒)、葶苈子(炒),共研为末,每次用酒送服 6 克。主治小便不通。

【药方 13】硼砂 0.3 克,装入胶囊。每次 2~4 粒,每日 3 次。主治尿潴留。

【药方 14】海金沙 30 克,腊茶 15 克,捣为细末,每次 9 克,煎生姜、甘草汤调服,不拘时间,不通再服。主治小便不通。

【药方 15】知母、黄柏各 10 克,水煎取药汁。肉桂 1.5 克研成细末,用上述药汁冲服。每日 1 剂,分 2~3 次温服。主治尿闭湿热证。

【药方 16】肉桂 6 克,茯苓皮 12 克,水煎服,每日 1 剂,分 2~3 次温服。主治尿闭肾虚证。

【药方 17】莴苣,捣成泥,做饼,贴在肚脐中。主治小便不通。

【药方 18】鲜积雪草 30 克,捣烂贴在肚脐上。小便一通,就把药去掉。主治小便不通。

【药方 19】大田螺 2 个,青盐 0.9 克,捣烂,贴在肚脐下 1.3 寸,大小便很快就会通。主治大便热闭。

【药方 20】乳香 3 克,田螺 1 个,共捣如泥,贴在肚脐上。主治大小便不通。

【药方 21】生姜 30 克,淡豆豉 9 克,食盐 6 克,连须大葱 500 克,共捣烂做成饼,烘热,贴在肚脐上。主治小便不通,少腹胀急。

【药方 22】麝香 0.06 克,皂角末 0.3 克,葱白 6 克。先把麝香放在肚脐内,把皂角末放在麝香上,葱白捣烂,炒热敷在肚脐上,用布包好。主治小便不通。

【药方 23】栝楼焙干研成细末,每次 6 克,用热酒服后,马上就能通小便。主治腹胀小便不通。(《仙方合集》)

【药方 24】栀子仁 14 个,独蒜 1 个,食盐少许,捣烂,贴在肚脐上,一会儿就会有小便排出。主治小便闭结。

【药方 25】白菊花连茎叶捣汁,用酒冲服,立通。主治小便不通。

【药方 26】车前子捣汁,加蜂蜜少许,空腹服最有疗效。主治小便不通。

【药方 27】大萝卜缨捣汁,放入蜂蜜少许,用黄酒冲服。主治小便不通。

【药方 28】鲜青蒿 200～300 克,搅细碎,带汁水敷在肚脐中,盖上塑料薄膜及棉垫,用胶布固定。下腹部有清凉舒适之感,排尿后即可去药,一般多在敷药后 30～60 分钟内排尿。主治急性尿潴留。

【药方 29】葱白(约 3 寸长)1 根,白胡椒 7 粒,捣烂如泥,敷在肚脐上,上盖塑料薄膜,用胶布固定。主治小便不通。

【药方 30】蚯蚓粪、芒硝各等份,共研细末,用水调和药末,敷在肚脐中。主治小便不通。

【药方 31】栀子仁 21 个,独头蒜 1 头,沧盐 1 匙,捣烂,敷在肚脐中,小便很快就能排出。如果不通,敷在阴囊上可以马上见效。主治小便不通。

【药方 32】鲜车前子、滑石、甘草各适量。后 2 味药研成细末,用车前子捣汁,调药末成糊状敷在肚脐上。主治小便不通。

【药方 33】田螺、冰片各适量,共捣烂如泥,敷在肚脐中。主治小便不通。

【药方 34】蝼蛄 1 个,葱白连须 1 把,麝香 0.3 克,捣烂,敷在肚脐中,先放麝香,小便即排出。主治小便不通。

【药方 35】石菖蒲(鲜根茎)适量,冰片少许。将石菖蒲洗净,放入锅中,加水适量煮烂,取出,和冰片共捣烂如泥,敷在肚脐中。每日换药 1 次,连敷 3～5 日。主治小便不利腹胀。

【药方 36】鹅不食草(鲜品全草)适量,冰片少许。将鹅不食草洗净,捣烂如泥,放入研细的冰片,拌匀,敷在肚脐中。每日换药 1 次,连敷数日,以愈为度。主治小便不通。

【药方 37】雷公根(鲜全草)、车前草(鲜全草)、活田螺适量。前 2 味洗净切碎,再与田螺捣烂敷在肚脐中。每日换药 1～2 次,以愈为度。主治小便不通,小腹胀。

【药方 38】栀子 4 克,食盐 1 克,独头蒜(去皮)1 头,麝香 0.3 克。将前 3 味药共捣为膏,将药膏敷在肚脐中,要先放麝香,用纱布包扎固定。一般 12～24 小时小便即通,如能用此药膏再敷在肚脐下的关元穴,疗效更好。主治湿热小便不通。

【药方39】海金沙 6 克,车前草 3 克,热糍粑 1 团。前 2 味药研末,放入糍粑内,贴在肚脐中,以布带固定。每日换药 1～2 次,连贴3～5 日。主治小便不通。

【药方40】明矾 9 克,葱根 7 个,艾叶 15 克。将明矾、葱根共捣烂成糊状,敷在肚脐中,再放湿草纸一层,取艾叶放在草纸上点燃,燃后不久取下,每日 1 换。主治小便不通。

【药方41】莱菔子 10～15 克炒香,用白开水送下。主治小便不通。

【药方42】蟋蟀(雌雄均可)1 个捣烂,用开水或温黄酒冲服。主治小便不通。

小便不禁

【药方1】燕子窝中之草灰适量,研成细末,水煎服。主治小便不禁,梦中遗尿者。

【药方2】韭菜子 60 克,桑螵蛸 30 克,炒干研成细末,酒调服。主治小便不禁。(《仙方合集》)

【药方3】山茱萸 10 克,龙骨 15 克,小茴香 6 克,肉桂 9 克,烘干,共研细末备用。每次取药粉 1 克,用蜂蜜调为膏,敷在肚脐中,外盖纱布,用胶布固定。每日换药 1 次,10～15 日为 1 个疗程。主治小便不禁。

【药方4】肉桂 30 克,丁香 10 克,黄酒适量。将前 2 味研为细末,用黄酒调匀,制成厚膏状药饼,取 1 个贴在肚脐中,盖以纱布,用胶布固定。每日换药 1 次,忌房事和忌吃生冷等食物。主治小便不禁。

小便频数

【药方1】穿山甲肉不拘多少,五香粉适量,加水适量炖熟,调味食用,每日 1 次,连服 3～4 次。主治多尿症,每日小便 10 余次,或数十次。

【药方2】土高丽参60～90克,金樱根60克,水煎服,每日2～3次。主治多尿症。

【药方3】益智仁24粒,盐少许,水煎服,每日2次。主治多尿症。

【药方4】白果14个,半生半熟时食用,很有疗效。或煨熟去火气,细嚼,用米汤服下。主治小便频数。

【药方5】乌药、益智仁各等份,共研细末,用酒煮山药末为糊,做成药丸,如梧桐子大小。每次70丸,用盐水或温酒或米汤服下。主治小便频数,或遗尿不止,小儿尤效。

【药方6】益智仁、炮姜、炙甘草、肉桂各30克,共研细末,贮瓶备用。每次5克,加葱白(带根须)1段,捣成饼状,敷在肚脐中,再用热水袋热敷30～60分钟,24小时换药1次。主治小便频数。

【药方7】盐炒茴香,研成细末,用炙糯米糕蘸吃。主治小便频数,色清不渴者。

【药方8】芦根去须节,水煎服。主治小便频数。

【药方9】胡桃肉,睡前嚼数个,或用温酒送下。主治小便频数。

尿 多

【药方1】益智仁不限多少,共研细末,睡前每次6克,入盐少许,即止。主治小便太多而数日不愈者。

【药方2】白茯苓(去皮)、鹿角霜各等份,共研细末,用酒调糊做成药丸,如梧桐子大小。每次30丸,空腹用淡盐水服下。主治小便过多,数日不愈者。(《久病难症必效单方》)

【药方3】生白果仁2～3粒,研成细末,塞入鸡蛋中,以纸糊封口,蒸熟吃。每日1～2粒。主治多尿。(《醋蛋治百病》)

【药方4】棉花子10克,鸡蛋2个,加清水煮。鸡蛋熟时去壳,再煮片刻,加白糖适量,喝汤吃鸡蛋。主治多尿。

【药方5】鸡肠洗净,益智仁20克,煲汤,吃鸡肠喝汤,晚上睡前用。或鸡肠与泽泻4克同熬,煮熟后吃鸡肠。主治尿多。

【药方6】牡蛎(煅)、赤石脂(煅)各等份,用酒调成糊做成药丸,用淡盐水服下。主治尿多。

【药方7】益智仁 24 粒,用盐水炒,水煎服,有很好疗效。主治尿多。

【药方8】蔷薇根 1 把,水煎服。主治消渴尿多。

【药方9】生黄芪 30 克,甘草 6 克,水煎服。病重者,每日 2 次,才能医好。主治老人尿多而不止者。(《久病难症必效单方》)

遗 尿

【药方1】韭菜子 9 克,小茴香、五倍子各 3 克,共研细末,敷在肚脐中。主治小便淋漓不净或遗尿失禁。

【药方2】麻黄 2 份,益智仁、肉桂各 1 份,共研细末。用时取药末 3 克,用食醋调成糊状,敷在肚脐中,外用胶布固定。36 小时后取下,间隔 6~12 小时再贴。3 次后改为每周 1 次,连用 2 次。主治遗尿。

【药方3】硫黄 9 克,葱白 15~30 克,捣烂成泥状,敷在肚脐中。每晚 1 次,小儿酌减。主治遗尿。

【药方4】鸡蛋开一个小孔,每个鸡蛋放入白胡椒 7 粒,封口蒸熟,每晚饭前吃 2~3 个鸡蛋,不喝水。主治遗尿。

【药方5】狗肉 250 克,黑豆 60 克,同煮汤,分 2 次服。隔日 1 剂,连服 5~6 剂。主治遗尿。

【药方6】羊肚 1 具洗净,水炖熟,调味,空腹食用。每日 1 次,连服 1 周。主治遗尿。

【药方7】荔枝干 10 个,每日 1 次,连服 6~7 日。或将荔枝肉 50 克,糯米 50 克,塞入猪膀胱内煮熟食用。主治遗尿。

【药方8】龟肉 250 克,鱼鳔 25 克,盐少许,共煮熟,加盐调味,食用。主治遗尿。

【药方9】鹿角霜研末,用温酒服下 9 克,分 2~3 次。主治遗尿。

【药方10】银杏 10 个,炒黄,临睡前嚼服,连用 5~7 日。主治遗尿。

【药方11】乌药、益智仁、山药各等量。山药用酒煮为糊,其余 2 味研末,共做成药丸。每次 10 克,每日 2 次。主治遗尿。

【药方 12】桑螵蛸 10 个,烧焦后,研成细末,用糖水调服。主治梦中遗尿。

【药方 13】黄芪(盐水炒)15 克,茯苓 30 克,共研为末,用白开水服下。主治气虚白浊。(《仙方合集》)

【药方 14】龙胆草 15 克,鲜车前子 30 克,冰片 1.5 克。将龙胆草研成细末,再加鲜车前子、冰片,捣烂如泥,贮瓶备用。取上药适量,敷在肚脐中,按紧,盖以纱布,用胶布固定,每日换药 1 次。主治湿热内蕴之尿浊。

尿 血

【药方 1】黄芪、党参各 10 克,水煎服,每日 1 剂,分 2～3 次温服。主治虚证尿血。(《实用单方验方大全》)

【药方 2】当归头 10 克,生地黄、黑豆、煅牡蛎各 15 克,水煎服,每日 1 剂,分 2～3 次温服。主治尿血。

【药方 3】车前草 10 克,墨旱莲、小蓟各 15 克,水煎服,每日 1 剂,分 2～3 次温服。主治实证尿血。

【药方 4】牛膝 10 克,郁金 6 克,水煎服,每日 1 剂,分 2～3 次温服。主治实证尿血。

【药方 5】乌梅 10 个,水煎,空腹服或用甜酒冲服,每日 1 剂,分 2～3 次温服。主治尿血久不愈者。

【药方 6】石榴树根、白茅根各 50 克,水煎 400 毫升,分 2 次服。主治尿血。

【药方 7】当归 30 克,怀山药 500 克,水煎服,每日 1 剂,分 2～3 次温服。主治尿血。

【药方 8】藕,不拘量,捣为泥,任意生吃。主治尿血疼痛,实热为宜。

【药方 9】大枣 30 克,选择鲜肥无虫蛀之大枣,去核后用清水 4 碗,煎成 2 碗,装暖瓶代茶饮。10 日为 1 个疗程,一般 1～3 个疗程即可。主治尿血。

【药方 10】黄柏、茜草各 9 克,熟地黄、龟板各 12 克,知母 6 克,水煎服,每日1剂,分2~3次温服。主治阴虚火旺之尿血。

【药方11】龙骨6克为末,温水服2克。主治尿血。(《古单方》)

【药方12】鲜荠菜200克,加水2碗煮至1碗,打入鸡蛋1个,煮熟,加盐适量,鸡蛋、荠菜、汤一同吃下。主治尿血。

【药方13】生绿豆浸湿,捣汁,加热至熟,每次60毫升,每日3次。主治尿血。

【药方14】鲜芹菜2 500克,韭菜根500克共切碎,捣汁烧热,每日3次,每次60毫升。主治尿血。

【药方15】红苋菜、鲜车前草各50克,水500毫升,煎后加糖适量,取汤饮汁,每日数次。本方有清心泻火、凉血止血功效,主治小便热赤、带血鲜红、心烦口渴、面红等症。

【药方16】韭菜汁20毫升,加黄酒少许冲服,每日3次。主治小便热赤,带血鲜红。

【药方17】五倍子炒干,研成细末,乌梅肉捣膏,做成像梧桐子大小的药丸,空腹,用酒服下50丸。主治尿血。(《三因方》)

【药方18】延胡索30克,芒硝21克,共研为末,每次12克,水煎服。主治尿血。(《朱肱活人书》)

【药方19】淡豆豉2把,煎汤,空腹饮,或加酒煎服。主治尿血。(《世医得效方》)

便 秘

【药方1】白术、苍术、枳壳各30克,肉苁蓉20克,用适量清水浸泡30分钟,水煎2次。每次慢火煎1小时左右,2次药液混合,一次温服,每日1剂。主治各种便秘日久。

【药方2】豆油300毫升,在锅内烧开,放入适量糖,搅拌均匀,每日早晨服2汤匙。主治便秘。

【药方3】乌桕树内皮500克,石菖蒲250克,捣烂,用酒炒热。患者坐在药上,让药物接触肛门,每日1次。主治便秘。

【药方4】取老姜似指头粗,大约5厘米,用草纸包裹,置于火中煨热取出,蘸上香油塞入肛门内。主治便秘。

【药方5】蜂蜜适量,将蜂蜜微火煎熬,制成蜜栓,塞入肛门内,每日 1 次。主治便秘。

【药方6】铁扁担鲜草 9～12 克,洗净,切碎,吞服。约 2 小时即泻,或略有腹痛,不可多服。主治便秘时发时愈。

【药方7】大黄 60 克,牵牛子 15 克,共研为细末,每次 9 克。有手足发凉者,用酒调服 9 克;而手足烦热者,用蜂蜜汤调下,食后有微微泄泻为好。主治大便秘结。

【药方8】土大黄根 3～15 克,水煎服,分 2～3 次温服。主治大便秘结。

【药方9】肉苁蓉 30 克,水煎服,分 3 次温服。主治年老体虚便秘久不愈者。

【药方10】香蕉 500 克,黑芝麻 25 克,用香蕉蘸炒半熟的黑芝麻嚼吃,分 3 次吃完。主治大便秘结。

【药方11】蜂蜜、木瓜(粉末)各 6 克。先用开水将蜂蜜溶化,再冲服木瓜粉。早晚各 1 次,连续服用,有良好疗效。主治大便秘结。

【药方12】当归、莱菔子各 20 克,荞麦蜜(或蜂蜜)200 克。先将当归、莱菔子加 6 倍量水,煎熬 2 小时,共煮 2 次,去渣,然后用蜂蜜混匀,煮沸后装瓶备用,每日 1～2 次。主治习惯性便秘。

【药方13】草苁蓉 30 克,大麻仁 15 克,水煎分 2 次温服。主治老年习惯性便秘。

【药方14】大泡桐根 15～30 克,水煎服。主治大便燥结肚痛。

【药方15】生白芍 24 克,甘草 12 克,水煎服。每日 1 剂,服至大便通畅为止。主治便秘。

【药方16】大蜣螂 1 个(七八月间牛粪中寻),砖上焙干,研成细末,用井水调服。大便闭用上截,小便闭用下截,大小便闭全用。主治大小便闭。

【药方17】黄芪、陈皮各 15 克,共研细末。用火麻仁 15 克,研成粉末,加水取浆,和白蜜 1 大匙,煎沸,调服药末,每次 9 克。主治便秘不畅但大便并不干结,便后疲乏,汗出短气,面白神疲,舌质淡,苔薄白,脉弱。

【药方18】大戟 1.5 克,大枣 5～10 枚。枣去核与药共捣成膏状,贴在肚脐中。主治便秘。

【药方 19】活田螺(去壳)4～5 个,食盐 4～5 粒,捣烂,敷在肚脐中,1 小时后除去。主治各种大便秘结。

【药方 20】大蒜、大黄、栀子各 9 克,捣烂,贴在肚脐中。主治大便不通。

【药方 21】大葱适量,切碎捣烂,加醋适量,炒热,敷在肚脐中,冷则用暖水熨之。每次 30～60 分钟,每日 3 次。主治便秘。

【药方 22】商陆 6 克,田螺 2 个,生姜 3 片,盐少许,捣烂成小饼状,放锅内炒热,敷在肚脐中,用布缚扎固定,3～4 小时即泻出。主治大便不通。

【药方 23】老生姜 60 克,淡豆豉 15 克,葱头 3 根,捣烂成饼,使之微热,敷贴肚脐中。主治便秘。

【药方 24】大黄 10 克,莱菔子 12 克,葱头、食盐各适量。将前 2 味药研细末,与后 2 味共捣烂如膏状,在锅内炒热,趁热敷于肚脐中,盖以纱布,用胶布固定,每日换药 1 次。主治大便秘结。

【药方 25】甘遂 3 克,麝香 0.3 克,食盐(炒)5 克。上为一次量,共研细末,取药末撒布肚脐中,把艾叶揉碎做成圆柱形,放在药物上面,点燃灸之,5～7 壮即通。如症状轻,可用药末撒肚脐中,盖以纱布,用胶布固定。主治便秘。

【药方 26】鲜菠菜 250 克,香油 15 克。将菠菜洗净,开水烫 3 分钟,用香油拌食,每日 2 次,连服数日。主治便秘。

【药方 27】香油、蜂蜜各 20 克,调和后同服,每日 2 次。主治便秘。

【药方 28】用葱白 1 段,涂上香油塞入肛门。主治便秘。

【药方 29】甘薯叶 500 克,加油、盐炒熟后,或加糖煮熟食用。每日 2 次,连食数日。主治便秘。

【药方 30】鲜马铃薯、蜂蜜各适量。将马铃薯洗净,切碎,加开水煮熟,捣烂,用纱布绞汁,加蜂蜜,每日早晚空腹服下半茶杯,连服 15～20 日。主治便秘。

【药方 31】黄豆皮 200 克,水煎后分 2 次服。每日 1 剂,连服数次。主治便秘。

【药方32】胡桃仁5个,每晚睡前食用,开水服下;或胡桃仁60克,黑芝麻30克,共捣烂,每日早晨服1匙,温开水送下;或胡桃仁、松子仁各500克,共捣成膏状,加蜂蜜250克,拌匀后蒸熟,每次1匙,每日3次。主治便秘。最后一方药性平和,特别适用于老年慢性便秘。

【药方33】南瓜子、黑芝麻各60克,花生仁30克。将南瓜子炒香去壳,黑芝麻和花生仁均炒熟,加白糖60克、开水少量,研成膏,每次1匙,每日2次。主治便秘。

【药方34】胡萝卜500克,洗净捣烂绞汁服,每日1次。主治便秘。(《蔬菜治百病》)

【药方35】新鲜菠菜、粳米各100克。将菠菜洗净放沸水中烫半熟,切碎。粳米煮成粥,然后将菠菜放入,拌匀煮沸即可,每日2次。具有清热润肠之功,主治便秘。

【药方36】萝卜30～60克切片,陈皮10克,放茶杯中,沸水冲泡半小时,代茶饮。主治气滞便秘。

【药方37】菠菜50克,猪血150克,盐少许。将猪血与菠菜同煮后加盐,服食饮汤,有养血润燥的作用。主治便秘。

【药方38】新鲜甘薯500克,洗净,削去外皮,切成块放入锅内,加水适量,煎煮熟烂,再加少量白糖调味,临睡前服。本方有益气润肠的功效,主治便秘。

【药方39】新鲜荸荠10个去皮,鲜空心菜250克,洗净共放锅内加水适量,煎煮熟烂,加少量食盐调味,佐餐服食。本方有清热凉血、通便消积的功效,主治便秘。

【药方40】韭菜根、叶捣汁1杯,加适量黄酒,开水冲服,每日1次。主治便秘。

【药方41】大头菜子60～90克,捣研成细末,用开水1杯冲入,布包绞汁,空腹服。主治便秘。

【药方42】黑木耳6克,煮烂,加蜂蜜2匙,调服,每日2～3次。主治习惯性便秘。

【药方43】何首乌,秋分后掘其根洗净干燥,每次用3～7克,每日3次,水煎服。或何首乌30克,当归25克,沸水冲泡20分钟后当茶饮。主治血亏便秘,尤适宜妇女产后便秘。

【药方44】草决明35克，打碎后用沸水冲泡10分钟后当茶喝。主治习惯性便秘。

【药方45】无花果之干燥果实，水煎成汤剂，每次2～5克，每日3次。主治便秘。

【药方46】羊蹄，秋分时采取其根。每次1～2克，水煎服。主治便秘。

【药方47】桑葚子40克，冰糖15克，在沸水中泡15分钟，即可当茶饮。主治肠津液不足之便秘。

【药方48】紫丹参30克，广佛手、冰糖各10克，沸水泡15分钟，当茶饮。主治气滞血瘀之便秘。

【药方49】黑芝麻秆250克，水煎后去渣，加入蜂蜜适量服下。主治老年人便秘。

【药方50】当归、白芷各等份，共研为末，每次6克，米汤服下。主治便秘。（《圣济总录》）

【药方51】鸭梨2个，马铃薯60克，鲜菠菜60克，绿豆20克，水煎后，调拌生香油、食盐少许，冲服。主治虚证便秘。

【药方52】白术、黄芪各5克，葱白、生姜、蜂蜜各适量。将前2味研为细末，与葱白、生姜共捣如泥，再加蜂蜜少许共捣烂，制饼，敷肚脐中，外用胶布固定。每日1次，用热水袋热敷15～30分钟。主治虚秘。

【药方53】当归30克，大黄15克，芒硝、甘草各10克，研为细末，加水适量煎熬成浓稠膏状，取适量摊在蜡纸或纱布上，将其敷贴在脐中，用胶布固定，贴12～24小时大便即通。主治血虚燥结。

【药方54】巴豆霜0.3克，用醋调成膏，纱布裹之，敷肚脐中，用胶布固定。主治冷秘。

【药方55】巴豆霜、轻粉各3克，蟾酥1.5克，研末，调匀，用醋调成膏，纱布裹之，取0.3克，敷肚脐中，胶布固定。主治冷秘。

【药方56】番泻叶10克，蜂蜜适量。将番泻叶加沸水150毫升，浸泡30分钟，滤液加适量蜂蜜即可饮用。主治老年人便秘。

【药方57】葱白1段，阿胶1片。将葱白用水煎，候葱白熟不用，入阿胶溶化后温服。主治老年人便秘。

【药方 58】芒硝 6 克,皂荚 1.5 克。将芒硝用水化开,入皂荚碎末共捣成饼状,敷脐上。主治热秘。

【药方 59】蜗牛(连壳)5～6 个,麝香 0.15 克,共捣烂敷肚脐中,上盖纱布,以胶布固定。主治热秘。

【药方 60】厚朴 60 克,大黄 120 克,枳实、紫草各 30 克,共研为细末,每次 15 克,用水 100 毫升,煎至 30 毫升,温服,以利为度。本方具有泻热、通腑解毒的功能,主治身热、便秘而腹胀。

便 血

【药方 1】山稔子干 15 克,水 2 碗煎服。每日 1 剂,连服数次。主治便血。

【药方 2】乌梅(烧存性)90 克,研末,用好醋打米糊丸,如梧桐子大。每次 70 丸,空腹,用米汤服下。主治大便下血不止。

【药方 3】乌药 30 克,香附(醋炒)120 克,炙甘草 60 克,共研成末,每次 6 克,酒服下。主治气逆便血不止。

【药方 4】乌药不限多少,炭火烧存性,捣为细末,陈粟米饭和丸,如梧桐子大。每次 30 丸,米汤服下。主治便血。

【药方 5】山楂肉,为末,艾叶汤调服。或荸荠捣汁 2 酒杯,对好酒服。主治便血。

【药方 6】墨旱莲 6 克,焙干研末,米汤送服。主治湿热便血。

【药方 7】生绿豆芽、生萝卜、椿根白皮各 120 克。将上 2 味榨取鲜汁,加入切碎的椿根白皮及水 1 碗半煎至 1 碗,过滤取汁,冲入黄酒 60 克,每晚临睡时炖温服。主治湿热便血。

【药方 8】土炒白术、地榆炭各 10 克,炮姜、炙甘草各 3 克,水煎服。主治虚寒便血。

【药方 9】明矾 2.5 克,研成细末,调入鸡蛋内,煮熟,切作细块,空腹时用温开水送下。主治虚寒便血。

【药方 10】白术 30 克,阿胶(烊化)15 克,地榆 10 克,水煎服,每日 1 剂,分 2～3 次温服。主治脾虚便血。

【药方 11】黑芝麻 500 克,蒸熟,每次 50 克,早晚空腹食用。主治虚寒便血。

【药方12】石榴皮4～10克,茄子枝3～6克,水煎服,每日1剂,分2～3次温服。主治便血。

【药方13】玉米适量,烧炭研末,黄酒冲服,每次15克,每日2次。主治便血。

【药方14】金橘饼(金橘用糖腌作脯,名金橘饼)5个,山楂15个,白糖9克,水煎15分钟,饮汁食渣。主治便血。

【药方15】豆腐1块,白糖120克。将豆腐切成小块用沙锅炖之,至黄色为度,去其焦者,将白糖加入,加水1碗,煮沸服用。主治便血。

【药方16】酸枣根30克,刮去黑皮焙干,用水1碗煎至少半碗,温服。效果不明显时,隔周再服。主治大便前后下血,年久不愈。

【药方17】冬葵子30克,水400克,煮取100克,去渣服。主治大便下血不止。

【药方18】槐花、荆芥各等份,共研为末,酒调服1.5克。主治便血。

【药方19】干柿烧灰,饮调服6～9克。主治便血。

【药方20】乱发烧灰,研成细粉,饮服1克。主治便血。

【药方21】木贼24克,以水300毫升,煎取100毫升,去渣空腹温服。主治泻血不止。

【药方22】酸枣树根50克,水煎后分为早晚2次服。主治便血。

【药方23】明矾3克,研为细面,调入1个鸡蛋内,蒸鸡蛋羹吃,每日2次。主治便血。

【药方24】柿饼1个,加醋50毫升,水煎服,每日2次;或生柿煮熟,去皮后与米汤调匀,一次饮下;或柿蒂炭12克,研为细粉,每日1次,黄酒冲服。主治便血。

【药方25】柿饼8个,灶心土60克。柿饼用灶心土炒熟,每日早晚趁热各服2个。主治年久不愈之便血。

【药方26】胡萝卜叶晒干研末,每次6克,每日2次。主治便血。

【药方27】鲜荷叶(剪去边缘叶蒂部分)100克,剪碎,鲜藕节200克切碎,加蜂蜜50克,用木棍捶烂,加水煎煮1小时温服。每日2～3

次,本方有凉血止血的作用。主治便血。

【药方 28】藕 100 克切片,青果 5 个,瘦猪肉 100 克切块,加水适量,炖煮,肉将熟时,放入盐适量,再煮至肉熟烂即可。每日 1 次,空腹吃完,本方具有凉血止血的作用。主治便血。

【药方 29】丝瓜 250 克切块,瘦猪肉 200 克切片,加水炖汤,食盐调味,喝汤吃肉。本方具有清热利肠、解暑除烦功效,主治便血。

【药方 30】黄花菜 30 克,黑木耳 15 克,血余炭 6 克。先将前2味加水 700 毫升,煎至 300 毫升,冲入血余炭,吃菜饮汤。主治便血。

【药方 31】绿豆芽、椿根白皮、红糖各 120 克,加水 2 碗,煮至半碗,早晚分 2 次服,每日 1 剂。本方具有疏风清热之功,主治肠风下血。

【药方 32】经霜茄连蒂烧存性研末,每日空腹温酒送服 6 克,或茄叶 10 余片,水煎服。主治便血。

【药方 33】蕹菜、蜂蜜各适量。蕹菜洗净,捣烂取汁,加蜂蜜调匀,服适量。具有润肠通便止血之功,主治便血。

【药方 34】鲜马齿苋适量,洗净切碎捣烂取汁,与等量藕汁搅匀,空腹用米汤送服。有杀菌止痢止血功效,主治便血。

【药方 35】菠菜 30～50 克,洗净切碎备用;大米 50 克放入锅中,加水煮粥,粥将成时加入菠菜,煮成粥服用。主治便血。

【药方 36】木香、黄连各等份,共研为末,入肥猪大肠内,两头扎定,煮极烂去药,食肠,或连药捣为丸服。主治便血。(《保寿堂方》)

【药方 37】香附、醋、酒各半,煮熟焙研为末,黄秫米糊丸,如梧桐子大。每次 40 丸,米汤服下,每日 2 次。主治便血。(《秘宝方》)

【药方 38】荆芥炒为末,每次米汤服 6 克,妇人用酒服下。也可拌面做馄饨食用。主治便血。(《经验方》)

【药方 39】荆芥 60 克,槐花 30 克,同炒紫为末,每次 9 克,清茶送服。主治便血。(《简便方》)

【药方 40】墨旱莲瓦上焙,研末,每次 6 克,米汤服下。主治便血。(《经验方》)

【药方 41】木馒头(烧)、枳壳(炒)各等份,共研为末,每次 6 克,槐花酒服下。主治便血。(《家藏方》)

【药方 42】霜后干丝瓜烧存性,为末,空腹酒服 6 克。主治便血。(《本事方》)

泄 泻

【药方 1】野山楂根、小果蔷薇各 30 克,制厚朴 9 克,水煎服,每日 1 剂,分 2 次温服。主治泄泻日久。

【药方 2】猪腰子 1 个,补骨脂 3 克。将腰子洗净,切口,放入补骨脂,蒸熟食用。主治泄泻。忌油腻食物。

【药方 3】榛子仁、大枣各适量。将榛子仁炒焦黄,研细粉。每次 1 汤匙药粉,每日早晚各 1 次,空腹以大枣汤送服。主治脾虚泄泻。

【药方 4】甘薯藤 60~90 克,盐少许。炒焦,冲服,每次 10 克。主治急性腹泻。

【药方 5】无花果叶 100 克,红糖 50 克。将鲜叶切细,加入红糖炒干,研成细末,顿服。主治多年腹泻不愈。

【药方 6】大葱 500 克,肉桂 15 克,切碎炒热,装入布袋,置肚脐中和小腹部,上加热水袋以保持温度。每晚 1 次,每次 30~50 分钟。主治慢性腹泻,对五更泄泻效果较好。

【药方 7】食盐适量,置锅内炒热,用布包好,趁热敷于肚脐上和腹部。每日 2 次,连敷数日。主治泄泻。

【药方 8】吴茱萸、食盐各 60 克。先将吴茱萸研成粉末,然后与食盐拌匀,敷于肚脐上和天枢穴上,上面用热水袋熨敷。每日 1 次,每次 30 分钟。主治各种泄泻。

【药方 9】丁香、白芍、甘草各等份,研为细末,取少许用唾液调和如饼状,敷在肚脐上,外贴膏药保暖。主治泄泻。

【药方 10】硫黄、丁香各 2 克,白胡椒 1.5 克,绿豆粉 4.5 克,研成细末和匀,取少量敷在肚脐中,外以膏药封贴。主治泄泻。

【药方 11】鲜石榴皮 30 克,捣成泥状,敷于脐中,外盖铝纸、纱布,胶布固定,24 小时换药 1 次。主治泄泻。

【药方 12】五倍子(炒黄)、干姜各 10 克,吴茱萸、公丁香各 5 克,共研细末,备用。每次取 10 克,用温白酒调成软面团状,做成直径

5厘米的药饼,敷在肚脐中,胶布固定,晚敷晨揭。每日1次,连用1～8次。主治泄泻。

【药方13】五倍子6克,公丁香3克,共研细末,水和调匀。每次取3克,敷脐中,外用普通膏药盖贴。主治泄泻。

【药方14】白胡椒2份,肉桂、丁香各1份,烘干,共研细末,用水或酒调成膏,纱布包裹,敷肚脐中和命门穴,外用胶布固定。1～2日换药1次,直至痊愈为止。主治泄泻。

【药方15】鲜鸡蛋2个,用艾叶包好,放在灶火内烧熟,去壳食鸡蛋。或鸡蛋2个打散,加白酒15毫升,用沸水冲服。主治泄泻。

【药方16】绿豆粉和糯米粉调鸡蛋清,敷囟门、足心。主治腹泻。

【药方17】鸡蛋2个,明矾6克。将鸡蛋去壳与明矾加水适量煮熟,吃鸡蛋喝汤。每日1剂,连服3日。主治腹泻。

【药方18】臭椿树叶煎成汤剂洗脚,千万不要洗过踝骨,否则易便秘。主治腹泻。

【药方19】莲子肉30克,粳米240克。莲子肉去衣,煮烂后捣碎加入粳米煮成粥,每日3次。主治腹泻。

【药方20】罂粟壳、甘草、乌梅各等份,共研细末,每次6～9克,水煎服,每日1～3次。主治慢性泄泻,慢性痢疾,日久不愈,里急后重,百药不效者。

【药方21】生姜连皮(切如粟大)、细茶各等份,水煎服,每日2～3次。主治泄泻。

【药方22】车前子不拘多少,为细末,每次6克,米汤调服,每日2～3次。主治泄泻。

【药方23】白面500克炒焦黄,每日空腹温水服1～2次,每日2～3匙。主治泄泻。

【药方24】白术9克,干姜6克,甘草3克,水煎服,每日2次。主治寒泻。

【药方25】胡椒、吴茱萸、大蒜、艾叶、灶心土各等份,研末,用大蒜捣泥,敷脐中,加热熨之。主治寒泻腹痛。

【药方26】炮姜、附子末各等份,共研细末,敷脐。炒盐加葱热熨于上。主治阳虚寒泻。

【药方 27】肉桂、厚朴各适量,研细末,用姜汁调成膏,敷脐处。主治寒泻。

【药方 28】艾叶适量,用酒炒成蓉,做饼,敷脐中。主治寒泻。

【药方 29】松香 3 克,大蒜 2 头。松香研成末,与大蒜同捣烂,敷脐上,用膏药盖贴。主治寒泻。

【药方 30】胡椒末 9 克,生姜汁少许,调成稠膏状,敷脐,布带包扎。每日 1～2 次,以愈为度。主治寒泻。

【药方 31】胡椒 6 克,研末和米饭做一小饼,敷脐上,外用纱布固定,每日 1 次。主治寒泻。

【药方 32】干姜、杏仁、肉桂、甘草各 9 克,共研细末,炒熨胸背,并敷脐中。主治寒泻。

【药方 33】白胡椒、吴茱萸各 6 克,大蒜少许,用米饭捣成饼,贴于脐中。主治寒泻。

【药方 34】丁香、明矾各适量,研为细末,填在肚脐中,多贴膏药。主治寒泻。

【药方 35】生附子 1 大片,烘热,包肚脐上。主治寒泻腹痛。

【药方 36】鸡蛋开一小孔,加入胡椒 7 粒(研粉),湿纸封口,壳外用湿面粉团包裹(3～5 毫米厚),放木炭火中煨熟,食鸡蛋。每日 3 次,每次 1 个,空腹,用酒送服。主治风寒腹泻。

【药方 37】母丁香、橘红各等份,共研末,做成蜜丸,如豆大小,用米汤服下 1 丸,每日 2～3 次。主治寒泻。

【药方 38】鲜藿香 15 克,鲜荷叶、鲜扁豆叶、六一散(包)各 9 克,水煎服,每日 1 剂,分 3 次服。主治暑热腹泻。

【药方 39】绿豆 60 克,车前草 30 克,鲜辣蓼草 1 把,水煎服,每日 1 剂,分 2～3 次温服。主治热泻。

【药方 40】大黄 9 克,金银花 15 克,水煎服,每日 1 剂,分 2～3 次温服。主治胃热腹泻。

【药方 41】黄连 12 克,滑石 30 克,木香 15 克,吴茱萸 10 克,共研末,贴神阙穴,并贴大肠俞,胶布固定。主治热泻。

【药方 42】锅巴(炒黄)500 克,山楂肉(炒焦)60 克,山药 120 克,砂仁 30 克,共研细末,每次 9 克,白糖调服,每日 2 次。主治老人消化不良,久泻不愈。

【药方 43】柿饼烧红,放地上盖住,候冷研末,米汤调服 6 克。年久不愈者,3 服愈。大人、小儿并治。主治脾胃虚而久泻。

【药方 44】芡实 15 克,莲子(去心)12 克,大枣 5 枚,水煎服。主治脾虚久泄。

【药方 45】陈皮 240 克,苍术、厚朴各 60 克,共研为细末。每次 6 克,加生姜、大枣,水煎服,每日 3 次。主治脾虚泄泻。

【药方 46】白术、车前子各等份,炒为末,白开水服下 6 克。主治脾虚泄泻。

【药方 47】吴茱萸开水泡,焙干,每次 9 克,水煎服,加盐少许调服,立效。主治脾虚泄泻。

【药方 48】松香适量研为末,用酒或白蜜调成膏,纱布包裹敷神阙穴,胶布固定。主治寒湿泄泻。

【药方 49】附子、干姜各 3 克,葱白少许,大盐 250 克。前 2 味烘干研末与葱白同捣烂,敷脐,外用胶布固定,再将炒热的盐布包热熨于脐上。每日 1 次,每次 30 分钟(盐冷再炒热敷)。主治寒湿泄泻。

【药方 50】肉豆蔻(去壳,炮)5 个,炙甘草 30 克,厚朴(去粗皮、生姜汁炙)45 克,共研细末,每次 2 克,米饮或汤调服,空腹时温服,每日 2~3 次。主治寒湿内盛的泄泻。

【药方 51】诃黎勒(煨,用皮)1 克,明矾(烧灰)30 克,捣细罗为散,不计时候服,每次粥汤调服 6 克。主治老人久泻不止。

【药方 52】猪肾 1 具,切开,放入骨碎补末 3 克,置炭火内煨熟吃。每日 1 次,连吃 2~3 次。主治久泻不止。

【药方 53】柿饼 1 个,开一小孔,放入明矾末 1 克,用湿纸包裹,放在灰火(忌用煤火)内煨熟。每日吃 1 个,吃 3 日。主治久泻不止。婴儿勿用。

【药方 54】透骨草 30 克,艾叶 20 克,白胡椒 12 克,生姜 1 片,捣烂煎汤,趁热洗双足。主治久泻。

【药方 55】浮小麦 20 克,山药 12 克,神曲 6 克,鸡内金 30 克,研细末,调拌蜜冲服,每日 2 次。主治久泻。

【药方 56】石榴皮 1 个,红糖 30 克,水煎服,每次 3 克,米汤送下,每日 2 次。主治久泻不愈,滑泄不止。

【药方 57】无花果 5～7 个,水煎服。主治久泻不止。

【药方 58】胡椒 10 粒,番木鳖(生壳生用)3 个,明矾 10 克,大蒜 10 瓣,米饭适量。前 3 味共研细末,加大蒜捣蓉,再加入米饭捣如厚泥状,制成药饼,贴于脐孔上,纱布盖,胶布固定,隔日换药 1 次。主治虚寒久泻。

【药方 59】将鸡蛋开一个小孔,取绿豆大明矾 3 块,研粉,放入鸡蛋中,湿纸封口,外用黄泥包裹,放炭火灰中煨熟。每日 2 次,每次 1 个,连服 3 日。主治久泻不愈者。

【药方 60】肉豆蔻煨 30 克,木香 10 克,共研为末,枣肉和丸,米汤服 40～50 丸。主治久泻。

【药方 61】酸石榴皮研末,米汤服下,每次 9 克,每日 2～3 次。主治久泻。

【药方 62】蚕豆梗 30 克,水煎服,每日 2～3 次。主治水泻。

【药方 63】马骝卵(生的)20 个,捣烂冲开水,过滤取汁内服。主治水泻。

【药方 64】干姜研末,用粥调服 3 克。主治水泻无度。

【药方 65】葱白根适量,黄丹少许。将葱白根洗净,捣烂如泥,入黄丹和匀为丸,敷脐上,用布带包扎固定。每日 1～2 次,连续敷脐数次。主治水泻。

【药方 66】风化石灰 30 克,白茯苓 90 克,共研为末,调糊做成丸,如梧桐子大小,每次空腹饮下 20～30 丸。主治久泻。

【药方 67】茜草根 60 克,防风 6 克,酸果藤、大蓟根各 20 克,水煎服,每日 3 次。主治暴泻。

【药方 68】伏龙肝 30 克,生姜 6 克,大枣 12 枚,大蒜 12 克,捣烂,外敷贴脘腹或肚脐,然后温灸。主治暴泻。

【药方 69】秦艽 60 克,炙甘草 15 克。每次 9 克,水煎服,每日 2～3 次。主治暴泻。

【药方 70】荔枝干,每次 5 粒,春米 1 把,合煮粥食,连服 3 次,酌加山药或莲子同煮更佳。主治老人五更泻。

【药方 71】炮姜、附子、益智仁、丁香各等份,烘干,共研细末,取药末用水或鲜生姜汁调成糊状敷满脐,外敷纱布,然后用热水袋热敷,冷后更换。每日1～2次,每次40分钟。主治脾肾阳虚五更泄泻。

【药方72】肉桂、苍术各等量,共研为末,用1～3克,温水调匀敷脐中,胶布固定,每日换药1次。主治五更泄泻、寒泻。(《中华脐疗大全》)

【药方73】鸡蛋1个,加盐3克搅匀,干炒(不放油)熟,当早点吃。主治五更泄泻。(《醋蛋治百病》)

【药方74】五味子60克,吴茱萸(末,汤泡)15克,共炒为末,每次6克,米汤送下,每日2～3次。主治溏泻经年不愈。

【药方75】用五味子去梗60克,吴茱萸(汤泡7次)15克,同炒香为末,每早陈米汤服6克,服完1剂即愈。主治五更泄泻。(《本事方》)

遗 精

【药方1】刺猬皮100克,焙干研细末,分为7包,每月1次,酒汁对服。主治遗精。

【药方2】大夜门根、阳雀花根各15克,煎水服或炖肉吃都可以,每日2～3次。主治遗精、滑精。

【药方3】文蛤炒6克,白龙骨煅9克,白茯神(去皮术)15克,共研细末,醋糊为丸,如梧桐子大。每次30丸,空腹温水服下,每日2～3次。主治遗精。

【药方4】生水蛭3克,朱砂、琥珀各0.3克。取生水蛭用炒热之滑石粉烫(不能炒黑),研面,加朱砂、琥珀合研,白开水送服,每日1～2次。主治遗精。

【药方5】金樱子、萹蓄各30克,水煎服。每剂服2日,每日2次。发作频繁者2剂即可控制症状,为巩固疗效,可再服5剂。主治遗精。

【药方6】硫黄50克,熟地黄200克,鲜枸杞子100克,泽泻30克。将硫黄用豆腐加水同煮2小时,取出为末,泽泻为末,熟地黄、枸杞子捣成泥状,和蜜为丸。每次6克,每日3次,米汤送服。主治命门火衰型遗精。

【药方 7】生五倍子粉 3 克,蜂蜜适量,调匀,稀稠适应,敷于肚脐中,用纱布覆盖,胶布固定,早晚各 1 次。主治遗精。

【药方 8】桑螵蛸(炙)、龙骨各等量,共研细末,每次 6 克,空腹盐水送服,每日 2～3 次。主治遗精有浊。

【药方 9】生大黄 1 克(研末),生鸡蛋 1 个。在鸡蛋顶尖上敲一孔,将大黄末放入,纸糊煮熟,空腹吃鸡蛋。每日 1 次,连服 5 日。主治遗精有浊。

【药方 10】五倍子研细末,用患者自己的唾液调成糊状,贴敷脐中。每日调换 1 次,每次约 6 克。主治遗精。

【药方 11】黑枣 4 枚,朱砂 3 克,同茶叶一起包好煨熟,一次服完,最多 2 剂便愈。主治遗精滑泄不止。

【药方 12】荷叶研末,用酒冲服 9 克,每日 2～3 次。主治遗精。

【药方 13】菟丝子 90 克,水 10 碗,煎成 3 碗,早、午、晚各服 1 碗。主治遗精早泄。

【药方 14】甘遂、甘草各 3 克,共研为粉末,于每晚睡时用 1 克,纳入脐孔上,药的上面再用药膏盖住,晨起去药,连敷 5 次。主治遗精、滑精。

【药方 15】芒硝 60 克,放于患者两手心内紧握,让其自然溶化,每日握药 2 次。主治遗精、滑精。(《久病难症必效单方》)

【药方 16】白果仁 1 个,鸡蛋 1 个。将鸡蛋打一小洞,把白果仁装入鸡蛋内,放碗内蒸至鸡蛋清固定白果仁时,再将鸡蛋放入水中,煮熟即可。鸡蛋和白果仁顿服,每日 1 剂。主治遗精频繁,经久不愈。

【药方 17】生核桃仁 60 克,每日 1 剂,每日 2～3 次,连服月余。主治遗精。

【药方 18】韭菜子 100 克,白酒 75 克。将韭菜子焙干研末,以白酒冲服,每日 3 次。主治遗精。

【药方 19】山茱萸 15～20 克,粳米 100 克,白糖适量,煮粥食用。主治遗精。

【药方 20】五倍子 120 克,茯苓、生牡蛎各 60 克,荷叶 45 克,共研细末,每次冲服 6 克。每日 3 次,淡盐水送服。主治遗精。

【药方 21】黑豆、青蒿各 30 克,水煎服,每日 2～3 次。主治遗精。

【药方 22】淫羊藿 10 克,水煎服,每日 2～3 次。主治遗精。

【药方 23】迎春花根 60 克,水煎服,每日 2～3 次。主治遗精。

【药方 24】桐子花 15 克,烧存性。每日 1 剂,开水送服,每日 2～3 次。主治遗精。(《偏方秘方现用现查》)

【药方 25】鸽蛋 2 个,桂圆肉、枸杞子、五味子各 15 克,白糖适量。鸽蛋去壳,同上 3 味放于碗内加水蒸熟,加糖食用。主治遗精。

【药方 26】海金沙藤(连叶)45～50 克,煅存性,研末,每晚临睡前用开水冲服 1 剂。主治遗精。

【药方 27】刺猬皮适量研为细末,以患者自己的唾液调成糊状,敷贴脐中,每 2 日换药 1 次。主治遗精。

【药方 28】菟丝子、刺猬皮各 60 克,五味子、补骨脂各 30 克,共研细末,每次 3～6 克,每日 3 次,温开水冲服。主治遗精。

【药方 29】鸡内金适量,洗净置瓦上,用小火焙约 30 分钟,焦黄色时取出,研成细末,分 6 包,每日 2 包,早晚温酒半杯冲服。主治结核性遗精。

【药方 30】五倍子 120 克,茯苓 180 克,麦面为丸。每次 6 克,每日 1 次,睡前服。主治遗精。

【药方 31】新鲜大对虾 1 对,白酒 60％50 毫升。将大对虾洗净,置于瓷罐中,加白酒浸泡并密封,约 10 日即成。每日随量饮酒,待酒尽后,将大对虾烹炒,单独食用或佐餐。主治遗精、阳痿等。

【药方 32】黄柏 200 克,冰片 4 克,共研细末,面糊为丸。每次 6 克,每日 3 次。主治遗精。

【药方 33】五味子、鸡内金各 50 克,烘干研末,温开水送服。每次 3 克,每日 3 次。主治遗精。

【药方 34】山药 50 克,海蜇皮 30 克,水煎,喝汤吃山药、海蜇皮,每日 1～2 次。主治遗精。

【药方 35】猪肾 1 具,附子(研末)3 克。将猪肾切开去膜,入附子末,湿纸裹煨熟,空腹食用,饮酒 1 杯,3～5 剂可以有效。主治遗精。

【药方 36】刺猬皮 1 张,甘草 10 克,共研为细末,每次 2～3 克,每日 2 次,黄酒送服。主治遗精。

【药方 37】丝瓜花 10 克,莲子 30 克,水煎服,每日 2～3 次。主治遗精。

【药方 38】扁豆叶 15 克,藕 100 克,水煎服,每日 2 次。主治遗精。

【药方 39】石榴皮 15 克,五加皮 12 克,水煎服,每日 1～2 次。主治遗精。

【药方 40】牡蛎 12 克,五倍子 10 克,共研细末,用盐水调敷脐中。主治遗精。

【药方 41】除虫菊根 3 克,罗勒子 24 克,共研细粉,每日 2 次,每次 3 克,开水送服。主治遗精、滑精、阳痿、早泄。

【药方 42】鲜干根草 1 把,加红糖 30 克,煎汤约 1 小碗,每日 1 次,连服 3 次见效。主治遗精。

【药方 43】金樱子 50 克,猪膀胱 4 个,红糖 50 克,均用鲜品,水煎服,每日 1 剂,分数次吃完。主治遗精。

【药方 44】活虾 100 克,热黄酒半杯。活虾洗净,用滚热黄酒滚熟,吃虾喝酒。每日 1 次,7 日为 1 个疗程。主治阳痿、遗精。

【药方 45】泥鳅 400 克,大枣(去核)6 枚,生姜 2 片。将泥鳅开膛洗净,加水与大枣、生姜共煮,以 1 碗水煎煮至半碗即成。每日 2 次,连服多日。主治阳痿、遗精。

【药方 46】白酒 30 克,鸡蛋清 1 个。点燃白酒后,鸡蛋清放入白酒内,搅匀至火灭服用。主治遗精。

【药方 47】乌梅肉、莲须、龙骨各 3 克,用山药粥糊做成药丸,空腹,用米汤送服,每日 2～3 次。主治遗精。

【药方 48】石菖蒲 30 克,白果 14 个,水煎,加酒 15 克同服,每日 2～3 次。主治遗精。

【药方 49】蜻蜓(去翅、足)3～4 只(微炒),锁阳、肉苁蓉各 12～15 克,水煎服,每日 1 剂。或将蜻蜓炒食。主治遗精。

【药方 50】露蜂房 30～60 克,烧研细末。每日 1 次,临睡时送服 6 克。主治遗精。

【药方 51】蚂蚁焙干,研成细末。每次 3～6 克,每日 1 次。主治遗精。

【药方52】蚕蛹适量,焙干研末。每次 3 克,每日 1 次,用酒送服。主治遗精。

【药方53】蜈蚣 20 条,甘草 5 克,共研细末,每次 1～2 次,每日 2 次。或蜈蚣 2 条研末,防风 15 克,水煎服。主治遗精。

【药方54】蛤蚧 1 对,肉桂 3 克,共研细末,每次 2～3 克,每日 1 次。主治遗精。

【药方55】鸡肾 30 克,煮熟服食。每日晚上 1 次,连服 5～7 日。主治遗精。

【药方56】五倍子 10 克,白芷 15 克,共焙脆研为细末,用醋及水各等份调成面团状,临睡前敷肚脐,外用消毒纱布盖,用橡皮膏固定。每日 1 换,连敷 3～5 日。主治遗精。

【药方57】五倍子、海螵蛸、龙骨各等份,共研末,水泛为丸,如枣核大,填塞脐中,包扎,每夜 1 次。主治遗精。

【药方58】鸡蛋 2 个,何首乌 60 克,加水同煮。鸡蛋熟后去壳,再煮片刻,吃鸡蛋喝汤,每日 1 次。主治遗精。

【药方59】鸡蛋 1 个,金樱子(去外刺及内瓤)30 克,炖煮后,喝汤吃鸡蛋。主治遗精。实证及兼外感者不宜。

【药方60】猪小肚 1 具,荔枝树根 60 克。将树根切成段,洗净,与猪小肚加水 2 碗炖至 1 碗,去渣,食猪小肚并饮汤。主治遗精。

【药方61】猪胆 1 个洗净,560 克蜂蜜同入沙锅内,加适量清水煎煮或蒸熟服。主治遗精。

【药方62】海参 30 克,洗净后放入沙锅炖熟,再加冰糖适量煮片刻,令其溶化,然后即可食用。早饭前空腹食用,每日 1 次,连服7 日。主治遗精。

【药方63】乌鸡 1 只,宰杀后去毛和内脏,洗净;将生姜切片,与胡椒各 120 克同装入鸡腹内,放盆中,上锅蒸熟,将鸡肉分 1～2 次吃完。鸡骨锅内焙黄,研末,冲服。主治遗精。

【药方64】碧桃干 30 克,炒至外表开始变焦,立即加水与大枣 30 克,共煎,每晚睡前 1 次。主治遗精。

【药方65】核桃仁烤干,压成面,每日晚上睡觉前服 1 次(量随意),连服 10 日见效。主治遗精。

【药方 66】白龙骨 30 克,炒韭菜子 100 克,共研为末,空腹陈酒调服 6 克,每日 3 次。主治遗精。

【药方 67】核桃仁 30 克,酥油、葡萄干各 20 克,蜂蜜 30 克。将核桃仁、葡萄干研碎与酥油、蜂蜜混合,分 3 次服用。每日 1 剂,连用 1 个月。主治肾虚、早泄遗精、盗汗。

【药方 68】沙苑子、莲子肉各 12 克,水煎,喝汤吃莲子肉。主治肾虚遗精。

【药方 69】田螺 500 克,白酒适量。将田螺洗净,置铁锅中炒热,加适量白酒和水,煮至汤将尽时起锅。用针挑田螺肉蘸调料食用。主治梦遗、见色遗精。

【药方 70】龙骨、远志各 6 克,研末用蜂蜜做成药丸,用莲子汤送下。主治芳心梦遗。

【药方 71】石莲肉 180 克,甘草 30 克,共研为末,每次 6 克,空腹灯心草汤服下。主治梦遗不止。(《仙方合集》)

【药方 72】木馒头(炒)、白牵牛子各等份,共研为末,每次 6 克,用米汤调服。主治梦遗。(《乾坤秘韫》)

【药方 73】山药 30 克,枸杞子 20 克,瘦猪肉 50 克,用小火炖汤,食之。主治阴虚火旺之遗精。

【药方 74】甘草、甘遂各等份,共研为细末,醋调为膏,敷肚脐中,外用纱布覆盖,胶布固定。每日 1 次,连敷 5 日。主治阴虚火旺之遗精。

【药方 75】牡蛎粉,醋糊丸,如梧桐子大,每次 30 丸。米汤服下,每日 2 次。主治梦遗便溏。

淋 病

【药方 1】胡椒 9 克,芒硝 30 克,共研为末,每次 6 克,开水调服。主治沙石淋。

【药方 2】去根菝葜 60 克,共研细末,每次米汤服 6 克。主治沙石淋痛不可忍。

【药方 3】冬瓜(连皮)500 克,赤小豆 100 克,共煮熟,每日 2 次。

主治石淋。(《常见病食品疗法》)

【药方4】木耳30克,黄花菜120克,白糖100克,加水1 000毫升煮至200毫升,每日分2次服。主治石淋。

【药方5】炙甘草(锉)、滑石(碎)、郁金各15克,共研细末,每次3克,温开水调下,每日3次。主治石淋、沙淋。

【药方6】金钱草、海金沙各50克,放入锅中加水煎煮,去渣饮用,上为一日量。主治石淋。(《常见病中医自疗便方》)

【药方7】鱼脑石100克捣烂,根据瓷杯大小每次放水适量,煮沸后代茶饮用。主治石淋。

【药方8】甘草15克,地肤子100克,分3~5次放入瓷杯子,沸水冲泡代茶饮用。主治石淋。

【药方9】冬葵子、王不留行各50克,六一散20克,粳米150克。前3味药入纱布袋水煎取汁,加粳米煮粥食用。主治石淋。

【药方10】鹿角霜、鸡内金末各5克,粳米50克。煮米为粥,将麝角霜、鸡内金末撒于粥中,调和均匀服用,也可放糖调味,以上为一次量。每日1~2次。主治石淋。(《方脉正宗》)

【药方11】核桃仁250克,鸡内金50克,蜂蜜500克。将核桃仁放入锅中微炒去外皮,置面板上切成小丁状,鸡内金研为细末,入蜂蜜调匀。每次3食匙,食后多饮水。主治石淋。(《证治准绳》)

【药方12】核桃仁、香油各200克,白糖250克。香油烧沸后入核桃仁炸酥起锅和白糖研末,分2~3日服完。主治石淋。

【药方13】黄烂浮石为末,每次6克,生甘草煎汤调服,每日2~3次。主治石淋。(《直指方》)

【药方14】上好墨(烧)30克,为末,每次0.3克,温水服之。主治卒淋不通。(《普济方》)

【药方15】葳蕤30克,芭蕉根120克,水2大碗,煎至1碗半,入滑石6克,分3服。主治卒淋不通。(《太平圣惠方》)

【药方16】食盐20克,淡豆豉30克,艾炷27壮。前2味药研为细末,贮瓶备用。取药末适量填满脐孔,将艾炷置于药末上,点燃灸之,连续灸27壮。每日1~2次,3~5日为1个疗程。主治气淋。

【药方17】白芷(醋浸、焙干)60克为末,煎木通、甘草调服3克,

连进 2 剂。主治卒淋不通。(《普济方》)

【药方 18】甘蔗上青梢 30 克,酒煮服,3 日痊愈,极效。主治卒淋不通。(《医学集成》)

【药方 19】马齿苋捣汁,每次喝半酒杯。或柿饼、灯心草各 9 克,水煎服,每日数次。主治热淋。

【药方 20】鲜马齿苋 90 克,捣烂,敷于脐及少腹部,外盖塑料薄膜胶布固定,每日换药 2 次。主治热淋。

【药方 21】蜗牛 1 个,鲜地龙 1 条,共捣烂,敷于脐上,上盖塑料布,胶布固定,每日换药 1 次。主治热淋。

【药方 22】大白菜根,切片捣烂取汁,约 1 茶杯,顿服,甚效。主治热淋。(《常见病食品疗法》)

【药方 23】胡桃仁 200 克,食油炸酥,加糖适量混合研磨,便成乳剂或膏状,1～2 日分次服完(儿童酌减),连服至结石排出,症状消失为止。主治热淋。(《中华脐疗大全》)

【药方 24】鲜玉米须 30～45 克(干煮 12～15 克),水煎服。或取芹菜 10 克,水煎服。主治热淋。

【药方 25】黄花菜、白糖各 60 克,加水 2 碗,煎至 1 碗,每日 2 次。主治热淋。

【药方 26】冬瓜瓤 1 个,用纱布绞汁服。每次 250 毫升,每日 2 次。主治热淋。

【药方 27】生地黄、生甘草、木通各等份,共研为粗末,每次 9 克,用水 150 毫升,入竹叶,同煎至 80 毫升,饭后温服,每日 2 次。本方清心凉血、利水通淋,主治热淋。(《中医散剂疗法应用指南》)

【药方 28】生藕汁、生地黄汁、生葡萄汁各等份,每次 100 毫升,用蜂蜜调和服用。主治热淋。(《乾坤秘韫》)

【药方 29】白薇、芍药各 30 克,共研为末,用酒冲服 1 匙,每日 3 次。主治热淋。

【药方 30】黄芩 30 克,水煎热服。主治热淋。(《千金要方》)

【药方 31】干柿蒂适量,研成细末。每次 9 克,空腹用米汤送服。主治血淋。

【药方 32】车前子适量,晒干研成细末。每次 6～9 克,温开水煎服。主治血淋。

【药方 33】茄叶适量,隔年者尤佳,熏干为末。每次 6 克,用温酒或盐水送下。主治血淋。

【药方 34】马鞭草不拘多少,用水洗净,入石臼内捣烂,取自然汁半小杯,对生酒 1 盅,顿热温服,立效。3 剂痊愈。主治男子血淋不止。

【药方 35】莲房烧存性,研成细末,入麝香少许。每次 7.5 克,米汤调服,每日 2 次。主治小便血淋。

【药方 36】牛膝 30 克,用酒浓煎,入麝香少许,空腹服。主治死血作淋,痛不可忍,及五淋小便不能,茎中痛甚欲死。

【药方 37】田螺 7 个,捣烂,入麝香 0.6 克,塞肚脐内,立效。大便不通,此方亦甚效,如无麝香或入盐少许亦可。主治死血作淋,痛不可忍,及五淋小便不通,茎中痛甚欲死。(《久病难症必效单方》)

【药方 38】小蓟,水煎浓汤,以汤抹小腹,并用药渣贴脐中。主治血淋。

【药方 39】大黄 2.4 克,胡椒 1.5 克。猪脊髓和丸如黄豆大,分为 7 包,每次 1 包,每早空腹服 1 次,开水送下。3～5 年的患者,连服 2 剂即愈;1 年以上患者 1 剂全好。主治淋病。

【药方 40】蜈蚣 1 条,研成细面,用黄酒送下,后用凤眼草、防风、麻黄各 9 克,水煎服。外用黄酒擦小腹,以出汗为度。如汗不出,再服 1 剂,无不奏效。主治淋病。

阴囊湿疹

【药方 1】绵黄芪,酒炒为末,用熟猪心蘸着吃,妙。主治阴囊湿疹。(《济急仙方》)

【药方 2】石菖蒲、蛇床子各等量,共研成细末,搽患处,每日 2～3 次。主治阴囊湿疹。

【药方 3】鲜鱼腥草 100 克(干品 15 克),加入沸水 1 000 毫升,煎煮 3～5 分钟,待其稍凉后,用纱布蘸药液洗阴囊。每日早晚各 1 次,连洗 5～7 日即愈。主治阴囊湿疹。

【**药方** 4】黄柏、知母各 60 克,肉桂 6 克,共研成细末,和为丸,每日 6～12 克,分 2 次温开水送服。主治阴囊出汗,阴囊湿疹。

【**药方** 5】鲜马铃薯或甘薯,去皮榨汁,每日搽 2～3 次。主治阴囊瘙痒,阴囊湿疹。

【**药方** 6】苍术、黄柏各 10 克,水煎服,每日 1 剂。主治阴囊湿疹。

【**药方** 7】凤仙花子、甘草各等量,研末,香油调匀贴患部。主治阴囊湿疹。

【**药方** 8】桉树叶、麻柳树叶、艾叶各 100 克,用水洗净,放入沙罐内加水 500 毫升,煮沸 20 分钟,滤出药液备用,以干净布蘸液洗患部。每日早晚各 1 次,每剂药煎煮 3 次。主治阴囊湿疹。

【**药方** 9】鲜鸡蛋数个,轻粉 2 克。鸡蛋煮熟剥壳去蛋白,将蛋黄置小铁锅内,文火煎炒,用小锅铲炒压;熬取蛋黄油,取蛋黄油 20 毫升加入轻粉 2 克(研细)和匀,贮瓶密闭备用,用时取复方蛋黄油涂抹患处。每日 4～5 次,3～5 日可愈。主治阴囊湿疹。

【**药方** 10】艾叶、千里光各 30 克,加水浓煎后,温洗患处 10～15 分钟,每日 1 次。主治阴囊湿疹。

【**药方** 11】虎刺全草 100 克,蛇床子、土槿皮、十大功劳叶各 30 克,加水 2 000 毫升,煎至 1 000 毫升,凉后坐浴浸泡患处 30 分钟。每日 2 次,连用 5～7 日。主治阴囊湿疹糜烂型。

【**药方** 12】肥皂 1 块,火烧存性,研细末,用香油调搽,即愈。主治阴囊湿疹。

【**药方** 13】芒硝 30 克,食盐 3 克,放盆内加水煮沸,候温浸洗患部,每日 2～3 次。主治阴囊湿疹。

【**药方** 14】三角泡 90 克,蛇床子 30 克,煎水洗患处。主治阴囊湿疹。

【**药方** 15】山野豌豆、花椒、艾叶各 9 克,煎水熏洗患处,每日 1 次。主治阴囊湿疹。

【**药方** 16】蛇床子 15 克,水煎取汁,熏洗患处。主治阴囊湿疹。

【**药方** 17】黄蜡 30 克,少壮男人头发 15 克,真香油 120 克。先将油同头发熬至焦枯,去发渣,又熬,至滴水不散,入黄蜡,再熬数沸收贮。冷后摊贴,疗效极好。主治阴囊湿疹皮破、睾丸如欲坠者。

【药方 18】生姜切片，一擦即愈，屡试屡验。主治阴囊湿疹。

【药方 19】熟香蕉，擦患处，3 日即告痊愈。主治阴囊湿疹。

【药方 20】甘草煎汤频洗，每日 3～5 次。主治阴囊湿疹。

【药方 21】炉甘石 30 克，真蚌粉 15 克，研粉涂患处。主治阴囊湿疹。（《直指方》）

【药方 22】乌贼骨、蒲黄各 30 克，研末涂患处。主治阴囊湿疹。（《医宗三法》）

【药方 23】川椒、杏仁各等份，研膏涂患处。主治阴囊湿疹。

阳痿

【药方 1】鹿茸粉 3 克，紫河车粉 6 克，肉苁蓉粉 10 克，白酒或开水送服，每日 1 次。主治阳痿。

【药方 2】红参 6 克，空腹嚼服，每日 1 次。主治阳痿。

【药方 3】蜈蚣 18 克，当归、白芍、甘草各 60 克。先将蜈蚣（不要去头脚）研末，后 3 味晒干研末，共混合均匀，分为 40 包，每日 1 包，早晚各服半包，用白酒或黄酒送服。服药期间忌生冷、气恼。主治阳痿。

【药方 4】小茴香、炮姜各 5 克，共研细末，加食盐少许，用少量人奶调和，也可用蜂蜜或鸡血调和，敷在肚脐上，外用纱布固定，5～7 日后去掉。主治阳痿。

【药方 5】蛇床子、菟丝子各 30 克，五味子 15 克，共研极细末。每次 6 克，每日 2 次，黄酒送服。主治阳痿性不育症。

【药方 6】原蚕蛾，焙为末，酒服 3 克。主治阳痿。（《久病难症必效单方》）

【药方 7】鹿角霜、茯苓各等份，共研为末，酒糊丸，如梧桐子大，每次用盐水服下 30 丸。主治阳痿。

【药方 8】覆盆子、韭菜子各等份，炼蜜为丸，每日 12 克，分 2 次服。主治阳痿。

【药方 9】硫黄、蛇床子、仙茅各等份，各研极细末，调匀。每次 10 克，早晚白开水送服。主治阳痿。

【药方 10】活海虾若干,浸酒中醉死,炒食。主治阳痿。

【药方 11】草苁蓉 30 克,石菖蒲 12 克,菟丝子 24 克,水煎服,每日 2 次。主治阳痿。

【药方 12】苦瓜子 9 克,炒熟研末,黄酒送服,每日 3 次。主治阳痿。(《实用单方验方大全》)

【药方 13】螳螂若干,整个焙干焦黄,研末。每次 1～2 克,每日 3 次。主治阳痿。

【药方 14】蛤蚧、马钱子、蜈蚣各等量,研细末装入胶囊内。每次 1.5 克,每日 2 次,20 日为 1 个疗程。如不愈,间隔 1 周再服第二个疗程。主治阳痿。

【药方 15】牛鞭 1 条,虾仁 10 克,大葱 7 根,炖服,不用作料。主治阳痿。

【药方 16】蛤蚧 1 对,鹿鞭 1 条,黄酒泡后晒干焙研,服食。主治阳痿。

【药方 17】牛尾巴或鹿尾巴 1 条,当归 50 克,水煎服。主治阳痿。(《实用单方验方大全》)

【药方 18】狗鞭 3 条,黄酒适量。将狗鞭用瓦焙干,研为细末,每次 3～4 克,用黄酒送服,每日 2～3 次。主治阳痿。(《偏方秘方现用现查》)

【药方 19】椰子肉、糯米、鸡血各适量。将椰子肉切成小块,加糯米、鸡血,置大碗内加水蒸熟,当主食食用,每日 1 次。主治早泄,阳痿,四肢乏力,食欲不振。

【药方 20】牛鞭 1 条,枸杞子 30 克。将牛鞭洗净切段同枸杞子共炖熟,加盐少许饮用,分 2 次吃完。主治阳痿。

【药方 21】核桃仁 40 克,枸杞子 30 克,覆盆子 20 克,水煎服,每日 1～2 次。主治阳痿。

【药方 22】雄鸡肝 4 个,鲤鱼胆 4 个,菟丝子粉 30 克,麻雀蛋 1 个。将鸡肝、鱼胆风干,百日后研细,加菟丝子粉、麻雀蛋(蛋黄不用)拌匀,制黄豆大药丸。每日 3 次,每次 1 粒。主治阳痿。

【药方 23】蜂蛹(或带蛹蜂蜜)9 克,闹羊花 3 克。将蜂蛹焙干,加闹羊花,共研末。每次 1.5 克,每日 1 次,黄酒冲服。主治阳痿。

【药方24】老虎须草24克,香花草60克,过江龙、木贼各45克,分别研为细末,混合均匀,即研即用,不宜久置。每次用30克,酒调服(无饮酒微醉后,再临卧时服药)。主治阳痿多年,完全不起者,有卓效。

【药方25】蜈蚣30条,甘草10克,小茴香5克,共研细末,每次2~3次,每日1~2次。主治阳痿。

【药方26】鲜河虾、黄酒各360克,白酒180克。将河虾用白酒浸泡24小时,去掉白酒,用黄酒把虾煮熟,吃虾,喝黄酒。每日1剂,连服3~5剂。主治阳痿。

【药方27】刺蒺藜、青稞、小麦各250克,白酒200克。将前3味加少量水,煮沸,待水将干时,滤去水,待残渣微温时加白酒浸泡密闭,3日后加适量红糖搅拌均匀。每日2次,每次20~30毫升。主治阳痿。

【药方28】肉苁蓉30克,羊肉150~200克,大米适量。将羊肉切片,共煮粥,调味服用。主治阳痿。

【药方29】雀卵5个,放在饭上蒸熟,去壳后吃。主治阳痿。

【药方30】蟋蟀20~30只,沸水烫死,洗净,去头及翅足,用面粉糊裹油炸食用,白酒佐餐,每日1次。主治阳痿。

【药方31】蛹螂2个,置瓦上焙干,研成细粉。每日1次,米汤送服。主治阳痿,不射精。

【药方32】九香虫60克,炒至半生半熟,研末。每日1次,每次3克,淡盐水送服。主治阳痿。

【药方33】葱白10根,分2份,加热敷脐中,每日早晚各1次。主治寒邪所致的阳痿。

【药方34】五味子30粒,每晚临睡前嚼服,或以黄酒送下。主治阳痿。(《常见病食品疗法》)

【药方35】山茱萸100克,枸杞子250克,白酒100克,装瓶密封,每日振摇1次。1个月后饮用,睡前服30毫升。主治阳痿。

【药方36】胡桃仁60克,每日1次,连服1个月。或胡桃仁3个,泡在50毫升黄酒中,细嚼成浆咽之。主治阳痿。

【药方37】韭菜、鲜虾仁各150克,鸡蛋1个,白酒50克。韭菜炒虾仁、鸡蛋当菜,喝白酒,每日 1 次。主治阳痿。

【药方 38】韭菜 150 克,羊肾 120 克,调料适量。放铁锅内同炒熟,调味食用。每日 1 次,7～10 日为 1 个疗程。主治阳痿。

【药方 39】鳖头 1 个,香油炸焦,一次佐餐食用,连服 7 日。主治阳痿。

【药方 40】海马 100 克,浸泡在 500 毫升白酒中,每日早晨振摇。1 月后饮用,每晚临睡前服 30 毫升。主治阳痿。

【药方 41】韭菜子 10 克,水煎服,每日 1 次。主治阳痿。

【药方 42】金樱子 1 500 克,捣烂,加水煎 3 次,浓缩,加蜂蜜收膏,每日临睡前开水冲 20 克。主治阳痿。

【药方 43】五味子 500 克,鹿茸 5 克,白酒 1 500 毫升,浸渍 1 周,每次 20 毫升,每日早晚各服 1 次。主治阳痿。

【药方 44】泥鳅 400 克,大枣(去核)6 枚,生姜 2 片。泥鳅开膛洗净,加水与大枣、生姜共煮熟,以 1 碗水煎煮至剩半碗即成。连服数日,每日 2 次。主治阳痿。

【药方 45】冬虫夏草 15 克,在 500 毫升白酒中浸泡 7 日后,酌量饮用。主治肾阳亏虚之阳痿。(《实用单方验方大全》)

【药方 46】锁阳 30 克,粳米 50 克。将锁阳洗净切碎加入粳米及清水适量煮成粥,随意服食,可不吃锁阳。主治肾阳亏虚之阳痿。

脱 肛

【药方 1】小和尚藤 120 克,无花果 60 克,炖服。主治脱肛。

【药方 2】香附(焙)30 克,桑黄(微炙)30 克,捣末,炼蜜为丸,如梧桐子大,饭前用粥汤服 20 丸。主治脱肛泻血不止。

【药方 3】土荆芥鲜草 15 克,水煎服,每日 2 次。主治脱肛、子宫脱垂。

【药方 4】黄花菜 100 克,木耳 25 克,洗净,加水煮 1 小时,加白糖 5 克调服。主治湿热脱肛,大便时肛门痛或便后滴血。

【药方 5】蓖麻子 49 粒,捣烂涂头顶心。一昼夜后洗去,极有效验。主治脱肛。

【药方 13】干白芋的茎(芋头茎有红、白两种,白梗者为佳,野山芋更好)50 克,加水煎服。轻症服 1～2 日,一般服 3～5 日可愈。主治自汗、盗汗。

【药方 14】牡蛎 40 克,黄芪 120 克,麻黄根 15 克,浮小麦 40 克,共研细末。每次 9～15 克,做汤剂煎服或直接服用,每日 1～2 次,适用于肺气虚弱。每次用 1.5 克,用酒少许调服,每日 2 次。主治表虚自汗。

【药方 15】牡蛎、白术、防风各 90 克,共研细末,每次 1.5 克,酒少许调服,每日 2 次。主治表虚自汗。

【药方 16】人参(另炖)30 克,白术 60 克,肉桂 21 克,共研粗末,每次 15 克,水煎服,每日 1～2 次。主治气虚自汗。

【药方 17】黄芪 30 克,制附片(先煎 2 小时)20 克,水煎服,每日 1 剂。主治阳虚自汗。

【药方 18】煅龙骨、煅牡蛎各等份,研为细末,用时以开水或醋调成膏敷脐中,外盖纱布,用胶布固定。主治自汗、盗汗。

【药方 19】防风、黄芪、白术、五倍子各 10 克,共研为细末。取上药末 5 克,用温水调糊敷脐中,或直接将药粉填入脐中,外用胶布固定,每日 1 次。主治自汗。

【药方 20】五倍子 1 克,朱砂少许,煅龙骨、煅牡蛎各 2 克,共研细末。用时取药末适量填脐,外用胶布固定,每日 1 次。主治自汗。

【药方 21】艾条点燃灸肚脐中,每次 15 分钟,每日 1 次。主治自汗。

失 眠

【药方 1】甘草 6 克,浮小麦 12 克,大枣 10 枚,酸枣仁 12 克,水煎服,每日 1 剂,分 2～3 次温服,连服 5 日。主治失眠。

【药方 2】桂圆肉、酸枣仁各 10 克,芡实 15 克,炖汤,睡前温服。主治失眠。

【药方 3】香油 50 克,面粉 100 克,加水半碗调匀,锅内蒸熟,每早空腹食用,连服 7 日。主治失眠多梦。

【**药方4**】小麦（捣碎）30克，黑小豆15克，桂圆肉10克，大枣5枚，加水煎服。主治心悸、失眠、心烦。

【**药方5**】猪脊髓1具，黄酒500毫升，同放沙锅内煮烂，分2～3次吃完。主治失眠。

【**药方6**】鹌鹑蛋，打破倒入碗中，调匀，用滚开水冲服，加白糖，每日早晚各冲1个。主治失眠。

【**药方7**】黄花菜50克，水煮半小时后去渣，加冰糖再煮2分钟，睡前1小时饮下。主治失眠。

【**药方8**】浮小麦50克，甘草15克，大枣6枚，水煎服，每日1剂，分多次温服。此方为张仲景所创"甘麦大枣汤"，主治失眠。

【**药方9**】浮小麦50克，糯稻根50克，碧桃干15克，水煎服，每日1剂，分多次温服。主治失眠。

【**药方10**】炒酸枣仁15克，蜂蜜30克，煎汤冲服。或酸枣仁3～6克，加白糖研和，临睡温开水服。或酸枣仁15～25粒，黄花菜20根，炒至半熟，捣碎，研成细末，睡前一次服完。主治失眠。

【**药方11**】核桃仁50克，捣碎，大米量不限，加水适量煮成粥，佐餐食用。主治失眠。

【**药方12**】鸡蛋2个，枸杞子15克，大枣10枚。先将后2味用冷水煮约半小时，再将鸡蛋打破共煮至熟，每日2次。主治失眠。

【**药方13**】洋葱适量，捣烂后装在一个小瓶中盖好，或把洋葱包在纱布中捣烂，临睡前放在鼻子边吸其气味，一般可在15分钟左右入睡。主治失眠。

【**药方14**】大枣20枚，葱白7根，加水300毫升，煮至100毫升，去渣后顿服。主治失眠。

【**药方15**】花生叶90克（干品30克），煮水喝。主治失眠。

【**药方16**】五加皮、五味子各10克，开水冲泡代茶饮，可加白糖调味。主治失眠。

【**药方17**】怀山药30克，猪脑1具，枸杞子10克，盐少许。将怀山药、枸杞子用纱布包好与猪脑加水共炖，将熟时加盐后服用。有补益心脾、养血安神之功，主治失眠、心悸、怔忡等。

【**药方18**】鲜百合50克，清水浸一昼夜；酸枣仁15克，水煎去渣，取汁将百合煮熟连汤服用。或鲜百合60～90克,与蜂蜜适量拌和蒸熟,睡前服。主治更年期失眠,常食清心滋阴安神。

【药方19】睡前,以面包2片,牛奶1杯,调盐食用,便能安眠。即最重之症,亦可以此法治之。主治失眠。(《急救良方》)

【药方20】灯心草煎汤代茶饮,即得安睡。主治失眠。(《集简方》)

脚 气

【药方1】盐1 500克,炒热,包裹热敷痛处。另以一包,以脚踏之,冷则随换,夜夜用之,以脚热透为度,加槐白皮同炒共用,更妙。主治脚气。(《食疗本草》)

【药方2】桑条60克,炒香,以水1升,煎200毫升,每日空腹服。主治脚气。(《圣济总录》)

【药方3】枳壳炒80克,甘草18克,共研为末,用木瓜汤服6克。主治脚气。(《直指方》)

【药方4】大麻仁熬香,以水研取1升,再入水3升,煮至1升,入赤小豆1升,煮熟食赤小豆饮汁。主治脚气。(《外台秘要》)

【药方5】牛奶2 500毫升,硫黄90克,煎取1 500毫升,每次150克饮服,羊奶亦可。或以牛奶250毫升,调硫黄末30克服,服后取微汗,尤良。主治脚气。(《肘后方》)

【药方6】鳖1个,重约500克,清炖,只加大蒜5～6头,不另加作料,熟食淡食,即愈。不能食者,但饮其汤亦可。主治脚气。(《芝隐方》)

【药方7】陈扁豆500克(愈陈愈佳,新者忌用),通草30克,同煮烂,将扁豆与水频频饮食之,2～3日便愈。主治脚气。(《必效方》)

【药方8】陈葫芦、生姜、麦秸各适量,入水煎滚,盛桶中先熏后洗,5～6次即消。主治脚气。(《外台秘要》)

【药方9】每日于早起夜睡时,一手握脚趾,一手以掌心擦足心中央。数日后,湿气即发为脚汗,由足心而出,病自去矣。主治脚气。(《必用方》)

【药方 10】不食米饭,改用赤小豆与薏苡仁,煮熟代饭,临时略加砂糖,数日便愈。薏苡仁不可太多,只可用赤小豆的 1/5。主治脚气。(《芝隐方》)

【药方 11】白芷、芥子各等份,共研为末,姜汁和涂之。主治寒湿脚气。(《医方摘要》)

【药方 12】蓖麻子 7 粒,去壳、研烂,同苏合香丸,贴足心,痛即止。主治寒湿脚气。(《外台秘要》)

【药方 13】古砖烧红,以陈臭米泔水淬之,趁热布包 3 块,用膝夹住,棉被覆之,3～5 次即愈。主治寒湿脚气。(《扶寿方》)

【药方 14】胡芦巴(酒浸一宿,焙)、补骨脂(炒香)各 120 克,共研为末。以木瓜切顶去瓤,安药在内,令满,用顶合住,固定,蒸烂,捣丸如梧桐子大,每次 70 丸,空腹温酒服。主治寒湿脚气。(《家藏方》)

【药方 15】牛皮胶 1 块,细切,以面炒成珠,研末。每次 3 克,酒服下,其痛立止。主治脚气。(《万氏方》)

【药方 16】紫苏子、高良姜、橘皮各等份,做蜜丸如梧桐子大,每次 10 丸,空腹酒服。主治风湿脚气。(《药性论》)

【药方 17】明矾 90 克,水 2 500 毫升,煎沸浸洗。主治脚气冲心。(《千金要方》)

【药方 18】木瓜、槟榔各 7.5 克,吴茱萸 4.5 克,水煎服。主治脚气。(《太平圣惠方》)

脚转筋

【药方 1】可用大蒜擦脚心令热,复以冷水吞大蒜 1 瓣,有特效。主治脚转筋。(《姚僧垣集验方》)

【药方 2】炒茱萸 60 克,酒 100 毫升,煎至 50 毫升,分 2 次服下,即安。主治脚转筋。(《圣济总录》)

【药方 3】松节 60 克,切如米大,乳香 3 克,银石器慢火炒焦,存一二分性,出火毒,研末。每次 3～6 克,热木瓜酒调下,一应筋病皆治之。主治脚转筋。(《孙用和秘宝方》)

【药方 4】楠木煎汤洗之,枝叶同功。主治脚转筋。(《大明医方》)

【药方 5】樟木煎汤,先熏后洗。主治脚转筋。(《治法汇要》)

【药方 6】随将大足趾向上一扳。左足转筋,扳左足大趾;右足转筋,扳右足大趾,累验。主治脚转筋。(《芝隐方》)

中 风

【药方 1】生姜嚼碎,不拘多少,向患者面上天庭等处频擦。又以生姜汁,滴男左女右眼角内,即醒。主治中风。(《医门法律》)

【药方 2】松叶 500 克,细切,酒 1 000 毫升,煮至 300 毫升,频服,汗出瘥。主治三年中风。(《太平圣惠方》)

【药方 3】伏龙肝末 2 500 毫升,水 4 000 毫升,搅澄清灌之。主治中风口噤。(《本草纲目》)

【药方 4】白术 120 克,酒 1 500 毫升,煎 500 毫升,顿服。主治中风口噤。(《千金要方》)

【药方 5】独活 120 克,好酒 500 毫升,煎 250 毫升服。主治中风口噤。(《千金要方》)

【药方 6】荆芥穗为末,酒服 6 克,立愈,前后用之,甚验。主治中风口噤。

【药方 7】附子末吹入喉中,即瘥。主治中风口噤。(《千金要方》)

【药方 8】莱菔子、牙皂荚各 6 克,水煎服,取吐。主治中风口噤。(《丹溪心法》)

【药方 9】藜芦 30 克,去苗头,浓煎防风汤浴过,焙干切炒,微褐色为末。每次 1.5 克,温水调灌,以吐风涎为效,未吐再服。主治中风口噤。(《简要济众》)

【药方 10】先以乌梅擦齿令开。有痰声者,研明矾末 3 克,生姜汁调灌。无痰声者,黑大豆 1 500 克,炒焦,清酒 1 500 毫升,淋取汁灌。主治中风口噤。

【药方 11】乌雌鸡 1 只,洗净,以酒 1 000 毫升,煮取 400 毫升,去渣,分作 3 次,连服之。食葱姜粥,暖卧,取小汗。主治中风不语。

【药方 12】酒 100 克,和人奶 10 克,分 2 次服,即能言。主治中风不语。(《食疗本草》)

【药方13】陈酱100克,人奶10克,相合研匀,以布绞汁,随时与服。良久,当语。主治中风不语。(《太平圣惠方》)

【药方14】新石灰50克,醋炒,调如泥涂之。左侧喝涂右侧,右侧喝涂左侧,立即牵正。主治中风口喝。(《寇氏衍义》)

【药方15】生乌头、青矾各等份。每用少许,搐入鼻内,取涕涎,立效。主治中风口喝。(《箧中方》)

【药方16】栝楼绞汁,和大麦面做饼,炙熟熨患处,正时便止。主治中风口喝。(《太平圣惠方》)

【药方17】取大鳝鱼,以针刺头上出血,左侧喝涂右侧,右侧喝涂左侧,正时即洗去。主治中风口喝。

【药方18】皂荚去皮为末,醋和,右侧喝涂左侧,左侧喝涂右侧。主治中风口喝。

【药方19】取乌鸦全者,盐泥固济,火煅为末,和酒服之。主治中风口喝。(《本草纲目》)

【药方20】蓖麻子仁捣膏,左侧喝贴右侧,右侧喝贴左侧,即正。主治中风口喝。(《外台秘要》)

【药方21】天南星(生)研末,用姜汁调之,左侧喝贴右侧,右侧喝贴左侧。主治中风口喝。(《仁存堂方》)

【药方22】雄乌鸡1只,切葱白1把,煮汁,空腹食之。主治中风舌强。(《奉亲养老方》)

【药方23】明矾30克,皂荚15克,共研为末,每次3克,温水调服,吐痰为度。主治中风舌强。(《陈师古方》)

痫 病

【药方1】钾溴3克,溶水100毫升,每日服2～4次。主治痫病。(《西药大成》)

【药方2】钠溴3克,甘松酒20滴,水60克,每日3次。服时,再加水或茶和之。主治痫病。(《日本药局方》)

【药方3】经霜老茶叶30克,明矾15克,为细末。水法丸,辰砂为衣,每次9克,开水服3次,痊愈。主治痫病。

【药方4】生明矾 30 克,细茶 15 克,共研为末,炼蜜丸如梧桐子大,每次 50 丸,久服自然断根。主治风痰痫疾。(《世医得效方》)

【药方5】天南星,九蒸九晒,为末,生姜汁打糊,丸如梧桐子大,每次 20 丸。煎人参、麦冬、菖蒲汤下亦可。主治失心风痫。(《医学正传》)

【药方6】郁金 1 个,甘草 7.5 克。水半杯,煮干,去甘草,切片,焙研为末。入真脑砂子(炒)0.15 克,每次 3 克,以生猪血 5～7 滴,新汲水调下,不过 2 剂,痊愈。主治失心风痫。(《本草纲目》)

癫 狂

【药方1】苦参 500 克,蜜和丸如酸枣大,每次 10 丸,薄荷汤化服。主治癫狂。

【药方2】蚕纸烧灰,酒下 1 匙。或于手拇指甲下针之,血出,便效。主治癫狂。

【药方3】川郁金 3 克,天竺黄 30 克,雄黄 15 克,明矾 9 克,共研为末。以不落水猪心血捣为丸,朱砂为衣,如桂圆大。每日以石菖蒲 1.5 克煎汤,送服 1 丸。主治癫狂。

【药方4】郁金 30 克,明矾 90 克,共研细末,糯米糊为丸,如梧桐子大,每次 50 丸,白开水送服。主治癫狂。

【药方5】犀黄 3 克,水飞神砂 1 克,巴豆霜、明矾各 3 克,共研细末。加米粉做 20 丸,朱砂为衣,每次 1 丸,温水服下,必吐泻。不愈,再服效。主治癫狂。

伤 寒

【药方1】胡椒 49 粒,连须葱头 49 个,加百草霜 1 撮,共捣成泥,分两处布摊,一贴脐上,一贴龟头,用线捆住,少顷,奏效如神。主治阴证伤寒。(《医贯》)

【药方2】用水香薷末,用热酒调服 3～6 克,让汗出来。主治四时伤寒。(《卫生易简方》)

【药方3】用葱白(连须)5根,生捣,用热酒冲服。主治四时伤寒。

【药方4】真丹砂30克,水500毫升,煮至50毫升,顿服,覆被取汗而愈。主治伤寒无汗。(《外台秘要》)

【药方5】水调芥子末,填肚脐中,以热物隔衣熨之,取汗出。主治伤寒无汗。(《简便方》)

【药方6】龙胆草为末,入鸡蛋清,蜜化凉水服6克。主治伤寒发狂。(《伤寒蕴要》)

【药方7】用新抱出雏鸡蛋壳,煎汤服,即安,真奇方也。主治伤寒发狂。(《保生秘要》)

【药方8】铁粉60克,龙胆草30克,共研为末,磨刀水调服3克,小儿1.5克。主治伤寒发狂。(《心鉴》)

【药方9】寒水石6克,黄连3克,共研为末。用水煎甘草汤,放冷了服用。主治伤寒发狂。(《本事方》)

【药方10】番红花2克,水1杯,浸一夜,服之。主治伤寒发狂。(《医方集要》)

【药方11】韭菜根49根,水2升,煮至1升,顿服之。以止为度,汗无时亦治。主治伤寒盗汗。(《千金要方》)

【药方12】连须葱白250克,生姜60克,水煎温服。主治伤寒头痛。(《朱肱活人书》)

【药方13】乌梅14枚,盐50克,水500毫升,煎至250毫升,温服取吐。吐后,避风甚良。主治伤寒头痛。(《梅师方》)

【药方14】马蹄香为末,每次3克,热酒调下。少顷,饮茶1碗催之,出汗,即愈。主治伤寒头痛。(《医方摘要》)

【药方15】荆芥穗30克,浓煎服之。主治伤寒头痛。(《本草纲目》)

【药方16】干艾叶250克,水750毫升,煮500毫升,顿服,取汗。主治伤寒头痛。(《肘后方》)

【药方17】烧淡豆豉27枚,研末吹之。主治伤寒目翳。(《肘后方》)

【药方18】巴豆霜少许,纸捻卷纳鼻中,舌即收上。主治伤寒舌出。(《医学集成》)

【药方 19】甘草 60 克,蜜水炙,水 2 大碗,煮至 1 碗,服半碗,每日 2 次。主治伤寒咽痛。

【药方 20】绿豆煮粥,常服。主治伤寒烦渴。

【药方 21】防葵 30 克,木香、黄芩、柴胡各 15 克。每次 15 克,水 1 杯半,煎至八分,温服。主治伤寒动气。(《云岐子保命集》)

【药方 22】紫苏 1 把,水煮,稍稍饮之,其喘立止。主治伤寒气喘。(《肘后方》)

【药方 23】防己、人参各等份,共研为末。桑白皮煎水,每次 6 克。主治伤寒气喘。(《医林集要》)

【药方 24】枳壳 15 克,木香 3 克,共研为末,每次白开水服下 3 克,未止,再服。主治伤寒呃逆。(《本事方》)

【药方 25】用干姜 30 克,生附子 1 枚,去皮水煮,顿服。主治伤寒烦躁。

【药方 26】蓝靛 1 匙,新汲水调服。主治伤寒烦躁。

【药方 27】槟榔、枳实各等份,共研为末。每次 6 克,黄连汤服下。主治伤寒痞满。(《宣明方》)

【药方 28】用芫花、甘遂、大戟各等份,共研为末。以大枣 10 枚,水 1 碗半,煮至八分,去渣,身强者服 3 克,弱者服 1.5 克,平旦服之。主治伤寒胁痛。

【药方 29】半夏 12 克,生姜 7 片,酒 1 杯煎服。主治伤寒结胸。(《胡洽居士百病方》)

【药方 30】用牵牛子末 3 克,白糖化汤调服。主治伤寒结胸。(《郑氏家传方》)

【药方 31】大白头蚯蚓 250 克,去泥,用童便煮汁饮,或生绞汁亦可。主治伤寒热结。(《肘后方》)

【药方 32】用海蛤、滑石、甘草各 30 克,芒硝 15 克,共研为末。每次 6 克,鸡子清调服,则小肠通,血亦流行,胸膈自利矣。主治伤寒血结。(《朱肱活人书》)

【药方 33】桔梗、半夏、陈皮各 9 克,姜 5 片,水 2 杯,煎服。主治伤寒腹胀。(《朱肱活人书》)

【药方 34】羊桃 500 克,捣熟,浸热汤 450 克。正午时,入坐一炊

久,不过三饮,愈。主治伤寒四肢烦痛。(《千金要方》)

【药方35】青黛6克,水研服。主治伤寒发斑。(《朱肱活人书》)

【药方36】大黄30克,水渍一夜,早晨煎汁,入芒硝30克,缓服。主治伤寒发黄。(《伤寒类要》)

【药方37】麻黄1把,去节,绵裹。好酒1 500毫升,煮取150毫升,顿服。取小汗,春月用水煎。主治伤寒发黄。

【药方38】大枣20枚,乌梅10个,捣和蜜丸,口含咽汁,甚效。主治伤寒余热。(《千金要方》)

【药方39】用牵牛末3克,白糖化汤调服。主治伤寒腹痛。(《郑氏家传方》)

【药方40】先用皂荚末,以纸燃烧烟入鼻,有嚏可治,无则不治。可治者,随用皂荚、半夏、生明矾共4.5克,为末,姜汁调服,探吐痰去,即愈。主治伤寒昏迷。(《万病回春》)

中 暑

【药方1】急取蒜头2个,研烂。再取街心热土,去面层不用,污泥亦不可用,搅新汲水调匀,服1碗,甚效。主治中暑。(《应验良方》)

【药方2】皂荚(烧存性)、甘草(微炒)各30克,共研为末,温水服3克,灌之。主治中暑。(《澹寮方》)

【药方3】地黄汁100毫升,服之。主治中暑。(《金匮要略》)

【药方4】绿豆壳浓煎汁,随量饮。主治中暑。

【药方5】沉香、檀香各等份,烧熏,令气满室,通窍,即醒。主治中暑。

【药方6】将乌梅2个,研粉,放一碗内,加白糖1匙,开水冲服,便可预防中暑。(《芝隐方》)

霍 乱

【药方1】藿香叶、陈皮各15克,水2杯,煎至1杯,温热服下。回生。主治霍乱。(《百一选方》)

【药方 2】食盐 1 撮,放刀口上烧红,以阴阳水即半滚半冷水 1 小杯冲服。服后,腹痛渐止。主治霍乱。(《济生秘览》)

【药方 3】粳米 200 克研粉,入水 2 杯研汁,和淡竹沥 100 克,顿服。主治霍乱。(《普济方》)

【药方 4】绿豆粉、白糖各 60 克,新汲水调服,即愈。主治霍乱。(《生生编》)

【药方 5】防己、白芷各等份,共研为末,水煎服 6 克,每日 2～3 次,趁热服用。主治霍乱。(《太平圣惠方》)

【药方 6】砂仁(炒)30 克,盐研 1 撮,沸汤调,冷服。伤冷物者,加吴茱萸。主治霍乱。

【药方 7】用盐 1 大匙,熬令色黄,和童便 1 盏,温服。一会儿,吐下,即愈。主治干霍乱,症见上不得吐,下不得利,腹痛欲死。(《柳州方》)

【药方 8】千年石灰,砂糖水调服 6 克,淡醋水调也可以。主治干霍乱。

【药方 9】炒红盐 30 克,猪牙皂荚 3 克,水煎服,吐出。主治干霍乱,症见腹痛出汗,吐泻不出者。

【药方 10】木香末 3 克,木瓜汁 1 杯,入热酒调服。主治霍乱转筋。(《圣济总录》)

【药方 11】小蒜、盐各 30 克,捣敷肚脐中,灸 7 壮。主治霍乱转筋。

【药方 12】生白扁叶 1 把,捣碎,入少许醋,绞汁服痊愈。主治霍乱转筋。

【药方 13】薏苡仁研末,每次 6 克,水调服,频进。主治霍乱转筋。

【药方 14】生大豆研末,水送服 1 匙。主治霍乱腹痛。

【药方 15】人参 15 克,肉桂 1.5 克,水 2 杯,水煎服。主治霍乱烦闷。(《太平圣惠方》)

【药方 16】芦根 9 克,麦冬 3 克,水煎服。主治霍乱烦闷。(《千金要方》)

疟 疾

【药方1】胡椒、硫黄各1克,研末,掺膏药上,贴背脊之正对肚脐眼处,过期即愈。主治疟疾。(《应验良方》)

【药方2】柴胡3克,和清水2碗,熬至1碗,于发病之前6小时服之,无不效。主治疟疾。(《养生主论》)

【药方3】金钱草揉碎,于发疟之前5～6小时,以之塞鼻。如气味淡,再揉再塞,数次后必效。主治疟疾。(《肘后方》)

【药方4】朱砂3克,斑蝥14个,雄黄、麻黄各6克,共研细末。每用少许放入膏药,贴项后第三骨节,无论间日、每日、3日均效,但须于发作之前3～4小时贴用。主治疟疾。(《易简方》)

【药方5】金鸡纳霜3克,为丸,做180粒。每次10～15粒,未发前6～8小时服。主治疟疾。(《临床医典》)

【药方6】青蒿1把,水2升,捣汁服。主治疟疾。(《肘后方》)

【药方7】青皮30克,烧存性,研末,发前温酒服3克,临时再服。主治疟疾。

【药方8】穿山甲30克,干枣10枚,同烧存性研末,每次6克。发日,五更第一汲井水服。主治热疟。(《杨氏家藏方》)

【药方9】干姜、高良姜各等份,共研为末。每次3克,水1杯,煎至七分服。主治脾疟。

【药方10】干姜炒黑为末,临发时,温酒服9克。主治脾疟。(《医方摘要》)

【药方11】用当归30克,水煎服,每日1剂。颇佳。主治温疟,但热不寒而痰甚者。(《圣济总录》)

【药方12】青蒿60克,童便浸焙,黄丹15克,共研为末。每次6克,白开水调服。主治温疟。(《仁存堂方》)

【药方13】常山3克,小麦9克,淡竹叶6克,水煎,五更服,甚良。主治温疟。(《药性论》)

【药方14】鬼箭羽末、砒霜各0.1克,五灵脂10克,共研为末,发时1克,冷水服。主治鬼疟。(《圣济总录》)

【药方 15】长牛藤 1 把,生切,水 900 毫升,煮至 300 毫升,分 3 服,清早 1 次,未发前 1 次,临发时 1 次。主治劳疟。(《外台秘要》)

【药方 16】墨旱莲研碎,如黄豆大,以紫苏叶裹之,男左女右,塞鼻孔内半日,即出涕泪。轻者立愈,重者渐次而愈。主治隔日疟。(《医宗必读》)

【药方 17】鳖甲醋炙,研末,每次 6 克,酒服。隔夜一服,清晨一服,临时一服,无不断者。主治久疟不止。(《寿域神方》)

【药方 18】桃花阴干为末,酒服 1 小匙,良效。主治久疟不止。(《梅师方》)

【药方 19】黄丹、百草霜各等份,共研为末。发日,空腹米汤服 9 克,不过 2 次痊愈。或糊丸,或蒜丸,皆效。主治疟疾寒热。

【药方 20】独头蒜,炭上烧之,酒服 3 克。主治疟疾寒热。(《肘后方》)

【药方 21】常山末 6 克,酒浸炒透,即不发吐。乌梅肉 4 个,研烂为丸,此截疟必效之方。主治截疟。(《医宗必读》)

痢 疾

【药方 1】地锦草晒研,每次 6 克,空腹米汤服。主治赤痢。(《乾坤生意》)

【药方 2】地肤子 150 克,地榆、黄芩各 30 克,共研为末,每次 3 克,温水调服。主治赤痢。(《普济方》)

【药方 3】乌梅肉(炒)、黄连各 120 克,共研为末,炼蜜丸,如梧桐子大,每次米汤服 20 丸,每日 3 服。主治赤痢。(《直指方》)

【药方 4】乌梅 30 克,去核烧过,研末,每次 6 克,米汤服,立止。主治赤痢。(《直指方》)

【药方 5】乌药烧存性,研末,陈米饭丸如梧桐子大,每次米汤服 30 丸。主治赤痢。(《普济方》)

【药方 6】苦参炒焦为末,水丸,如梧桐子大,每次 15 丸,米汤服下。主治赤痢。(《仁存堂方》)

【药方 7】没食子 30 克,为末,饭丸如小豆大,每食前,米汤服 30

丸。主治赤痢。(《普济方》)

【药方8】白纸3张，裹盐1匙，烧赤研末，分3服，米汤服下。主治赤痢。(《太平圣惠方》)

【药方9】山漆9克，研末，米泔水调服，即愈。主治赤痢。(《本事方》)

【药方10】贯众15克，煎酒服。主治赤痢。(《集简方》)

【药方11】冬葵子为末，每次6克，入腊茶9克，沸汤调服，每日3次。主治赤痢。

【药方12】延胡索为末，米汤调服9克。主治赤痢。

【药方13】金银花30克，煎汤，送香连丸9克。主治赤痢。

【药方14】大黄酒煮为丸，白水服6克，效。主治赤痢。

【药方15】诃子2个，一煨、一生为末，沸汤调服。水痢，加甘草3克。主治白痢。(《普济方》)

【药方16】罂粟子(炒)、罂粟壳(炙)各等份，共研为末，炼蜜丸如梧桐子大。每次30丸，米汤服下。主治赤白痢。(《百一选方》)

【药方17】山豆根末，蜜丸，如梧桐子大。每次20丸，空腹白开水服，服3次自止。主治赤白痢。(《必效方》)

【药方18】龙牙草15克，陈茶1撮，水煎服。主治赤白痢。(《医方摘要》)

【药方19】苍耳草不拘多少，洗净，用水煮烂，去渣入蜜，用武火熬成膏。每次1～2匙，白汤服。主治赤白痢。(《医方摘元》)

【药方20】荷叶焙研，每次6克，糖汤服。主治赤白痢。

【药方21】葱白1把，细切，和米煮粥，日日食之。主治赤白痢。

【药方22】益母草(晒干)、陈盐梅(烧存性)各等份，共研为末，每次9克。白痢，干姜汤服；赤痢，甘草汤服。主治赤白痢。(《丹溪心法》)

【药方23】鸡冠花，煎酒服。赤痢用红鸡冠花，白痢用白鸡冠花。主治赤白痢。(《集简方》)

【药方24】茄根(烧灰)、石榴皮各等份，共研为末，以砂糖水服之。主治久痢。(《简便单方》)

【药方25】艾叶、陈皮各等份，煎汤服之。亦可为末，酒煮烂，饭和

丸,每盐汤服 20~30 丸。主治久痢。(《圣济总录》)

【药方 26】黄连 49 个,盐梅 7 个,入新瓶内,烧烟尽,热研。每次 6 克,盐米汤服下。主治久痢。(《护命方》)

【药方 27】荞麦面,每次 6 克,砂糖水调服。主治噤口痢。

【药方 28】山药半生、半炒为末,每次 6 克,米汤调服。主治噤口痢。(《易简方》)

【药方 29】冰糖 15 克,乌梅 1 个,水 2 碗,煎至 1 碗,时时饮之。主治噤口痢。(《摘玄方》)

【药方 30】鸡内金焙研,乳汁服之。主治噤口痢。(《护命方》)

【药方 31】大田螺 2 个,捣烂,入麝香 1 克,做饼,烘热,贴脐间。半日热气下行,即思食矣,甚效。主治噤口痢。(《丹溪心法》)

【药方 32】大古钱 1 个,火煅醋淬,以钱化为度,研细末,拌粥内食之。如十分沉重,拌粥不能食者,以温开水调服,1~2 小时即思饮食矣,然后用薄粥渐渐开导,甚良。主治噤口痢。(《张氏必效方》)

【药方 33】大蒜捣贴两足心,亦可贴脐中。主治噤口痢。(《千金要方》)

【药方 34】苍术、甘草、陈皮、厚朴各等份,共为粗末,布包在肚上熨之,逼药气入腹。主治噤口痢。

【药方 35】白豆腐,醋煎食之,即愈。主治休息痢。(《普济方》)

【药方 36】椿根白皮、诃黎勒各 15 克,母丁香 30 个,共研为末,醋糊丸,如梧桐子大。每次 50 丸,米汤服下。主治休息痢。(《仁存堂方》)

【药方 37】酸石榴 5 个,莲子捣汁 2 升,每次 250 克,神妙。主治五色痢。(《千金要方》)

【药方 38】刺猬皮烧灰,酒服 6 克。主治五色痢。

【药方 39】陈年年糕,陈雨前茶,冰糖、茉莉花共煎汤 1 杯服之,立愈。主治五色痢。(《慈惠编》)

【药方 40】干丝瓜 1 个,连皮烧研,空腹酒服 6 克。主治五色痢。(《经验方》)

【药方 41】延胡索末 9 克,温酒调服,即纳入,少顷大便行,痛亦止。主治下痢脱肛。

外　科

痈　疽

【药方 1】皂角针，春取一半新采，一半黑者，一味不拘多少，晒干为末。饭后用酒调 6～9 克。主治痈疽。(《肘后方》)

【药方 2】龙葵 30 克为末，麝香 0.3 克，研匀涂之，善。主治痈疽。(《万病单方大全》)

【药方 3】连翘草及根各 300 克，水 1 000 毫升，煮汁 150 毫升，服取汗。主治痈疽。(《外台秘要》)

【药方 4】紫花地丁(连根)、苍耳叶各等份，捣烂，酒 1 杯，搅汁服。主治痈疽。(《经验方》)

【药方 5】紫花地丁草，三伏时收，白面和成，盐醋浸一夜，贴患处。主治痈疽。(《集效方》)

【药方 6】核桃 10 个，煨熟去壳，槐花 30 克，研末杵匀，热酒调服。主治痈疽。(《古今录验》)

【药方 7】生地黄、当归各 30 克，香油 60 克，煎至枯黑，去渣，白蜡化溶，搅匀，贴患处。主治痈疽。

【药方 8】香油 300 克，银器煎 20 沸，加纯醋 3 碗，分 5 次，一日服尽。主治痈疽初起。(《直指方》)

【药方 9】败龟板 1 个，烧研粉，酒服 12 克。主治痈疽初起。

【药方 10】木香、黄连、槟榔各等份，共研为末，用油调和，频频涂患处，取效。主治痈疽溃烂。(《和剂局方》)

【药方11】铅白霜0.2克,甘草半生半熟为末,绵裹含咽。主治痈疽作痛。(《太平圣惠方》)

【药方12】乳香15克,温开水调服,疗效较佳。主治痈疽寒战。(《直指方》)

【药方13】紫草、栝楼各等份,新水煎服。主治痈疽便闭。(《直指方》)

【药方14】乌梅肉烧研,敷恶肉上,一夜可消大半。主治痈疽恶肉。(《千金要方》)

【药方15】硫黄研细末,敷上即退。再用泡过茶叶150克,乌梅3个,烧存性,共研敷患处,即收口。主治痈疽恶肉。(《葛氏方》)

【药方16】远志不拘多少,米泔水浸、棒槌去心,晒干为末。酒1杯,调末9克,澄清饮之,渣敷患处。主治痈疽。(《肘后方》)

瘰 疬

【药方1】每日取略带白色之老鼠屎7粒,须拣两头尖者,加真化州橘红3克,和水在饭锅上蒸之,取其汤分3次服之。服7日,自消。主治瘰疬。(《范汪方》)

【药方2】于初起时,用新鲜金丝荷叶捣碎取汁,用鸡毛蘸汁敷患处,干即再敷,不令间断,2~3日即愈。主治瘰疬。(《梅师方》)

【药方3】颏下结核。大蜘蛛不计多少,好酒浸过,同研烂,澄去渣,卧时服之,最效。主治瘰疬。(《医林集要》)

【药方4】鸭脂调半夏研末,日日敷之。主治瘰疬已破,汁出不止者。(《永类钤方》)

【药方5】用黑色蛤蟆1只,去肠、焙研,油调敷之,忌铁器。主治瘰疬溃烂。(《千金要方》)

【药方6】穿山甲土炒,斑蝥、熟艾各等份,共研为末,敷患处。外以乌桕叶贴上,灸四壮,疗效好。主治瘰疬。(《寿域方》)

【药方7】猫头骨,烧灰存性,油调敷之,以瘥为度。主治鼠病。(《赵氏经验方》)

【药方8】用蜘蛛27个,烧研敷之,已破者自能收口生肌。主治鼠

病。(《千金要方》)

疔 毒

【药方1】豨莶草、五叶草(即五爪龙)、野红花(即小苏)、大蒜各等份,捣烂,入热酒1杯,绞汁服,得汗立愈。主治疔毒。(《乾坤生意》)

【药方2】将疔刺破,以老葱、生蜜捣匀贴2小时。疔出,用醋汤洗患处,神效。主治疔毒。(《圣济总录》)

【药方3】马齿苋2克,石灰3克,共研为末,鸡蛋清和涂之。主治疔毒。(《诸证辨疑》)

【药方4】核桃1个,平破取仁,嚼烂安壳内,合在疮上,频换甚效。主治疔毒。(《普济方》)

【药方5】荔枝肉、白梅各3个,捣做饼子,贴于疮上,根即出。主治疔毒。(《千金要方》)

【药方6】白及末7.5克,以水澄之,去水,摊纸上贴患处。主治疔毒。(《袖珍方》)

【药方7】千针草120克,乳香30克,明矾15克,共研为末,酒服6克,出汗为度。主治疔毒。(《千金要方》)

【药方8】金丝草、忍冬藤、五叶藤、荞麦各等份,煎汤温洗。黑者加醋。主治疔毒。(《千金要方》)

【药方9】生大黄、雄黄各30克,共研细末,饭糊丸32粒。12岁者,开水吞服12粒,余可类推,但至多以30粒为度。主治面上生疔。(《集验方》)

【药方10】吸铁石擦良久,2~3日即愈。主治面上生疔。(《近效方》)

【药方11】刮铁屑涂患处,即消退。主治面上生疔。(《普济方》)

【药方12】取雄鸡冠血点之,神效无比。主治面上生疔。(《寿域方》)

【药方13】初起时,用烟杆内烟油,浓涂即消。主治面上生疔。(《易简方》)

【药方14】马蹄草、大青叶、臭紫草各等份,捣烂,以酒1碗浸之,

去渣温服,3服即愈。主治螺疔。(《经验良方》)

【药方15】急用针于红丝所到处刺之,挤出恶血,再细嚼浮萍草根敷之。主治红丝疔。(《易简方》)

【药方16】烟杆中烟油离丝三分敷,丝即不走。主治红丝疔。(《敬信录》)

【药方17】金或银三棱针,忌铁针刺患处四周。后用银杏去壳,浸油中,年久者捣烂敷患处。主治疔色黄,麻木不痛,疮凸色红,使人昏狂。(《易简方》)

【药方18】饭蝇7个,去翅足,加入冰片0.3克,同捣烂敷疔上,一昼夜便肿消止。屡试屡验,但仍须服药以清其毒。主治面疔。(《太平圣惠方》)

【药方19】须看大腿弯有紫筋起者,可用银针刺出血,即愈。或盐擦之,亦消。主治唇疔。(《集元方》)

【药方20】葱白、蜂蜜,拌涂四周。主治鱼脐疔。(《易简方》)

【药方21】先以针刺破头及四周,以白苣汁滴孔中,即愈。主治鱼脐疔。(《诸证辨疑》)

【药方22】饮真香油一大碗,即止。或饮菜子油,更妙。主治疔疮出血。(《应验良方》)

【药方23】患疔疮者,忌食猪肉,偶一不慎,必致走黄,不治。宜急取芭蕉根捣汁服,即解。主治疔疮走黄。(《寇氏衍义》)

【药方24】捕活蜣螂捣烂敷之,不数日结疤自落。主治蛇头疔。(《梅师方》)

【药方25】蝉蜕、白僵蚕各等份,共研为末,醋调涂四周,候根出,拔去再涂。主治疔疮不破。(《医方大成》)

痔 疮

【药方1】蟾蜍1只,泥裹,火煅存性为末。以肥猪肠1截,扎定两头,煮熟切碎,蘸蟾蜍末食之,如此3~4次,其痔自落。主治痔疮。(《澹寮方》)

【药方2】赤足蜈蚣,焙为末,入龙脑少许,唾调敷患处。主治痔

疮。(《直指方》)

【药方3】蚕茧内入男子指甲,令满。外用童子顶发缠裹,烧存性,研末,蜜调敷患处。主治痔疮。(《万氏积善堂方》)

【药方4】鸡胆、鸭胆、鹅胆、牛胆,不拘何种,频擦,有效。主治痔疮。(《肘后方》)

【药方5】五倍子3~4个,芒硝1撮,水2碗煎浓,先熏后洗。主治痔疮。(《肘后方》)

【药方6】槐根或桃根,或萝卜,或冬瓜,皆可,煎汤频洗。主治痔疮。

【药方7】马齿苋不拘鲜干,煮熟食。初起者,用此即愈。主治痔疮。(《医林集要》)

【药方8】猪胆汁调荞麦面为丸,开水送下。成漏有管者,改用牛胆汁,极效。主治痔疮。(《肘后方》)

【药方9】经霜扁豆叶、地骨皮各少许,同研细末,掺患处,俱极效。主治痔疮。(《梅师方》)

【药方10】食盐60克,炒焦至如黑炭。水2大碗,烧滚,倾盐水中,盛瓦盆内,患者坐上熏之,约10分钟,仍以此水洗,候冷为止。每日2次,数日尽愈。主治痔疮。(《扶寿方》)

【药方11】槐实研末,米汤服3克,效。主治五痔。(《葛氏方》)

【药方12】老牌花露水,新棉蘸少许,擦痔核上,痛痒自止,极验。主治痔核。(《芝隐方》)

【药方13】益母草叶捣汁,饮用。主治血痔。(《外科精义》)

【药方14】蒲黄末每次1匙,每日3次。主治血痔。(《薛己医按》)

【药方15】槐树上木耳研为末,每次1匙,每日3次。主治血痔。(《简便方》)

【药方16】龟肉煮烂,食1碗。主治血痔。(《寿域方》)

【药方17】棉花子炒黄黑色,去壳为末,陈米浓汁加黑砂糖,丸如梧桐子大,每日早晨开水送服9克。主治血痔。(《扶寿方》)

【药方18】生豆腐渣,锅内炒干为末,每次9克,白砂糖汤服下。每日3次,久病严重者亦效。主治血痔。(《危氏方》)

【药方 19】桑黄、熟附子各 30 克，共研为末，炼蜜丸，如梧桐子大，每次米汤服 20 丸。主治血痔。(《太平圣惠方》)

【药方 20】当归身 6 克，地榆炭 3 克，水煎服。主治血痔。(《圣济总录》)

【药方 21】鸡冠花不拘多少，浓煎，空腹服。主治血痔。(《集验方》)

【药方 22】鲫鱼 1 条，去肠，入明矾令满，瓦上烧末，以鸡羽毛蘸药敷患处。主治痔漏。(《圣济总录》)

【药方 23】活鲫鱼鳞 3～5 片，绵裹如枣形，纳入肛门，坐片刻，痛自止。主治痔漏。(《葛氏方》)

【药方 24】桑寄生，研成细末，用米汤服下。主治痔漏。(《圣济总录》)

【药方 25】金银花(藤并花)，研成细末，每次用酒服 9 克。主治痔漏。(《太平圣惠方》)

【药方 26】忍冬草浸酒常饮。主治痔漏。(《易简方》)

【药方 27】以布裹盐，烧灰为末，每次 3 克。主治痔漏。(《敬信录》)

【药方 28】蚕纸晒干，小刀刮下蚕空壳，阴阳瓦焙黄，好酒送下。连服 10 张蚕纸除根。主治痔漏。(《医方大全》)

【药方 29】款冬花嚼烂敷上，1～2 次即愈。主治痔漏。(《集验方》)

【药方 30】青蒿叶为末，粪前血，开水调服。粪后血，酒调服。主治酒痔。(《外科精义》)

【药方 31】丝瓜烧末，酒服 6 克。主治酒痔。

【药方 32】大团鱼头 1 个，火煅为末，擦痔上，即刻收。主治内痔，症见脱出肛外者。(《葛氏方》)

【药方 33】冬青树叶，水煎，趁热先熏后洗。主治内痔。(《葛氏方》)

【药方 34】槐花水煎，频繁外洗，另取药液口服。主治外痔。(《本草纲目》)

【药方 35】古石灰、川乌头(炮)各等份，共研为末，饭和丸，如梧桐

子大,每次 20～30 丸,白开水服下。主治痔疮作痒。(《活法机要》)

【药方 36】猪大肠 300 克,蚯蚓 10 余条,煮融,去蚯蚓食猪大肠,极效。主治痔疮作痒。(《瑞竹堂方》)

【药方 37】酢浆草 1 把,水煮 1 碗服,每日 3 次,见效。主治痔疮出血。(《外台秘要》)

疮 毒

【药方 1】大皂荚(烧存性)、枯矾(要烧透)各等份,共研为末,麻油调涂。先用明矾水洗净为妙。主治眉疮。(《简易方》)

【药方 2】臭虫同水龙骨捣和,麻油调敷,出尽黄水,即愈。主治臁疮。(《西亭药镜》)

【药方 3】白萝卜打烂,贴疮口上,每日 1 换,毒血去尽,再用松香 30 克、杏仁 30 粒,去皮与油;黄丹 24 克、轻粉 2 克、旧玻璃 9 克,火焙为末,研细,麻油调搽。每日 1 换,数次即愈。主治臁疮。(《周氏家宝方》)

【药方 4】干马齿苋研末,蜜调敷上,一宿其虫自出。主治臁疮。(《海上仙方》)

【药方 5】川乌头、黄药各等份,共研为末,用浆水调涂纸上,贴患处,大有效。主治臁疮久不愈。(《儒门事亲》)

【药方 6】砂糖水煎煮冬青叶 3～5 克,煮沸,捞起,石头压平,将冬青叶贴疮上,每日 2 次。主治臁疮。(《丹溪心法》)

【药方 7】黄丹、黄蜡各 30 克,香油 15 克,熬膏。以姜椒汤洗后,贴患处。主治臁疮。(《积德堂方》)

【药方 8】密陀僧、香油入粗碗内磨化,油纸摊膏,反复贴患处。主治臁疮。(《集效方》)

【药方 9】雄黄 6 克,陈艾 15 克,青布卷作大捻,烧烟熏之。热水流出,数次痊愈。主治臁疮。(《笔峰杂兴》)

【药方 10】盐中黑泥,晒研贴患处。主治臁疮久不愈。(《永类钤方》)

【药方 11】柿霜、柿蒂各等份,烧研敷患处,甚效。主治臁疮。

（《笔峰杂兴》）

【药方 12】猫头骨烧存性，研末，每次 9~15 克，用酒服下。主治对口疮。（《便民食疗方》）

【药方 13】黄柏 30 克，乳香 7.5 克，共研为末，槐花煎浓汁，调做饼，贴疮口。并用吴茱萸研末，醋调敷两足心，即愈。主治鬌毛疮，症见生头上，如葡萄状。（《东阳方》）

【药方 14】用生草乌 90 克，生姜 60 克，煨白芷、炒南星各 30 克，肉桂 15 克。不见火，共为末，用最好烧酒调敷，名回阳玉龙膏。主治疮似猫儿眼，有光彩，无脓血，痒痛不常，饮食减少，名曰寒疮。（《如宜方》）

【药方 15】雄黄末醋调敷患处。主治缠腰龙，此丹毒也（生腰下，长 3.3~6.6 厘米，或碎如饭，或红肿坚硬）。（《普济方》）

【药方 16】糯米粉和盐嚼涂患处。主治缠蛇疮。（《济急方》）

【药方 17】水缸底蚯蚓 1 条，连泥捣烂敷患处，即愈。主治缠蛇疮。（《本草纲目》）

【药方 18】外用雄黄、香油调敷，内用雄黄冲酒饮，良验。主治蛇形疮。（《乾坤秘韫》）

【药方 19】胡粉、朱砂各等份，共研为末，和白蜜调匀涂敷患处，甚效。主治蜂窝疮。（《圣济总录》）

【药方 20】豆腐衣，又名豆腐皮，烧枯存性，香油调搽。主治蜘蛛疮，症见形如蛛网，痒不能忍。（《慈惠编》）

【药方 21】用胡燕窠中土研末，水和敷患处。主治黄水疮，症见初如米粟，痒而兼痛，破流黄水，浸淫成片，流处即生，发于心下者，若不早治，难救。（《葛氏验方》）

【药方 22】大枣烧炭 24 克，飞黄丹、松香、枯矾各 12 克。上药共为末，麻油调搽。主治黄水疮。（《外科集验方》）

【药方 23】鲫鱼切片和盐捣贴，频频更易，以瘥为度。主治黄水疮。（《太平圣惠方》）

【药方 24】雷丸 9 克，轻粉、真白茯苓各 3 克，共研细末，敷患处即愈。主治人面疮，症见此疮生在两膝，亦有生在两手弯者，眼口能动能食。（《岐伯方》）

【药方25】用做过豆腐之渣,炒熟敷患处,以布包紧,冷则随换,包过一夜,即愈。神效。主治寒毛疮。(《孙真人方》)

【药方26】用鼠尾草根(切)同猪脂捣碎敷患处。主治翻花疮,症见内生恶肉如饭粒,破之,血出随生,反出于外。(《圣济总录》)

【药方27】鸽粪90克,炒黄,研末,温浆水洗后敷患处。主治翻花疮。(《太平圣惠方》)

【药方28】马齿苋500克,烧研,猪脂调和敷患处。(《经验方》)

【药方29】蜈蚣1条为末,和猪胆汁调涂患处。主治天蛇头疮。(《奇效方》)

【药方30】风菱角灯火上烧灰存性,研末,香油调敷。未溃者即散,已溃者止痛而愈。主治天蛇头疮。(《医宗汇编》)

【药方31】野菊花连茎捣烂,酒煎,热服取汗,以渣敷患处,即效。主治一切肿毒。(《集效方》)

【药方32】野菊花茎叶、苍耳草各1把,共捣,入酒1碗,绞汁服,以渣敷患处,取汗即愈。主治一切肿毒。(《易简方》)

【药方33】松香240克,铜青6克,蓖麻仁15克,同捣烂做膏摊贴患处。主治一切肿毒。(《诸证辨疑》)

【药方34】野葡萄根,晒研为末,水调涂患处,即消。主治一切肿毒。(《太平圣惠方》)

【药方35】吸铁石9克,金银藤120克,黄丹240克,香油500克。如常法熬膏贴患处。主治一切肿毒。(《救急方》)

【药方36】五倍子炒紫黑色,蜜调涂患处。主治一切肿毒。(《普济方》)

【药方37】急于初起时,以冰1~2块,干毛巾数层,包而贴患处,数次即退。主治一切肿毒。(《家庭医学》)

瘿瘤

【药方1】用针刺破,剂尽粉发,用生肌药敷患处,自愈。主治多生耳后、发下寸许,按之不痛之发瘤。(《肘后方》)

【药方2】每夜将睡时,用熟热饭敷患处,冷则另换,每晚连敷

3次,久而自愈。主治新起肉瘤如小弹子者,治之屡见功效,切勿轻视。(《青囊杂要》)

【药方3】旧牛皮鞋底洗净,煮熟极烂,成冻子,常食之。瘤自破,如豆腐,极臭。主治粉瘤。(《直指方》)

【药方4】蜘蛛网缠住瘤根,次日另换蜘蛛网再缠,换4~5次,则瘤自消,内有结实小白粉,用手取,不肿不痛。主治粉瘤。(《兵部手集》)

【药方5】石灰1块,如钱大,糯米14粒,同咸水化开一夜,加辰砂少许,挑破点患处。主治粉瘤。(《疮疡全书》)

【药方6】将羊蹄草根捣烂,用醋洗净,涂上1小时,以冷水洗去,每日1次。主治浸淫日久,痒不可忍,愈后复发,时流黄水之漏瘤。(《应验良方》)

【药方7】长柄壶芦,烧存性研末,搽患处,以消为度,或加麻油调敷尤妙。主治腋下瘿瘤。(《濒湖集简方》)

【药方8】初起时,用柳树上花蜘蛛丝缠之,久则自消。主治疣瘤。(《简便方》)

【药方9】用猪靥7枚,用酒9克熬,放入水瓶中,露一夜,取出,炙食,2剂好。主治瘿瘤。(《医方摘要》)

【药方10】用自然铜贮水瓮中,逐日饮食,皆用此水,其瘿自消。或火烧烟气,久久吸之,亦可。主治生于项下之气瘿。(《直指方》)

【药方11】针砂入水缸中浸之,饮食皆用此水,10日一换针砂,半年自消散。主治气瘿。(《直指方》)

【药方12】鼠粘子根50克,水450毫升,煮至250毫升,分3次服。或为末蜜丸,常服用。主治气瘿。(《急救方》)

【药方13】海带频食之,自愈。主治瘿瘤结气。(《太平圣惠方》)

【药方14】生天南星,大者1枚,研烂滴好醋5~7点。如无鲜者,以干者为末,醋调,先用针刺,令气透,乃贴之,觉痒则频贴,取效。主治气瘿。(《济生方》)

【药方15】生天南星1枚,好醋少许,瓦盆底上磨调。起瘤处用生姜数千克,煎浓汁,趁热熏患处,拭干,搽天南星汁,十几次即愈。主治气瘿。(《千金要方》)

疔 毒

【药方1】紫薇花半茶杯,煮精肉食用,可保一年不生。主治石疔。(《应验良方》)

【药方2】菊花叶捣汁,调白蜜敷患处,用渣敷四周,留头不敷,等到毒水流尽,即消。主治石疔。

【药方3】露蜂房2个,烧存性。以巴豆21粒,煎清油2～3沸,去巴豆,用油调敷患处。主治软疔。(《唐氏得效方》)

【药方4】五倍子7个研末,香油200克,熬至一半,布绞去渣,搽3～4遍,勿以水洗。主治软疔。(《普济方》)

【药方5】抱出鸡卵壳,烧存性,研末,入轻粉少许,清油调涂患处。主治软疔。(《危亦林得效方》)

【药方6】猫颈上毛、猪颈上毛各1把,鼠屎1粒,烧研,油调敷患处,极效。主治软疔。(《寿域神方》)

【药方7】初起时,服小金丹,3剂而消。已溃烂者,服7丸而愈。外贴阳和解凝膏。主治善贡疔。(《薛己外科秘传》)

跌打损伤

【药方1】韭菜头12克,生姜6克,沙姜3克,葱头6克,捣烂,用酒炒熟,敷患处。主治跌打损伤。

【药方2】七叶莲、酒糟各适量,共捣烂,用芭蕉叶包好,煨熟,敷患处。主治跌打损伤。

【药方3】马棘根6克,浸酒服。主治跌打损伤。

【药方4】生豆腐切片贴患处,数次即愈。主治跌打损伤青肿。

【药方5】一枝黄花根9～15克,水煎分2次服。主治跌打损伤。

【药方6】雪上一枝蒿30克,泡酒涂擦患处。主治跌打损伤。

【药方7】苏木(捶碎)、红花、当归梢各9克,用酒3碗,煎至半碗,空腹服。重者须服2～3剂。主治跌打损伤。

【药方8】白木耳(黑木耳也可)120克,焙干,研为细末,每次30

克,麻油调匀,好酒送服。主治跌打损伤。

【药方9】雪上一枝蒿(如米粒大)0.25克,吞服。主治跌打损伤、风湿骨痛、牙痛。

【药方10】白及适量,研末,每次用酒调服6克,每日2～3次。主治骨折损伤。

【药方11】神曲1块(拳头大),用火烧红,淬于黄酒1碗内,去神曲,饮黄酒。主治跌损腰痛。

【药方12】生大黄1块,用老生姜汁磨蓉敷患处,每日1换。紫者转黑,黑即转白,甚效。主治跌打青肿不破口。

【药方13】海螵蛸、枯矾、五倍子各等份,研为细末,敷于患处。主治外伤出血不止。

【药方14】油菜子半杯,研为末,用鸡蛋清3个调匀,敷扎患处。主治软组织损伤。

【药方15】生明矾、五倍子各等份,共研细末,外敷患处。主治软组织损伤。

【药方16】葱白100克,生姜120克,大蒜50克,共捣烂,微炒热,加白酒少许,装入布袋,反复热敷患处。主治跌打损伤。

【药方17】五灵脂15克,蒲黄9克,研末,用米醋煮透,再加水煮沸,内服,每日1剂。主治跌打内伤,瘀血作痛。

【药方18】大枣10枚烧黑,与松香30克,共研成细面,撒敷出血处。主治跌打损伤。

【药方19】海棠150～250克,捣烂,敷于患处。主治跌打损伤。

【药方20】油菜子研细末,撒敷出血处。主治跌打损伤。

【药方21】刺儿菜、西瓜叶各适量,晒干研成细面,外涂伤处。主治跌打损伤。

【药方22】鲜鸡蛋清2～3个,用干净棉纱浸蘸后,贴敷伤处。或用鸡蛋壳研末,外敷患处。主治跌打损伤。

【药方23】芥末50克,醋适量。芥末用水润湿,加醋调成糊状,抹在纱布上敷于患处,3小时后取下,隔2～3日再换敷1次。主治跌打损伤,瘀血肿痛。

【药方24】螃蟹壳1个,黄瓜子15克,黄酒适量。将前2味晒干研末,用黄酒冲服。主治跌打损伤。

【药方 25】鲜柚皮 100 克,生姜 30 克,洗净共捣烂如泥状,外敷肿痛处,每日换 1 次。主治跌打损伤。

【药方 26】番木瓜叶捣烂,敷损伤肿痛处,每日换敷 2～3 次。主治跌打损伤。

【药方 27】新鲜半边莲 1 把,洗净,捣烂成泥,贴敷伤口流血处。主治跌打损伤。

【药方 28】墨斗鱼骨适量,晒干,研成细末,消毒后备用。用时取适量撒于伤口流血处,外用纱布包好。主治跌打损伤。

【药方 29】杏仁 5 克,蝉蜕、栀子、红花各 1 克,研成细末,敷于伤处,厚 2～4 毫米,用纱布或绷带固定。隔日换药 1 次,一般 2 次可愈。本方活血代瘀、消肿止痛,主治跌打损伤。

【药方 30】猪蹄 1 对,白水煮烂,食肉饮汤。主治跌打损伤。

【药方 31】大葱白(鲜)60 克,花椒 12 克,冰片 1 克。将葱白捣成泥状,花椒、冰片研成细粉,再将 3 药拌匀。患处用水洗净,擦干,将上药敷上,厚度 3～4 毫米,敷料包扎,24 小时换药 1 次。主治跌打损伤。

【药方 32】仙人掌,去刺,洗净,捣烂取汁,加面粉适量,调敷患处。主治跌打损伤。

【药方 33】半边莲鲜草 30 克,捣烂取汁,加面粉适量,调敷患处。主治跌打损伤。

【药方 34】桂圆核若干,研成细末,用醋调成糊糊状,外敷患处。主治各种跌打损伤。

【药方 35】荷花 10 克,捣烂后敷于患处。主治跌打损伤。

【药方 36】白芥子 50～100 克,研为细末,加面粉适量调成糊状敷患处。主治跌打损伤、瘀血等。

【药方 37】鹿角 100 克,血竭 50 克。将鹿角锉成细屑,和血竭共为细末。每次 5 克,每日 2 次,温黄酒送服,15 日为 1 个疗程。主治跌打局部瘀血疼痛。

【药方 38】鹰骨适量,炙酥,烧存性,研为细末,每次 5 克,每日 3 次,黄酒冲服。主治跌打瘀血疼痛。

【药方39】红花、月季花各5克,黄酒100毫升,放入瓷杯中,再将瓷杯放入有水的蒸锅中,加热蒸炖10分钟,趁热饮用,每次30～50毫升。主治跌打损伤。

【药方40】䗪虫3～5个,黄酒100毫升,放在瓷杯中浸泡半小时,然后把瓷杯放在有水的蒸锅中,加热蒸炖10分钟,趁热饮用,每次30～50毫升。主治跌打损伤。

【药方41】血竭2克,黄酒50毫升,放在瓷杯中,瓷杯放在有水的蒸锅中加热蒸炖10分钟,趁热饮用,每日分2次饮完。主治跌打损伤。

【药方42】鲜韭菜,捣成糊状,局部外敷;或同时配以鲜韭菜50克,切细成末同黄酒150毫升煮开,趁热饮用;或鲜韭菜3份,面粉1份,捣成糊状,敷于患处,每日2次。主治跌打损伤。

【药方43】丝瓜焙黄研末,可内服亦可外用。内服,每次3克,早晚各服1次;外用,酒调,敷患处。主治跌打损伤。

【药方44】黄葵子6克,研末,酒服。主治跌打损伤。(《本草万方针线》)

【药方45】韭菜捣烂,敷患处,一次即愈。主治跌打伤筋。(《应验良方》)

【药方46】生旋覆花根,捣汁滴入,并敷患处。每日3次,敷至半月,虽筋断亦续,其效非常。主治跌打伤筋。(《卫生易简方》)

【药方47】丝瓜开花时,清晨采肥厚之叶,阴干敷患处,大妙。主治跌打筋断者。(《寿域神方》)

【药方48】韭菜250克,切碎,捣烂后敷于患处,包上油纸,再用纱布包扎,每日换药1次,连用5日。主治跌打青肿。

【药方49】将鲜鹅不食全草适量,洗净切碎,加少许酒捣烂如泥,敷于患处,每日1次。主治跌打青肿。

【药方50】鲜木瓜1个,烤熟后捣烂,趁热敷于伤处,每日2次。主治跌打局部肿胀。

【药方51】食用碱30克,食醋100毫升。取热开水半脸盆,投入碱粉,搅拌溶解后,再将食醋分次加入,边加边搅,趁热熏洗患处,每次半小时,每日2～3次。主治跌打局部肿胀。

【药方52】白木耳120克（如无白者，黑者亦可），焙干为末。每次30克，麻油拌匀，好酒送服。主治跌打青肿。（《证治要诀》）

【药方53】凤仙花叶，捣如泥，涂肿处。干则又换，一夜血散，即愈。冬月收取干者，研末水和涂患处。主治跌打青肿。（《世医通变要法》）

【药方54】生栀子末、面粉同捣涂之，拔出青毒，即消。主治跌打青肿。（《穷乡便方》）

外伤出血

【药方1】猪蹄甲50克，洗净，加水适量，煎煮1小时即可，以汤代茶饮用。上为一日量。主治外伤出血。

【药方2】腊月新鲜猪苦胆1个，生石灰适量。将生石灰装入猪苦胆内，以吸尽胆汁为度，悬挂于凉处。风干后，将石灰粉装瓶备用。用时，把石灰粉末，撒在带血的伤口上，用纱布包好。主治外伤出血。

【药方3】石灰500克，生大黄片150克。把石灰和生大黄片同放入锅里炒，炒至石灰呈桃红色时，去掉大黄，将石灰过筛，装瓶备用。消毒创口后，将药粉均匀地撒敷于伤口上，用纱布包扎。主治外伤出血。

【药方4】白及适量，捣碎研为细末，均匀地撒敷于创口，用纱布加压包扎止血。主治外伤出血。

【药方5】小蓟、地锦草、墨旱莲各适量。取上药1种或2种均可，洗净捣烂如泥，外敷伤口，用纱布加压包扎止血。主治外伤出血。

【药方6】枯矾、松香各适量，共研细末，均匀撒敷于伤口表面，用纱布加压包扎止血。主治外伤出血。

【药方7】马勃适量，撕去皮膜，取内部海绵绒样物敷于创口处，用纱布加压包扎止血。主治外伤出血。

【药方8】桂圆核适量，焙干研为细末，撒敷于伤口，用纱布加压包扎。主治外伤出血。

【药方9】鳖血、干石灰各适量。宰鳖取血，滴入干石灰粉内，搅和搓团，穿线其中，悬于通风处阴干，研末。使用时撒敷于创口，用纱布加压包扎止血。主治外伤出血止血。

【药方10】采六月新鲜的肥厚嫩的丝瓜叶,用纱布罩着晒干,研成极细末,瓷瓶收贮。用时将药粉放在纱布上,包扎患处。主治外伤出血。

【药方11】菠萝蜜树叶,焙干磨细粉,敷患处,每日2次。主治外伤出血。

闪跌伤腰

【药方1】大黄粉适量,生姜3片。先将生姜洗净,切碎捣烂取汁,加入大黄粉,调成膏状,敷于扭伤处,24小时无效时,再敷1次。主治闪跌伤腰。

【药方2】蟅虫4个,葱白5根,先在一起粉碎,睡前及早饭前温开水各冲服1份,一般服2份即愈。主治闪跌伤腰。

【药方3】夜交藤30克,桑寄生、菟丝子各12克,胡桃仁20克,研细末,调拌蜂蜜冲服,每日3次。主治腰扭挫伤。

【药方4】黄荆叶60克,艾叶60克,山豆根60克,生姜20克,捣烂,加热外熨患部。主治腰扭挫伤。

【药方5】葡萄干30克,好酒煎服,重者2～3次。或以硼砂研细末,点眼睛四角亦愈。或王不留行3.6克(炒研细末),用好酒调服即愈。以上3方屡试皆效。主治闪跌伤腰。

破伤风

【药方1】大蜘蛛1个,大枣1枚。大枣去核,将蜘蛛包在大枣内,烧焦研末,用黄酒200克冲服。主治破伤风。

【药方2】蝉蜕50克,朱砂2.5克,共研为细末,每次25克,酒冲服。孕妇忌服。主治破伤风。

【药方3】豆腐(重约150克)1块,雄黄2.5克。将雄黄装入豆腐内煮沸服,服时避风。主治破伤风。

【药方4】大黄1.5克,甘草0.5克,黄连1克,朱砂0.5克,共研细末,分 2 次开水送服。主治破伤风。

【药方 5】白僵蚕、蝉蜕各等份,共研细末,捣葱白调匀,敷患处。主治破伤风。

【药方 6】槐角 30 克,炒后研成末,加水、黄酒各半冲服。主治破伤风。

【药方 7】全蝎 10 克,炒黄研细末,再将黄酒烧开浸药取汁顿服。主治破伤风。

【药方 8】鲜洋槐树干(直径 6～10 厘米)33 厘米,一端放火上烧,上端下垂,接取树汁 1 杯。每次半杯至 1 杯,趁热服下。重症者可连服 2 次,柳枝、桑枝均可。主治破伤风。

【药方 9】苏木 15 克,研细末,温酒 1 次调服,孕妇忌服。主治破伤风。

【药方 10】木鳖子 6 个,用麦秸火烧存性,分 3 次黄酒冲服,取汗。主治破伤风。

【药方 11】大河蟹 1 个,去壳捣烂,用黄酒冲服,出微汗效佳,忌吃柿子。主治破伤风。

【药方 12】黑荆芥 15 克,防风、蝉蜕各 10 克,水、酒各半煎服。主治破伤风。

【药方 13】芙蓉花叶 30 克(晒干),大黄 20 克,白芷、甘草各 15 克,共研细末,调油搽。主治破伤风。

【药方 14】蟾酥(中药店有售)6 克,干全蝎、天麻各 15 克。蟾酥化为糊,干全蝎炒,天麻炒,研末。上药共调糊为丸,如绿豆大。每次 1～2 丸,用粮食酒送下。主治破伤风。

【药方 15】鲜鳔胶 10～15 克,黄酒 120 克。将鲜鳔胶用线捆扎数周,用草燃烧,烧焦后,放土地上晾干,研末,用黄酒煎开冲服,见汗即愈。本方祛风邪,消肿毒。主治破伤风。

【药方 16】九香虫 2 个,炒后研末,用黄酒冲服。主治破伤风。

【药方 17】乳香、没药、麻黄、炙马钱子各 25 克,共研末,白酒调敷。主治破伤风。

【药方 18】蜈蚣 1 条,全蝎 2 个,炒脆研末,擦牙或吹鼻中。主治破伤风。

【药方19】霜降后,稻田内寻取灰色之蚱蜢,同壳装入布袋内,晒干,勿令受湿,常晒为要。遇此症,用十数个,瓦上煅存性,用酒服下,立愈。主治破伤风。(《救生苦海》)

【药方20】威灵仙15克,独头蒜1头,香油3克,同捣烂,热酒冲服,汗出自愈。主治破伤风。(《卫生易简方》)

【药方21】干蝎、麝香各0.3克,共研为末,敷患处,避风速愈。主治破伤风。(《普济方》)

【药方22】天蚕(炒断丝)研细末,每次9克,童便和好酒调服。主治破伤风。(《外台秘要》)

【药方23】蝉蜕15克,去头足为末,好酒煎服。主治破伤风。(《谈埜翁方》)

【药方24】荆芥、炒黄鱼鳔、黄蜡各15克,艾叶1 500克,入无灰酒1碗,重汤煮热饮之,汗出即愈。百日内忌鸡。主治破伤风。(《经效济世方》)

骨 折

【药方1】七叶莲60克,两面针根30克,山柠檬20克,透骨草20克,捣烂,外敷贴患处。主治骨折。

【药方2】水冬瓜30克,骨碎补30克,蜘蛛香20克,满天星20克,捣烂调拌香油,外敷贴患处。主治一般骨折。

【药方3】凤尾草60克,毛冬青16克,青棉花秆60克,接骨丹根30克,研细末,调拌面粉,外敷贴患处。主治严重骨折。

【药方4】地龙20克,芙蓉树皮60克,杨树皮30克,研细末或捣烂,外敷贴患处。主治严重骨折。

【药方5】取雄鸡1只,刺血,依患者酒量冲服,痛立止,神效无比。主治筋骨折伤。

【药方6】黄瓜子适量,炒黄研末。每次5克,每日3次,连服1个月。主治骨折。(《实用单方验方大全》)

【药方7】香瓜子120克,炒黄研末,红糖60克,调匀食下,每次30克,每日3次。主治骨折。

【药方8】鲜杨梅树皮和糯米饭一同捣烂,敷于患处。每日1次,或用杨梅树皮30～60克,水煎去渣,冲黄酒,每日3次温服。主治骨折。

【药方9】芸薹子30克,小黄米炒200克,龙骨少许,共研为末,醋调成膏,摊纸上贴患处。主治骨折。(《乾坤秘韫》)

妇 科

月经病

【药方1】丹参晒研,每次 6 克,温酒服下。主治经行不定。(《医学正傅》)

【药方2】竹纸烧灰,温酒调服。主治经行不定。(《乾坤秘韫》)

【药方3】丁香、干姜各 1.5 克,白术 3 克,共研为末,每日清晨米汤服下。主治经行呕吐。(《熊氏补遗》)

【药方4】香附(炒)120 克,橘红 60 克,茯苓、炙草各 30 克,共研为末,每次 6 克,沸汤服下。主治经行腹痛。(《妇人良方》)

【药方5】麻子仁 120 克,桃仁 60 克,研末,热酒 1 升,浸一夜,服 1 升,便通。主治月经不通。症见或 2～3 月,或 6～12 月者。(《普济方》)

【药方6】薏苡根 30 克,水煎服。数服甚妙。主治月经不通。(《海上方》)

【药方7】凌霄花为末,每次 6 克,食前温酒送下。主治月经不通。(《徐氏产方》)

【药方8】芥子 60 克,为末,每次 6 克,食前热酒服。主治月经不通。(《仁存方》)

【药方9】厚朴不拘多少,用姜汁炙香、细切,浓煎去渣,空腹服,不过 3～4 剂即痊,屡验。主治月经不通,但只有形实气盛者宜服。(《本草纲目》)

【药方 10】当归尾、没药各 3 克,共研为末,红花浸酒,面北饮之,每日 1 剂。主治室女经闭。(《普济方》)

【药方 11】茜草 9 克,陈酒 1 杯,水煎服,3 剂。如经仍未通,再服 3 剂必效。主治室女经闭。(《肘后方》)

【药方 12】铅粉 15 克,生地黄汁 150 克调服,每日 3 次。主治室女经闭,恍惚烦热。(《太平圣惠方》)

【药方 13】熟地黄 240 克,当归 60 克,黄连 30 克,并酒浸一夜,焙研为末,炼蜜丸,如梧桐子大。每次 70 丸,米汤温酒服下。主治月经不调。(《禹讲师经验方》)

【药方 14】阿胶 3 克,蛤粉适量炒成珠、研末,热酒冲服即效。主治月经不调。(《乾坤秘韫》)

【药方 15】熟附子(去皮)、当归各等份,每次 9 克,水煎服。主治月经不调。(《普济方》)

【药方 16】大枣、红糖、生姜、马豆兰根各 120 克,水煎服,每日 3 服。勿间断,至经水复来为止,极效。主治因病或身体虚弱,久久断经者。(《妇人明理论》)

【药方 17】丝瓜络煅研,每次 9 克,用酒服下。主治月经久闭。(《仁存堂方》)

【药方 18】生地黄汁 240 克熬干一半,大黄末 30 克,同熬,为丸,如梧桐子大,开水服下 5 粒。主治月经久闭。(《医鉴》)

【药方 19】先以京墨磨汁服;次用当归尾、红花各 3 克,水 1 杯半,煎八分,温服,其经即顺。主治月经逆行。(《圣济总录》)

【药方 20】韭菜捣汁 1 杯,入童便半杯,蒸热服,极效。若无童便,其功稍缓。主治月经逆行。(《唐仲举方》)

【药方 21】鱼胶切炒,新棉烧灰,每次 6 克,米汤调服。主治月经逆行。(《本草纲目》)

【药方 22】白芍、香附子、熟艾叶各 5 克,水煎服。主治经水不止。(《熊氏补遗》)

【药方 23】赤石脂、补骨脂各 30 克,共研为末,每次 6 克,米汤调服。主治经水不止。(《普济良方》)

【药方 24】箬叶灰、蚕纸灰各等份,共研为末,每次 6 克,米汤服

下。主治经水不止。(《圣济总录》)

【药方25】败蒲扇烧灰,用酒服3克,主治经水不止。(《本草纲目》)

【药方26】槐耳(炒黄)、赤石子各30克,共研为末,食前热酒服3克。主治经水不止。(《太平圣惠方》)

【药方27】梅叶(焙)、棕榈皮灰各等份,共研为末。每次6克,用酒调服下。主治经水不止。(《圣济总录》)

【药方28】侧柏叶、炙芍药各等份,每次6克,水酒各半煎服。主治经水不止。(《本草纲目》)

【药方29】侧柏叶、木贼(炒微焦)各等份,共研为末,每次6克,米汤服下。主治经水不止。(《圣济总录》)

【药方30】红鸡冠花1味,晒干为末,每次6克,空腹用酒服下。忌鱼腥、猪肉。主治经水不止。(《集效方》)

【药方31】青竹茹炙为末,每次9克,水1杯煎服。主治经水不止。(《普济方》)

【药方32】玉兰花将开未足,每岁1朵(如20岁用20朵),每日清晨,空腹水煎服,有效。主治痛经不孕。(《良方集要》)

【药方33】黄芩心60克,醋浸7日,炙干,又浸炙7次,醋糊为丸,陈酒送服,极验。主治老年经行不止。(《妇人良方》)

【药方34】明雄黄水飞净9克,好酒冲服1次,即愈。主治新婚之夜女方正值月经期(俗称撞红)。(《妇人秘科》)

【药方35】丝瓜1枚,烧存性,空腹温酒服。主治干血气痛。(《寿域神方》)

崩 漏

【药方1】凡血崩诸药不效者,用多年旧烟袋杆(紫色油透者佳)截3.3厘米(1寸),烧灰,黄酒调服,下喉即止。屡试屡效。主治血崩。(《局方发挥》)

【药方2】旧棕垫烧灰,置瓦上,收火气,清晨温汤冲服9～12克,神效无匹。主治血崩。(《朱肱活人书》)

【药方3】当归、荆芥各30克,酒1杯,水1杯,煎服立止。主治血崩。(《香祖笔记》)

【药方4】生豆浆1碗,生韭菜汁半碗,入浆内,空腹服1～2次。主治血崩。(《不药良方》)

【药方5】贯众15克,煎酒服,立止。主治血崩。(《集简方》)

【药方6】代赭石,火煅醋淬7次,为末,白开水服6克。主治血崩。(《普济方》)

【药方7】陈年蒸饼烧存性,饮服6克。主治血崩。

【药方8】陈槐花30克,百草霜15克,共研为末,每次6克,烧红秤锤淬酒调服。主治血崩。(《陈藏器方》)

【药方9】蚕沙为末,酒服。主治血崩。(《集效方》)

【药方10】蚕茧煮汁饮服,亦效。主治血崩。(《斗门方》)

【药方11】荆芥穗麻油灯上炒黑为末,每次3～6克,童便调服。主治风湿血崩。(《太平圣惠方》)

【药方12】乌梅烧研,米汤服6克。主治血崩。

【药方13】陈棕灰、百草霜、头发灰各30克,共研为末,每次9克,陈酒服下。主治血崩。(《集验方》)

【药方14】夏枯草末,每次1匙,米汤调服。主治血崩。(《乾坤生意》)

【药方15】大蓟根绞汁,服0.5升,瘥。主治血崩。(《产宝方》)

【药方16】白扁豆花焙干为末,每次6克,空腹炒米煮饮,入盐少许调服,效。主治血崩。(《琐碎录》)

【药方17】荸荠1岁1个,烧研末,酒服。主治血崩。(《青囊秘要》)

【药方18】凌霄花为末,每次酒服6克。主治血崩。(《永类钤方》)

【药方19】铁秤锤烧红,淬酒中,取酒调服黄芩9克。主治血崩。(《经验良方》)

【药方20】槐米(即槐耳)烧末,每次1匙,温酒服下。主治崩中下血,不问年月远近。(《必效方》)

【药方21】香附去毛,炒焦研末,温酒或米汤服6克,极重者9克,

必止。主治血崩。(《肘后方》)

【药方22】石韦为末,每次9克,温酒服,效。主治血崩。(《海上方》)

【药方23】甜杏仁去仁用皮、煅研,每次9克,温酒服下。主治血崩。(《兵部手集》)

【药方24】蜂巢焙枯,研末2克,温酒服下,神效。主治崩漏五色。(《张文仲备急方》)

【药方25】伏龙肝15克,阿胶、蚕沙(炒)各30克,共研为末,每次空腹酒服6～9克,以止为度。主治血崩。(《寇氏衍义》)

带 下

【药方1】白果去皮,煮熟蜜饯,每日清晨吃7个。再食炒马料豆30克,白开水送下,数日愈。主治赤白带下。(《明知杂著》)

【药方2】白芍60克,干姜15克,共研末,每次9克,米汤服6克。每日忌食生冷之物。主治赤白带下。(《墨娥小录》)

【药方3】白扁豆炒为末,用米汤服6克。主治赤白带下。(《石室秘录》)

【药方4】豆蔻仁1个,乳香1小块,曲裹煨黄焦,同曲研细,每次米汤服6克,每日2次。主治赤白带下。(《卫生易简方》)

【药方5】槐枝烧灰,食前酒服1匙,每日2次。主治赤白带下。(《肘后方》)

【药方6】夏枯草花,开时采,阴干为末,每次6克,米汤服,食前服。主治赤白带下。(《备急方》)

【药方7】蜀葵花阴干为末,空腹温酒服6克。赤带用赤花,白带用白花者。主治赤白带下。(《妇人良方》)

【药方8】红鸡冠花,晒干为末,每日空腹酒服。主治赤带。(《易简方》)

【药方9】沙参为末,每次6克,米汤服。主治白带。(《证治要诀》)

【药方10】白鸡冠花晒干为末,每晨空腹酒服9克。主治白带。

《孙氏集效方》）

【药方11】陈冬瓜仁炒末,空腹米汤服15克。主治白带。(《席延赏方》）

【药方12】槐花(炒)、牡蛎(煅)各等份,共研为末,每次酒服9克,效。主治白带。(《皆效方》）

【药方13】风化石灰30克,白茯苓90克,共研为末,糊丸,如梧桐子大。每次20～30丸,空腹米汤服下。主治白带。(《杨氏家藏方》）

【药方14】莲蓬壳炙灰,研细末,用熟鸡蛋去黄取白,裹末而服,颇效。主治白带。(《应验良方》）

【药方15】金毛狗脊(燎去毛)、白蔹各30克,鹿茸(酒蒸、焙)60克,共研为末,用艾煎醋汁打糯米,糊丸,如梧桐子大。每次50丸,空腹温酒服下。主治室女白带。(《济生方》）

【药方16】糙糯米、花椒各等份,炒为末,醋糊丸,如梧桐子大,每次20～30丸,空腹米汤服下。主治妇人白淫。(《杨氏家藏方》）

乳房疾病

【药方1】初生者服犀黄丸9克,用酒服10剂,痊愈。倘误贴膏药,必渐肿大,时有刺痛感,已觉迟治。假如皮色变异,难以挽回。主治乳岩,症见此症乳内生一小粒,初如豆大,渐大如块,不痛不痒,至1年后,或2～3年,渐渐肿痛,臭烂孔深。亦有初起色白,坚硬一块,作痛异常,此系阴疽,最为险恶,急宜早治。(《胜金方》）

【药方2】急用熟蟹壳煅灰存性,研细末,小磨麻油调敷患处,甚效。主治乳岩已溃烂者。(《卫生家宝方》）

【药方3】新鲜黄鱼脊翅撕下,随粘石灰墙上,勿任见水,愈久愈好,炙为灰,研细末。每日用陈酒服下,每日2～3次,连服数月,极效。主治乳岩。(《皆效方》）

【药方4】山慈菇3克,胡桃肉3个,共捣碎,以散为度,黄酒送服。主治乳岩。(《崔氏方》）

【药方5】急用生蟹壳数10个,沙锅内焙焦为末。每次6克,好酒调服,勿间断。主治乳岩既破,则不可治。(《名医别录》）

【药方6】陈年老南瓜蒂烧灰,无灰酒送服。外再用麻油调炭涂,效。主治乳岩。(《保命集》)

【药方7】用生蒲公英捣烂,冲酒调服,渣敷乳上,略睡片刻,数次即愈,此为乳痈圣药,切勿轻忽。主治乳痈,症见红肿疼痛。(《昝殷产宝》)

【药方8】石膏煅红,出火毒,研细。每次9克,温酒服下,尽醉为度,睡觉再进一剂,其名曰一醉消。主治乳痈。(《千金髓》)

【药方9】贝母末,用酒服6克,仍令人吮之即通。主治乳痈。(《直指方》)

【药方10】胡桃隔瓦上焙枯,研末,红糖调匀,温酒每次服9克。主治乳痈。(《医垒元戒》)

【药方11】苎麻根捣烂,敷上即消。主治乳痈。(《梅师方》)

【药方12】大熟栝楼1个,捣碎,白酒500克,煮取400克,温服100克,每日3服。主治乳痈。(《济急方》)

【药方13】贝母6克,研末,酒调服,令人吮之。主治乳痈。(《子母秘铭》)

【药方14】白梅煅研,入青粉少许,麻油和匀。初起、已溃皆可用。主治乳痈。(《名医别录》)

【药方15】槐花5~6朵,酒煎服。即以花瓣摘散,贴患处。主治乳痈。(《千金要方》)

【药方16】败龟板1个,烧研,用酒服12克。主治乳毒。(《小品方》)

【药方17】蒲公英30克,金银花60克,酒水各1碗煎半,加酒1小杯,服。主治乳癣。(《图经本草》)

【药方18】猪油切贴,冷水浸贴,热即易,散尽为度。主治乳癣。(《诸证辨疑》)

【药方19】陈皮炒末,红糖调敷9克,7日必愈。主治乳癣。(《活人心统》)

【药方20】活鲫鱼1条,鲜山药如鱼长者1段,共捣烂敷患处,以纸盖之,立愈。主治乳癣。(《生生编》)

【药方21】生芝麻不拘多少,嚼烂敷,效。主治乳疮。(《梅师方》)

【药方22】蚌壳煅末 15 克,加轻粉 1.5 克,冰片 0.3 克,研匀,金银花汤调搽。主治乳疮,症见男女乳上湿痒,脓血淋漓成片,飞红无靥,病痒不休者,此也名火革痒。(《锦囊秘览》)

【药方23】瓦楞子醋煅 9 克,青黛 1.5 克,收丸饮之即消。主治妇人奶疖。(《袖珍方》)

【药方24】收集已开谢之水仙花,悬房檐下风干,遇妇人患乳疖者,取以捣烂敷之,极验。主治妇人奶疖。(《保命集》)

【药方25】远志焙研,酒服 6 克,以滓敷乳上,肿痛自消。主治妇人奶吹。(《袖珍方》)

【药方26】贝母末,吹鼻中,大效。主治乳吹。(《危亦林得效方》)

【药方27】甘菊花根叶,杵烂、绞汁,酒冲服。渣敷患处,立效。主治乳吹。(《奇效良方》)

【药方28】猪板油 500 克,冷水浸贴,热即易。主治乳吹成痈者。(《集效方》)

【药方29】鲜蟹 1 只,捣烂,烧酒烫热,冲服。主治乳吹。(《活法机要》)

【药方30】橘皮 30 克,甘草 3 克,水煎服。主治乳吹。(《太平圣惠方》)

【药方31】穿山甲 3 片,橘红 6 克,水煎和酒服。主治乳吹。(《箧中方》)

【药方32】秋月冷露茄子裂开者,阴干,烧存性,研末,水调涂患处即愈。主治乳头破裂。(《补遗方》)

【药方33】老黄茄子,烧灰敷患处。主治乳头破裂。(《简便方》)

【药方34】白茄子烧灰,敷患处。主治乳头破裂。(《集效方》)

【药方35】丝瓜连子烧存性,研末,用酒服 3～6 克,覆被取汗即通。主治乳汁不下。(《简便单方》)

【药方36】荆三棱 3 个,水 2 碗,煎汁 1 碗,洗奶。等乳汁出为度,极神妙。主治乳汁不下。(《外台秘要》)

【药方37】贝母、知母、牡蛎各等份,共研为细末,每用猪蹄羹汤,调服 6 克。主治乳汁不下。(《王好古汤液》)

【药方38】干胡荽煎汤饮之,乳汁自来。主治乳汁不下。(《经验

方》)

【药方 39】漏芦 75 克,蛇蜕(炙焦)10 条,栝楼 10 个,烧存性为末。每次 6 克,温酒调服。良久,以热羹汤投之,以通为度。主治乳汁不下。(《和剂局方》)

【药方 40】皂角刺、蔓荆子各烧存性,各等份共研为末,每次温酒服 6 克。主治乳汁不下。(《袖珍方》)

【药方 41】猪蹄 2 个,熟炙、捶碎,通草 240 克,细切,以清酒 500 克浸之,稍稍饮尽,不出再用。主治乳汁不下。(《千金要方》)

【药方 42】雄鼠粪 21 粒,豆腐皮包,酒吞下,每日 3 次。主治乳汁不下。(《笔峰杂录》)

【药方 43】莴苣子、糯米各 100 克,研细,水 1 碗,入甘草末 1 克,搅匀煎,频喝。主治乳汁不下。(《奇效良方》)

【药方 44】赤小豆煮汁饮,或煮粥食,俱效。主治乳汁不下。(《经验后方》)

【药方 45】豌豆煮食,能多乳汁。主治乳汁不下。(《食疗草本》)

【药方 46】芝麻炒研入盐,少许食之。主治乳汁偏少。(《唐氏方》)

【药方 47】母猪蹄 1 对,通草同煮食,并饮汁,便有乳。主治妇人无乳。(《产宝》)

【药方 48】鲢鱼同冬瓜皮并煮,食鱼饮汤,乳汁当如泉涌。主治妇人无乳。(《普济方》)

【药方 49】莴苣 3 个,研成泥,调服。主治妇人无乳。(《本草纲目》)

【药方 50】炒麦芽 9 克,煎浓汤饮之。每日 1 次,自能减少。至乳汁适量为止,多服必止乳,须慎之。主治乳汁偏多。(《惠济方》)

前阴病

【药方 1】白及、川乌头各等份,共研为末,绢裹 3 克,纳阴中,入 9.9 厘米(3 寸),腹内热即止,每日 1 次。主治妇人阴脱。(《广济方》)

【药方 2】矾石熟研,空腹酒服 1 小匙,每日 3 次。主治妇人阴脱。(《千金翼方》)

【药方 3】蛇床子 150 克,乌梅 14 个,水煎洗,每日洗 5~6 次。主治妇人阴脱。(《瑞竹堂方》)

【药方 4】先以淡竹根水煎洗,再用五倍子、明矾末掺,效。主治妇人阴下脱若肠。(《千金要方》)

【药方 5】水仙花瓣,红糖捣极融烂,敷患处,神效无比。主治妇人阴挺。(《子母秘录》)

【药方 6】冰片 15 克,铁粉 3 克,水调涂患处。主治妇人阴挺。(《集元方》)

【药方 7】青布裹盐,熨患处。主治妇人阴痛。(《药性论》)

【药方 8】枯矾、甘草各等份,共研为末,绵裹纳阴中。主治妇人阴痛。(《王氏奇方》)

【药方 9】冬青叶、小麦、甘草各等份,水煎洗。主治妇女性生活痛。(《香祖笔记》)

【药方 10】蛇床子 30 克,明矾 6 克,水煎频洗。主治妇女阴痒。(《集简方》)

【药方 11】小蓟水煎,每日洗 3 次,见效。主治妇女阴痒。(《图经本草》)

【药方 12】甘菊苗捣烂、煎汤,先熏后洗。主治妇女阴肿。(《应验良方》)

【药方 13】枸杞根煎汤频洗。主治妇女阴肿。(《养疴漫笔》)

【药方 14】葱白研膏,入乳香末,拌匀,敷患处。主治妇女阴肿。(《集效方》)

【药方 15】硫黄末敷患处,其疮渐好。主治妇女阴疮。(《肘后方》)

【药方 16】杏仁烧黑,研膏敷患处。主治阴疮烂痛。(《医学纲目》)

【药方 17】肥猪肉煮汁,频洗。主治妇人阴蚀。(《易简方》)

【药方 18】杏仁烧存性,研烂,绵裹纳入。主治阴虱。(《本事方》)

【药方 19】五味子 120 克为末,浆水和丸如豆大,频纳阴中,取效。

主治妇人阴冷。（《近效方》）

【药方20】干姜、牡蛎各30克，共研为末，火酒调稠，搽两手上，揉两乳。主治妇人阴冷。（《鬼遗方》）

【药方21】川椒、吴茱萸，共研为末，炼蜜丸，如弹子大，绵裹纳阴中。主治妇人阴冷。（《医余录》）

【药方22】五倍子研末掺之。或加血余炭、黄连、明矾灰亦妙。主治妇人阴伤出血。（《本事方》）

【药方23】蛇床子研末，绵裹纳阴中，立效。主治妇人阴伤出血。（《医鉴》）

【药方24】青布（烧灰）、血余炭各等份，研敷患处，愈。主治妇人阴伤出血。（《本草纲目》）

【药方25】肉桂、伏龙肝各等份，共研为末，酒服3克。主治妇人阴伤出血。（《近效方》）

孕妇诸症

【药方1】木贼（去节）、川芎各等份，共研为末，每次9克，水1杯，入金银花3克，煎服。主治孕妇安胎。（《圣济总录》）

【药方2】安胎视月数，连壳桂圆，每月1枚，2个月2枚，以至10枚，加紫苏少许，水煎服，每月服7次。主治孕妇安胎。（《普济方》）

【药方3】阿胶（炒熟）、艾叶各60克，葱白100克，水4升，煮至1升，分服。主治孕妇安胎。（《本草纲目》）

【药方4】头二蚕茧黄，阴阳瓦煅微焦，研细，每月用桂圆汤服9克。主治孕妇安胎。（《本事方》）

【药方5】香附子炒为末，浓煎紫苏汤服3～6克，或加砂仁。主治孕妇安胎。（《良方集要》）

【药方6】井底泥和入灶心土，敷肚脐下，或加青黛。主治孕妇安胎。（《三因方》）

【药方7】用白茅花浓煎汁服。主治孕妇鼻血。（《医学入门》）

【药方8】香附、藿香、甘草各3克，共研为末，每次6克，入盐少许，沸汤服之。主治孕妇吐呕。（《太平圣惠方》）

【药方9】竹茹9克,陈皮3克,水煎服。主治孕妇吐呕。(《青囊杂要》)

【药方10】马勃研细末,米汤服下3克。主治孕妇吐衄。(《三因方》)

【药方11】萝卜或根煮浓汁饮,即下而安。主治胎上冲心。(《食疗本草》)

【药方12】吴茱萸研末敷脚心,胎安即洗去为要。主治胎上冲心。(《妇人明理论》)

【药方13】好酱油开水调服,立效。主治胎上冲心。(《食疗本草》)

【药方14】麻子仁100克,水2杯,煎至六分,去滓服。主治孕妇心痛。(《太平圣惠方》)

【药方15】大枣14个,烧焦为末,以童便服之。主治孕妇心痛。(《梅师方》)

【药方16】盐烧赤,酒服1撮。主治孕妇心痛。(《昝殷产贵》)

【药方17】人参、干姜各等份,共研为末,以生地黄汁和丸,如梧桐子大,每次50丸,米汤服下。主治孕妇心痛。(《和剂局方》)

【药方18】青竹茹100克,酒2升,煮取1升,去渣温服。主治孕妇心痛。(《本事方》)

【药方19】用知母60克为末,蜜丸,如梧桐子大,每粥汤服下20丸。主治月份未足,孕妇腹痛,如欲产之状。(《陈延之小品方》)

【药方20】鹿角胶炒成珠,研末,米饮调服6克。主治孕妇腹痛。(《医学入门》)

【药方21】干荷叶1张,炙研,糯米泔1杯,调服。主治孕妇腹痛。(《经验方》)

【药方22】黑料豆300克,炒焦,熟白酒1大碗,煎至七分,空腹服。主治孕妇腰痛。(《连生编》)

【药方23】夜明砂末9克,空腹温酒服。主治孕妇疟疾。(《经验秘方》)

【药方24】鸡蛋1个,破孔如指顶大,以银簪搅匀,加入黄丹1.5克,用纸封口,在饭上蒸熟,食之即愈。神效非常。主治孕妇疟疾。

（《儒门事亲》）

【药方25】栀子烧研,空腹热酒服1匙,甚至不过5剂。主治孕妇痢疾。（《胜金方》）

【药方26】阿胶60克,酒1升半,煮至1升,顿服。主治孕妇血痢。（《本草纲目》）

【药方27】贝母去心,麸炒黄为末,砂糖和丸,如芡实大,每次含咽20丸,神效。主治孕妇咳嗽。（《梅师方》）

【药方28】大枣烧末,米汤调服,良。主治孕妇脏躁,症见自悲、自哭、自笑之症。（《奇效良方》）

【药方29】竹沥饮1升,立愈。主治孕妇子烦。（《产宝》）

【药方30】黄连末,每次3克,粥汤服下。或酒蒸黄连丸,亦妙。主治孕妇子烦。（《本草纲目》）

【药方31】用缩砂仁和皮炒黑,热酒调服6克。不饮酒者,用米汤送服。主治孕妇子病。（《梅师方》）

【药方32】用桑螵蛸为末,每次6克,空腹米汤服下。主治孕妇子淋。（《生生编》）

【药方33】令孕妇作男子拜状,或以豆撒地,令孕妇捡之,则止。主治孕妇子鸣。（《胡氏济阴方》）

【药方34】鲤鱼1条烧末,酒服3克,令汗出即愈。主治孕妇感寒。（《子母秘录》）

【药方35】赤小豆末,酒服3克,每日2次。主治孕妇行经。（《千金要方》）

【药方36】葱白细切,和盐炒热,熨脐下立通。主治孕妇尿闭。（《医学入门》）

【药方37】益智仁为末,米汤服下,亦效。主治孕妇遗尿。（《医学入门》）

【药方38】豆酱一大碗熬干,生地黄60克为末,每次3克,米汤服下。主治孕妇尿血。（《普济方》）

【药方39】阿胶炒黄为末,食前粥饮下6克。主治孕妇尿血。（《时珍本草》）

【药方40】朱砂末3克,和鸡子白3个,搅匀顿服。胎死即出,未

死即安。主治孕妇胎动不安。(《普济方》)

【药方 41】生地黄捣汁、煎沸,入鸡蛋清 1 个,搅服。主治孕妇胎动不安。(《太平圣惠方》)

【药方 42】冬麻子 100 克,杵捣熬香,加水 2 升,煮汁分服。主治胎痛欲产。(《心镜》)

【药方 43】百草霜 6 克,棕灰 3 克,伏龙肝 15 克,共研为末,每次 3～6 克,白开水入酒及童便调服,其胎动虽死亦效。主治胎动下血。(《笔峰杂典》)

【药方 44】葱白汤浓汁饮之,胎未死即安,已死即出,未效再服。主治胎动下血。(《深师方》)

【药方 45】桃树上干不落桃子烧成灰,用水调服,疗效好。主治胎动下血。(《医学入门》)

【药方 46】鸡蛋 2 个打散,粥汤搅熟服。主治胎动下血。(《时珍本草》)

【药方 47】家鸡翎烧灰、细研,温酒调服 6 克。主治胎动下血。

【药方 48】生鹿角屑、当归各 15 克,水煎服。主治孕妇多欲,以致冲任奇经脉络损伤,而下血别无病状者。(《身经通考》)

【药方 49】干荷蒂 1 个炙研,糯米泔汁 1 杯调服。主治胎动已见黄水。(《三因方》)

【药方 50】生白扁豆末,米汤服 1 匙,或浓煎汁亦可。主治毒药伤胎,症见腹痛口噤,手强头低,自汗,似乎中风者。(《食疗本草》)

【药方 51】炒熟蚕壳磨末,每次 9～12 克,加砂糖少许调服。主治漏胎。(《生生编》)

【药方 52】五倍子末,用酒服 6 克效。主治漏胎。(《易简方》)

【药方 53】黄连煎浓汁,母常喝之妙。主治腹中胎儿哭。(《熊氏补遗》)

【药方 54】黄连末酒服 1 小匙,每日 3 次。主治因惊胎动。(《子母秘录》)

【药方 55】砂仁皮炒令熟透,为末 3 克,或酒或盐汤服下。主治跌仆胎动。(《医学入门》)

【药方 56】困绝者,竹沥频频饮 1 升,愈。主治房事胎动,并治子

烦。(《心镜》)

【药方57】车前子为末,酒服 3 克,不饮酒者水调服。主治滑胎易产。(《妇人良方》)

【药方58】弓弩弦烧末,酒服 6 克。主治滑胎易产。(《续十全方》)

【药方59】用洪州乌药(软白香辣者)15 克,水 1 杯,牛皮胶1 片,同煎至七分,温服。主治孕痫。(《医学准绳》)

临产诸症

【药方1】用清香油 15 克,好蜜 30 克,同煎数十沸,温服。胎满即下,他药无益,以此助血为效。主治漏胎难产。(《胎产须知》)

【药方2】五倍子末,酒服 6 克,神效。主治漏胎难产。(《朱氏集验方》)

【药方3】黄葵花焙研末,热调服 6 克。主治漏胎难产。(《陈日华经验方》)

【药方4】芒硝末 6 克,童便温服,效验如神。主治孕妇难产。(《信效方》)

【药方5】香油、白蜜、小便和匀,各半杯,调益母草末服,即下。主治孕妇难产。(《本草纲目》)

【药方6】鸡蛋 3 个,破入醋搅服立产。主治孕妇难产,兼治包衣不下。(《医学准绳》)

【药方7】麝香 3 克,水研服立下。主治孕妇难产。(《本草纲目》)

【药方8】龟甲烧存性、研末,酒服 3 克,立出。主治孕妇难产。(《梅师方》)

【药方9】蛇蜕泡水,洗产门后,胎儿自己产出。主治孕妇难产。(《宝鉴》)

【药方10】蒺藜子、贝母各 120 克,共研为末,米汤服 9 克,少顷不下,再服。主治孕妇难产。(《梅师方》)

【药方11】白芷 15 克,水煎服。主治孕妇难产。(《经验方》)

【药方12】赤小豆生吞 7 粒。主治孕妇难产。(《本草别说》)

【**药方** 13】皂角子 2 枚吞之。主治孕妇难产。(《千金要方》)

【**药方** 14】蝉蜕烧灰,水调服 3 克,即下。主治孕妇难产。(《三因方》)

【**药方** 15】陈麦秆 30 克,露天者尤妙,洗净剪 3.3 厘米段,煎汤服,极效。主治孕妇难产。(《本草纲目》)

【**药方** 16】鱼鳔 15 克,煅研酒服。主治孕妇难产。(《峋嵝神书》)

【**药方** 17】香油、白蜜各 1 碗,火上煎微沸,调滑石末 30 克搅服。外以油蜜涂母脐腹上。主治难产日久,浆水下多,胞干儿不得下。(《普济方》)

【**药方** 18】经日不生者。云母粉 15 克,温酒调服,入口即产。不顺者即顺,万不失一,此方已救治了 35 人。主治孕妇难产。(《积德堂方》)

【**药方** 19】用鲜猪肉 1 500 克,煎清汤吹去浮油,随饮即产。主治胎涩不下。(《三因方》)

【**药方** 20】生牛膝 30 克,酒浸杵烂,桂圆肉 180 克,煎浓汁,冲入酒内服之,即产。主治孕妇难产。(《本事方》)

【**药方** 21】春日采用兰花,密贮勿见风,遇难产时煎汤服之,胎立下。主治孕妇难产。(《圣济总录》)

【**药方** 22】蓖麻子 7 粒去壳,捣为泥,匀分 2 饼,贴产妇左右足心,不一会儿胎即下,神效。主治孕妇难产。(《葛氏方》)

【**药方** 23】妇人旧头绳一条烧灰,加人参 30 克服。自然顺流而下,实有不可思议之妙。主治横生逆产。(《经验广集》)

【**药方** 24】菟丝子末,酒服 6 克。主治横生逆产。(《太平圣惠方》)

【**药方** 25】伏龙肝末 9 克,水调服。主治横生逆产。(《博救方》)

【**药方** 26】当归末,酒服 3 克。或紫苏汤调服亦可。主治横生逆产。(《子母秘录》)

【**药方** 27】车前子为末,酒服 9 克,横产便顺。主治横生逆产。(《子母秘录》)

【**药方** 28】重阳日取高粱根名五爪龙,阴干,烧存性研末,酒服 6 克,即下。主治横生逆产。(《本草纲目》)

【药方29】临产细嚼滇南马槟榔数枚,第一枚汲井水送下,须臾立产。再以4枚去壳,两手各握2枚,恶水自下。主治横生逆产。(《本草纲目》)

【药方30】葵花为末,酒服1克。主治横生逆产。(《医学正传》)

【药方31】益母草30克,酒煎浓汁,和童便1大杯服。主治横生逆产。(《本草万方咸录》)

【药方32】以磨刀水润肠,煎好磁石汤1杯温服,自然收上。主治妇人娩时肠出,干不收上,俗名盘肠生。(《扁鹊方》)

【药方33】清香油和蜜各等份,入汤顿服。主治死胎不下。(《普济方》)

【药方34】硇砂、当归各15克,共研为末,分作2剂,温酒服下。主治死胎不下。(《瑞竹堂方》)

【药方35】用大黑豆3升,以醋煮浓汁,顿服立出。主治子死腹中,月数未足,母欲昏绝者。(《本草纲目》)

【药方36】百草霜6克,棕灰3克,伏龙肝15克,共研为末,每次3~6克,白汤入酒及童便调下。主治死胎不下。(《杂兴方》)

【药方37】刺羊血,热饮1小杯,极效。主治死胎不下。(《太平圣惠方》)

【药方38】黄葵花(焙)研末,红花酒服6克。主治死胎不下。(《陈日华经验方》)

【药方39】朱砂30克,水煮数沸,为末,酒服立出。主治死胎不下。(《博救方》)

【药方40】伏龙肝30克研细,甘草汤调服。主治死胎不下。(《集成方》)

【药方41】用荷叶一全张煎汤服下,立刻即下。若煎时荷叶扯成几块,则胞衣亦成几块下,务使产妇惊慌,此方极有奇验。主治胞衣不下。(《妇人经验方》)

【药方42】蒲黄6克,井水调服。主治胞衣不下。(《集验方》)

【药方43】用五灵脂半生半炒,研末,每次6克,温酒下。主治胞衣不下,恶血冲心。(《产宝方》)

【药方44】用三家鸡卵各1枚,三家盐各3撮,三家水各1升同

煮,令妇饮之,仍探口令呕即下。主治胞衣不下。(《千金要方》)

【药方45】好墨温酒服9克。主治胞衣不下。(《肘后方》)

【药方46】荷叶炒香为末,每次3克,沸汤或童便调下,或烧灰或煎汁皆可。主治胞衣不下。(《肘后方》)

【药方47】鹿角屑1克为末,姜汤调下。主治胞衣不下。(《产乳》)

【药方48】葱白煎浓汤,熏洗下部。主治胞衣不下。(《三因方》)

【药方49】鸡蛋1个,取清吞之。主治胞衣不下。(《集元方》)

【药方50】童便1升,生姜、葱白各9克,煎数沸热服。主治胞衣不下。(《集元方》)

【药方51】生附子为末,醇酒和涂右足心,胎下即去之。主治病欲下胎。(《集元方》)

【药方52】蓖麻2个,巴豆1个,麝香0.3克,研贴脐中并足心,胎下速去之。主治病欲下胎。(《集简方》)

【药方53】榆白皮煮汁服2升。主治病欲下胎。(《子母秘录》)

【药方54】兔颈骨和毛髓烧成灰,研成细末,用酒服下3克,甚妙。主治催生落胞,并产后恶血不下。(《食疗本草》)

【药方55】黄蜀葵子焙9克,第一汲井水服,无子用根煎汁服。主治催生易产。(《经验方》)

【药方56】羚羊角1枚,刮尖末,酒服3克。主治催生易产。(《产宝》)

产后诸症

【药方1】以丈夫小便,研浓墨1升服下,可保无恙。主治产后血运。(《子母秘录》)

【药方2】夏枯草捣绞汁,服3克。主治产后血运。(《徐氏家传方》)

【药方3】用半夏为末,丸如大豆,纳鼻中即苏。主治产后血运,全不省人事,非常危险。(《医学准绳》)

【药方4】生姜、香附子去毛为末,每次6克,姜、枣水煎服。主治

产后狂言,血运,烦渴不止者。(《集验方》)

【药方5】益母草研汁,服1杯。主治产后血运,心气欲绝。(《子母秘录》)

【药方6】接骨草1把,水1升煎半升,分2剂。或小便出血者,服之亦瘥。主治产后血运。(《易简方》)

【药方7】鹿角1段,烧存性,出火毒为末,酒调灌下即苏。主治产后血运。(《摘要》)

【药方8】用血竭30克,研末,每次6克,温酒调下。主治产后血运,不知人及狂语。(《本草纲目》)

【药方9】神曲炒为末,水煎服3克。主治产后血运。(《千金要方》)

【药方10】桃仁20粒,去皮尖,藕1块,水煎服。主治产后血闭。(《经验方》)

【药方11】煮淡菜久食之。主治产后血结腹痛,或因产瘦瘠,血气积聚。(《妇人良方》)

【药方12】益母草汁1小杯,入酒100毫升煎服。主治产后血闭。(《太平圣惠方》)

【药方13】干艾叶炙热、老生姜各15克,浓煎汤,1剂立愈。主治产后泻血。(《食疗本草》)

【药方14】姜黄为末,酒服3克,每日3~4次。主治产后泻血。(《医学准绳》)

【药方15】山楂60克浓煎汁,入砂糖少许,再煎热服。主治产后血痛。(《医学准绳》)

【药方16】白鸡冠茶酒煎服之。主治产后血痛。(《怪证奇方》)

【药方17】取鲤鱼鳞烧灰研末,酒服3克。主治产后血痛。

【药方18】灶中心土研末,酒服6克,泻出恶物立效。主治产后血痛。(《急救方》)

【药方19】槐耳15克,为末,酒浓煎饮之立愈。主治产后血痛。(《妇人良方》)

【药方20】庵闾子30克,水1升,童便2杯煎饮。主治产后血病。(《集简方》)

【药方21】锅底墨烟,热酒服6克即下。主治恶露不下。(《生生编》)

【药方22】生藕捣汁,炖温服。主治恶露不下。(《奇效良方》)

【药方23】益母草煎汤,和热童便服。主治恶露不绝。(《袖珍方》)

【药方24】延胡索炒研,酒服6克,甚效。主治产后秽污不尽,腹满,心头硬,或寒热不禁,或心闷,手足烦热,气力欲绝诸病。(《太平圣惠方》)

【药方25】升麻90克,清酒5升,煮取2升,分半再服,当吐下恶物极良。主治恶露不绝。(《千金翼方》)

【药方26】锯截桑根,取屑五指撮,以醇酒服之,每日3次。主治恶露不绝。(《肘后方》)

【药方27】新羊血1杯饮之,90克服妙。主治产后血攻,或下血不止,心闷面青,身冷欲绝者。(《梅师方》)

【药方28】莲蓬壳5个,香附60克,各煅研,每次6克,米汤服下,每日2次。主治产后亡血。(《陶华六书》)

【药方29】蒲黄60克,水2升煎至100毫升,顿服效。主治产后亡血。(《胜金方》)

【药方30】乌鸡蛋3个,醋半杯,酒2杯,和搅煮取汁1杯,分4次服。主治产后血多不止。(《妇人良方》)

【药方31】百草霜9克研,酒服。主治产后亡血。(《三因方》)

【药方32】大黄30克为末,醋半升,同熬成膏,丸如梧桐子大,以温醋化5丸服之,良久血下即愈。主治产后恶血冲心,腹中成块。(《千金要方》)

【药方33】干地黄末,每食前热酒服3克,连进3剂。主治恶血冲心。(《瑞竹堂方》)

【药方34】荷叶炒香为末,每次3克,沸汤或童便调下,或烧灰,或煎汁皆可。主治产后心腹痛闷,或单心痛,恶血不尽。(《救急方》)

【药方35】山楂30克炒枯,童便煎服。主治恶血冲心。(《产宝方》)

【药方36】捣芭蕉根绞汁,温服200~300毫升。主治产后血胀。

（《本草纲目》）

【药方37】荆芥穗炒黑研末，用童便调服9克即愈。主治产后鼻血。（《十全博救方》）

【药方38】用炼过蜜不拘多少，熟水调服即止。主治产后口渴。（《产书》）

【药方39】紫葛90克，水2升，煎至1升，去渣饮用。主治产后口渴。（《本草纲目》）

【药方40】鸡蛋1个打破，水1杯搅服。主治产后口渴。（《陈氏经验方》）

【药方41】韭菜500克取汁，入姜汁少许和饮，遂愈。主治产后呕水。（《叶氏摘玄方》）

【药方42】白豆蔻、丁香各15克，研细，桃仁汤服3克，一会儿再服。主治产后呃逆。（《乾坤生意》）

【药方43】白术36克，生姜45克，酒、水各2升，煎1升，分3次服。主治产后呃逆。（《本草纲目》）

【药方44】青橘皮为末，葱白、童便煎6克，服。主治产后气逆。（《经验方》）

【药方45】枳实（麸炒）、芍药（酒炒）各6克，水1杯煎服。亦可为末服。主治产后腹痛。（《太平圣惠方》）

【药方46】用真蒲黄研细，酒调服6克。如燥渴者，新汲水调下。主治产后腹痛，儿枕痛也。（《医学准绳》）

【药方47】隔年蟹壳烧灰，酒调服。主治产后腹痛。（《医学准绳》）

【药方48】羌活60克，酒服。主治产后腹痛。（《必效方》）

【药方49】用螃蟹1只烧存性，研为末，空腹温酒1杯调服立止。生男用尖脐蟹，生女用团脐蟹。主治儿枕痛，百药不效者。（《本草纲目》）

【药方50】蒲黄9克，米汤服或白开水服。主治产后腹痛。（《梅师方》）

【药方51】五灵脂慢炒研末，酒服6克。主治儿枕作痛。（《产宝方》）

【药方 52】莲蓬壳 3 个,煎汤服立止。主治产后空腹痛。(《济生方》)

【药方 53】以大麻子仁、紫苏子仁各 200 克,洗净研细,再以水研,滤取汁 1 杯,分 2 次,煮粥食用。主治产后汗多,则大便秘结,难以用药。(《本事方》)

【药方 54】人参、麻子仁、枳壳麸炒为末,炼蜜丸,如梧桐子大,每次 50 丸,米汤送下。主治产后便秘。(《济生方》)

【药方 55】苍耳捣绞汁温服,半酒杯,每日 3~4 次。主治产后下痢。(《太平圣惠方》)

【药方 56】用桃胶焙干,沉香、蒲黄(炒)各等份,共研为末,每次 6 克,食前米汤服下。主治产后下痢赤白,里急后重。(《妇人良方》)

【药方 57】桑螵蛸炙 15 克,龙骨 30 克,共研为末,每次用米汤服 6 克。主治产后遗尿。(《徐氏胎产方》)

【药方 58】白薇、芍药各 30 克,共研为末,酒服 3 克,每日 3 次。主治产后遗尿。(《千金要方》)

【药方 59】鼠妇 7 枚,研末酒服。主治产后尿闭。(《千金要方》)

【药方 60】陈皮 30 克为末,温酒服 6 克。主治产后尿闭。(《古今录验方》)

【药方 61】橘红 6 克为末,空腹温酒服。主治产后尿闭。(《胜金方》)

【药方 62】桑螵蛸蒸焙 12 克,龙骨(煅)、牡蛎(煅)各 18 克,共研为末,水调 9 克服。主治产后尿不禁。(《子母秘录》)

【药方 63】硫黄、海螵蛸各 15 克,五倍子 7.5 克,研末敷患处。主治产后阴脱。(《必效方》)

【药方 64】桃仁烧研涂敷患处,其肿渐消。主治产后阴肿。(《延年方》)

【药方 65】泽兰 120 克,煎汤熏洗 2~3 次,再入枯矾煎洗之即安。主治产后燥热,遂成翻花。(《集简方》)

【药方 66】石灰 10 升熬黄,以水 20 升投之,澄清后熏洗。主治产后阴道不闭,或阴脱出。(《肘后方》)

【药方 67】小麦麸、牡蛎各等份,共研为末,以猪肉汁调服 6 克,每

日2次。主治产后虚汗。(《胡氏妇人方》)

【药方68】马齿苋研汁300毫升服。如无,以干煮汁。主治产后虚汗。(《妇人良方》)

【药方69】牡蛎粉、麦麸(炒黄)各等份,每次3克,用鲜肉汤服。主治产后盗汗。(《经验方》)

【药方70】用大蒜30瓣,以水3碗煮至1碗,灌之即苏。主治产后中风。(《子母秘录》)

【药方71】竹沥饮1～2升后,立即苏醒。主治产后中风,口噤身直,面青手足反张。(《梅师方》)

【药方72】生藕汁1升,合生地黄汁服。主治产后发热。(《本草纲目》)

【药方73】竹沥饮1杯,甚妙。主治产后发热。(《丹溪纂要》)

【药方74】生地黄汁、清酒各1碗,和煎沸,分2次服。主治产后烦闷。(《朱氏集验方》)

【药方75】羚羊角烧为末,水冲服3克。主治产后烦闷。(《肘后方》)

【药方76】生藕汁300毫升饮之。主治产后烦闷。(《熊氏补遗》)

【药方77】藕汁、生地黄汁、童便各等份,煎服。主治产后烦闷。(《熊氏补遗》)

【药方78】羚羊角烧末,加芍药、枳实各等份,炒研末,汤服。主治产后烦闷。(《千金翼方》)

【药方79】生地黄汁、清酒各100毫升,相合煎沸,分2次服。主治产后烦闷。(《集验方》)

【药方80】川芎、当归各15克,俱不洗炒,连须葱头5个,生姜5片焙干,水煎,食后服。主治产后头痛。(《产宝》)

【药方81】白术30克,泽泻30克,生姜15克,水1升,水煎服。主治产后遍身冷直,口噤不识人。(《本草纲目》)

【药方82】人参、石菖蒲、石莲肉各等份,每次15克,水煎服。主治产后不语。(《妇人良方》)

【药方83】生明矾末3克,熟水服下。主治产后不语。(《必效方》)

【药方84】豆浆 1 碗,冲生鸡蛋 1 个,再加豆腐皮 1 张、桂圆肉 14 个、白砂糖 30 克,同滚透,五更空腹服,极妙。主治产后虚弱。(《千金要方》)

【药方85】代赭石末 3 克,生地黄汁半杯,调服每日 3～5 次,以瘥为度。主治堕胎下血不止。(《本草纲目》)

【药方86】羚羊角烧灰 9 克,豆淋酒服下。主治堕胎下血不止。(《普济方》)

【药方87】乌鸡蛋 3 个,醋 250 克,酒 2 升,和搅,煮取 1 升,分 2 次服。主治堕胎下血不止。(《本草拾遗》)

【药方88】小蓟根叶、益母草各 150 克,水 3 大碗煮 1 碗,再煎至 1 杯,分 2 次服,立止。主治堕胎下血不止。(《圣济总录》)

小 儿 科

初生诸症

【药方 1】花椒、黄柏各 9 克,铅粉、枯矾各 6 克,共研成末,麻油调搽,自愈。主治初生胎毒。

【药方 2】初生时,以韭菜汁少许灌之,即吐出恶水恶血,永无诸疾。主治初生胎毒。(《四声本草》)

【药方 3】初生小儿胎热,或身体黄者,以真牛黄一豆大,入蜜调膏,乳汁化开,时时滴小儿口中,形色不实者,勿多服。主治初生胎热。(《钱氏小儿方》)

【药方 4】柏子仁为末,每次 4.5 克,温水调服。主治初生胎寒。(《卫生总微》)

【药方 5】煮梨叶浓汁 700 毫升,可分 3～4 次饮之。主治初生胎寒。(《千金要方》)

【药方 6】用白僵蚕去嘴为末,煎浴之,如蛇蜕脱去然,便愈。主治小儿鳞体。(《全幼心鉴》)

【药方 7】即以米粉用绢袋包好,扑小儿周身,数日生肤。主治初生时,遍体无皮。(《全幼心鉴》)

【药方 8】黄柏末,水调贴两足心。主治小儿囟肿。(《谭氏小儿方》)

【药方 9】青黛冷水调敷。主治小儿囟软。(《儒门事亲》)

【药方 10】附子(去皮脐)、天南星各 6 克为末,姜汁调,摊贴天柱

骨。主治小儿顶软。(《全幼心鉴》)

【药方 11】川芎、薄荷、芒硝各 6 克,共研为末,以少许吹鼻。主治小儿脑热,兼太阳痛者。

【药方 12】醋汁煎大豆烂,去豆煎令稠,涂发即生。主治小儿发秃。(《证治准绳》)

【药方 13】贯众烧灰,细研油调敷。主治小儿发秃。(《证治准绳》)

【药方 14】以桃柳煎汤,入猪肝汁和抹头发,自生。主治小儿发秃。(《卫生总微》)

【药方 15】赤足蜈蚣,去头足,炙黄为末。以猪乳调 1.5 克,分 3～4 次温灌之。主治小儿撮口。(《普济方》)

【药方 16】食盐捣细,贴脐上炙之。主治小儿撮口。(《子母秘录》)

【药方 17】用鸡矢白如枣大,绵裹,以水 100 毫升煮,分 2 次服。一方酒研服之。主治小儿口噤,面青赤者。(《千金要方》)

【药方 18】白棘烧末,水服 3 克。主治小儿口噤。(《太平圣惠方》)

【药方 19】以青竹茹 90 克,醋 1 碗,煎取 1/3,温分数次服。主治小儿口噤体热。(《卫生总微》)

【药方 20】蝉蜕 14 个,去头足;全蝎 14 个,去头足。同为细末,入轻粉少许,和匀,用乳汁调服。主治小儿口噤。

【药方 21】以鹿角粉、大豆各等份,共研细末,乳和,涂乳上,与和吮之。主治小儿口噤。(《卫生总微》)

【药方 22】杏仁去皮研敷患处。主治小儿脐烂成风。(《育婴家秘》)

【药方 23】小儿脐突,多因啼哭所致,须先设法使之不哭。外用赤小豆、淡豆豉、天南星、白蔹各 3 克,共研为末,捣芭蕉自然汁,调涂四周,小便下愈。主治小儿脐突。(《千金要方》)

【药方 24】车前子炒焦,为细末,敷患处。主治小儿脐湿。(《姚和众至宝方》)

【药方 25】伏龙肝,研末敷患处,其效神速。主治脐疮湿烂。(《太

平圣惠方》）

【药方 26】蚯蚓泥捣涂囟门。干则再换 3 次，即愈。主治小儿赤眼。（《救急方》）

【药方 27】生天南星、生大黄各等份，共研为末，用醋调涂两足心，效。主治小儿赤眼。（《卫生总微》）

【药方 28】水调黄连末贴两足心。主治小儿赤眼。（《全幼心鉴》）

【药方 29】川芎、薄荷、芒硝各 6 克，共研为末，以少许吹鼻中。主治小儿脑热好闭目，或太阳痛，或目赤肿。

【药方 30】以乳汁 1 杯，葱白 2 段，于饭锅上炖熟，即与小儿服之，自愈。主治小儿吐乳。（《郑氏小儿方》）

【药方 31】取田中蚯蚓泥 30 克，研末，空腹以米汤服 1.5 克，不过 2～3 次，效。主治小儿吐乳。（《太平圣惠方》）

【药方 32】用真香油 30 克，芒硝少许，同煎滚，冷定，徐徐灌入口中，服下即通。主治小儿二便不通。（《蔺氏经验方》）

【药方 33】葱白捣烂，麝香 0.1 克，掺上敷脐中。主治小儿初生，小便不通。（《卫生总微》）

【药方 34】用孩儿茶，研极细末，少许。煎萹蓄汤调下，立通。主治初生小便不通。（《万病回春》）

【药方 35】甘草、枳壳（煨）各 3 克，水半杯，煎服。主治小儿初生便闭。（《全幼心鉴》）

【药方 36】大麦面生用，水调 3 克，送服。面粉微炒，亦可。主治小儿伤乳，症见腹胀烦闷欲睡者。（《保幼大全》）

【药方 37】用鲜鲫鱼胆，在做饭时，喂乳前涂乳房上。主治小儿断乳。（《袖珍小儿书》）

头面耳目鼻诸症

【药方 1】取蔓荆子捣为末，以猪油调涂秃处佳。主治小儿鬼舐头。（《太平圣惠方》）

【药方 2】大鲫鱼 1 条，去肠，入乱发填满，烧研入雄黄末 6 克。先以温水洗患处，然后用生油调匀上药搽患处。主治小儿秃疮。（《世

医得效方》）

【药方3】煮饭将沸,取锅盖上米沫擦患处,尤为神速。主治小儿头疮。(《幼科发挥》)

【药方4】松香碾6克,黄丹飞、枯矾各3克,共研为末,调敷患处。主治小儿头疮。(《墨娥小录》)

【药方5】黑豆炒存性,研末,水调敷患处。主治小儿头疮。(《子母秘录》)

【药方6】以蛇蜕皮炙焦为末,和猪脂搅匀敷患处。主治面上生疮出脓汁。(《卫生总微》)

【药方7】小麦麸炒黑研末,酒调敷患处。主治小儿眉疮。(《本草纲目》)

【药方8】蔷薇120克,地榆6克,共研为末。先以盐水洗过,敷患处。主治小儿耳疮。(《全幼心鉴》)

【药方9】以鸡蛋清敷患处。主治小儿耳疮。(《本草纲目》)

【药方10】轻粉、枣子灰各等份,研油调敷患处。主治小儿耳疮。(《摘玄方》)

【药方11】桃仁炒研,绵裹,日日塞之。主治小儿聤耳。(《千金要方》)

【药方12】以硫黄细研,每用少许,掺入耳中,白天1次,夜晚2次。主治小儿聤耳,脓汁出。(《卫生总微》)

【药方13】以干百合为末,温水调服3克,乳后服。主治小儿耳鸣。(《卫生总微》)

【药方14】以葱白于灰火中,煨令热,将葱白纳耳中,每日3次。主治小儿耳聋。(《卫生总微》)

【药方15】芥菜子杵烂,入人奶汁和,绵裹纳耳中,每日1次。主治小儿耳聋。(《卫生总微》)

【药方16】以醇醋微火煎附子至软,削令尖,塞耳中。主治小儿久聋。(《卫生总微》)

【药方17】蛇床子30克,轻粉9克,共研为末,麻油调敷。主治小儿酾疮,症见酾疮生于耳轮前后,连引流水。

【药方18】用白螺壳研细,和冰片,麻油调敷患处。主治小儿酾

疮。(《袖珍小儿书》)

【药方19】鸡肫黄皮擦患处,自落。主治小儿疣目。(《集要方》)

【药方20】牵牛子末,每次3克,用羊肝1片,同面作饺子2个,炙熟食,米汤服下。主治小儿疣目。(《普济方》)

【药方21】苍术30克,不计时,每次3克,效。主治小儿疣目。(《太平圣惠方》)

【药方22】以槐叶为末,人奶调匀,厚涂囟门上。主治小儿鼻塞。(《庄氏家传》)

【药方23】大天南星1个,微炮为末。以淡醋调涂红帛上,以贴囟上,炙热手频熨之。主治小儿鼻塞。(《张鸡峰方》)

【药方24】麦门冬、生地黄各15克,水煎服立止。主治小儿衄血。(《幼幼近编》)

【药方25】车前叶捣汁饮之,甚效。主治小儿衄血。(《幼幼近编》)

唇口齿舌喉诸症

【药方1】松脂炙化贴患处。主治小儿唇紧。(《太平圣惠方》)

【药方2】桑木汁涂患处,即消。主治小儿唇肿。(《太平圣惠方》)

【药方3】烧发灰和猪脂敷患处。主治小儿口疮。(《千金要方》)

【药方4】患此者不能吮乳。可用密陀僧末,醋调涂足心。疮愈,洗去。主治小儿口疮。(《黎居士简易方》)

【药方5】枯矾3克,朱砂0.6克,共研为末。每以少许敷患处,每日3次,神验。主治小儿鹅口疮。(《普济方》)

【药方6】明矾、朱砂各7.5克,马牙硝15克,共研细末。先拭净小儿嘴,水调涂患处。主治小儿鹅口疮。(《活幼口议》)

【药方7】马兰头汁擦患处,甚妙。主治小儿鹅口疮。(《本草拾遗》)

【药方8】用雄鼠屎两头圆者3~7个,每日1个,其齿勿食碱酸。或入麝香少许,尤妙。主治小儿不生齿。

【药方9】雄黄3克,铜绿6克,共研为末,贴患处。主治小儿牙

痔。(《陈氏小儿方》)

【药方10】明矾和鸡蛋置醋中,涂儿足底,自愈。主治小儿舌疮,饮乳不得。(《千金要方》)

【药方11】牛蒡根捣汁,细细咽之。主治小儿咽肿。(《普济方》)

【药方12】杏仁炒黑,研烂,含咽。主治小儿咽肿。(《普济方》)

寒热嗽喘诸症

【药方1】白豆蔻仁、缩砂仁各14个,生甘草、炙甘草各6克,共研为末。常掺入小儿口中。主治小儿胃寒。(《世医得效方》)

【药方2】荆芥穗150克焙,麝香、片脑各1克,共研为末。常掺入小儿口中。主治小儿风寒,烦热有疾,不省人事。(《世医得效方》)

【药方3】莱菔子生研末3克,温葱酒服之,取微汗,大效。主治小儿风寒。(《卫生易简方》)

【药方4】露蜂房60克,洗净,烧研。每次1克,米汤服下。主治小儿咳嗽。(《胜金方》)

【药方5】栝楼皮不拘多少,用蜜涂,慢火上炙焦,赤色为末。每次3克,蜜调成膏,时时抹小儿口内。主治小儿咳嗽。(《证治准绳》)

【药方6】巴豆1粒,杵烂,绵裹塞鼻,男左女右,痰即自下。主治小儿痰喘。(《龚氏医鉴》)

【药方7】用松子仁5粒,百部、炒麻黄各1克,杏仁40粒去皮尖,以少水略煮三五沸,化白砂糖丸,如芡子大,每食后含化10丸,大妙。主治小儿寒嗽,或作壅喘。(《钱乙小儿直诀》)

【药方8】脂麻秸瓦内烧存性,出火毒,研末,以淡豆腐蘸食之。主治小儿盐哮。(《摘玄方》)

卒中惊痫诸症

【药方1】灶心黄土及蚯蚓泥各等份,捣合水和,如鸡蛋黄大,涂小儿头上及五心。用鸡蛋清和如泥,亦佳。主治小儿卒中。(《千金要方》)

【药方2】吞麝香如大豆许,立愈。主治小儿卒中。(《千金要方》)

【药方3】乌药磨水灌之。主治小儿慢惊。(《济急方》)

【药方4】蚤休末3克,栝楼根末3克,同于慢火上炒焦黄,研匀。每次1克,煎麝香薄荷调服。主治慢惊发搐,带有阳证者。(《小儿直诀》)

【药方5】年久白田螺壳烧灰,入麝香少许,水调灌之。主治小儿急惊。(《普济方》)

【药方6】石绿120克,轻粉3克,共研为末。薄荷汁入酒调服1克,取吐。主治急惊昏迷,不省人事者。(《全婴方》)

【药方7】铁粉3克,朱砂3克为末,每次1克,薄荷汤调服。主治急惊涎潮,壮热闷乱者。(《本草纲目》)

心腹诸症

【药方1】用生姜汁、牛奶各500毫升,煎取500毫升,分为2次服。主治小儿呕哕。(《千金要方》)

【药方2】鹿角粉、大豆末各等份,和乳调涂乳上饮之。主治小儿呕哕。(《古今医验方》)

【药方3】用五倍子2个(一生一熟),甘草1把湿纸煨过,同研为末。每次1.5克,米泔调下,立瘥。主治小儿呕吐不定。(《经验方》)

【药方4】白附、藿香各等份,共研为末,每次米汤服1.5克。主治小儿吐逆不定,虚风喘急。(《保幼大全》)

【药方5】制白术、陈皮、川厚朴各1克,姜汁炒,甘草0.6克,水煎服。主治小儿四季患泄泻。(《穷乡便方》)

【药方6】木鳖子1个煨熟去壳,小丁香3粒,共为末。米汤丸,入小儿脐,以旧膏药封之。主治小儿泄泻。(《身经通考》)

【药方7】白鸭杀取血,滚酒冲服,即止。主治小儿痢疾,痢下类似鱼冻者。(《叶氏摘玄方》)

【药方8】枳实磨汁,饮服3～6克。主治小儿痢疾。(《广利方》)

【药方9】云母粉15克,白粥调食之。主治小儿痢疾。(《食医心鉴》)

【药方10】半夏末少许,酒和,丸,如粟米大。每次2丸,姜汤服下。不瘥,加之。或以火炮研末,姜汁调贴脐中,亦佳。主治小儿腹胀。(《子母秘录》)

【药方11】使君子仁9克,木鳖仁15克,共研为末。水丸,如桂圆大。每次1丸,用鸡蛋1个,破顶入药在内,蒸熟,空腹食用,其痞即解。主治小儿痞块。(《杨起简便方》)

【药方12】白芥子不拘多少,研成膏,摊纸上,贴痛处,稍时揭去,效。主治小儿乳癖。(《中藏经》)

【药方13】补骨脂炒为末,每夜热汤服15克。主治小儿遗尿。(《婴童百问》)

【药方14】大甘草头煎汤,夜夜服之。主治小儿遗尿。(《世医得效方》)

【药方15】大葱白切4片,水半杯,同煎片刻,分作4次,即通。此宜早治,迟则不救。主治小儿不尿。(《全幼心鉴》)

【药方16】盐放脐中,以艾绒灸之,便通。主治小儿不尿。(《药性论》)

【药方17】甘草36克,水600毫升,煎200毫升。1岁儿,一日服尽。主治小儿血尿。(《姚和众至宝方》)

【药方18】鸡矢尖白如粉者,炒研,为丸,如绿豆大,每次3~5丸,酒服4~5次,愈。主治小儿血淋。(《医林集要》)

【药方19】黑豆120粒,生甘草3.3厘米(1寸),新水煮熟,入滑石末,趁热饮之。主治小儿沙淋。(《全幼心鉴》)

【药方20】水芹菜白根者,去叶捣汁,井水调服。主治小儿淋痛。(《太平圣惠方》)

【药方21】以鱼腥草捶如泥,先以芒硝水洗过,用芭蕉叶托上,并坐之,自入也。主治小儿脱肛。(《永类方》)

【药方22】先以五倍子艾绒卷成筒,放便桶内,以瓦盛之,令小儿坐桶上。以火点着,使烟熏入肛门,其肛门自上。随将明矾研末搽之,其肛自紧,更不复发。主治小儿脱肛。(《朱肱活人书》)

【药方23】蒲黄30克,猪脂60克。炼猪脂蒲黄成膏,涂肠头上,即缩入。主治小儿脱肛。(《医学纲目》)

【药方24】荆芥、皂角各等份,水煎洗患处。主治小儿脱肛。(《经验方》)

【药方25】香附子、荆芥穗各等份,共研为末。每次1匙,水一大碗,煎十数沸,淋洗。主治小儿脱肛。(《三因方》)

【药方26】五倍子末,炼蜜丸,如小豆大,每次米汤服20丸。主治小儿下血。(《郑氏方》)

【药方27】荆芥、槐花各90克,炒黑为末。每次6克,清茶调服。主治小儿下血。(《证治准绳》)

小儿杂病

【药方1】炭烧红,急捣为末,煎汤饮,立效。主治小儿吞钱。(《古今医统》)

【药方2】胡桃仁任意食用,其钱自消。主治小儿误吞铜钱。(《墨娥小录》)

【药方3】炭末捣细,筛过,汤调服,每日3~4次。泻下物如乌梅肉状者。盖炭末围裹其钱而出也。(《墨娥小录》)

小儿疮疡病

【药方1】伏龙肝为末,以鸡蛋清和敷,干了换之。主治小儿丹毒。(《千金要方》)

【药方2】用蜜和干姜末敷患处。主治小儿丹毒。(《肘后方》)

【药方3】绿豆15克,大黄6克,共研为末,用生薄荷汁入蜜调涂。主治小儿丹毒。(《全幼心鉴》)

【药方4】猪油切片贴患处。主治小儿丹毒。(《本草纲目》)

【药方5】寒水石末30克,涂患处。主治小儿丹毒。(《集元方》)

【药方6】吴茱萸煎酒拭之。主治小儿瘰疮。(《兵部手集》)

【药方7】桑螵蛸烧存性,研末,油调涂患处。主治小儿软疖。(《世医得效方》)

【药方8】以土萆薢末,乳汁调服,月余自愈。主治小儿杨梅疮,起

于口内延及全身。(《外科发挥》)

小儿痘疹

【药方1】银花(金者不用)30克阴干,锅巴1升,共研末。用白糖做成糕饼,或开水调和,令小儿食之。主治小儿痘疹。(《不药良方》)

【药方2】莱菔子(生)研末,米汤服6克。主治小儿出痘不快。(《卫生简易方》)

【药方3】珍珠7粒为末,新汲水调服。主治小儿出痘不快。(《儒门事亲》)

【药方4】韭菜根煎汤服之,立即快发。主治小儿出痘不快。(《上海名方》)

【药方5】用上等白蜜,不拘多少,水和,时时以鹅羽刷之,其痂易落,且无瘢痕。主治小儿出痘作痒。(《世医通变要》)

【药方6】甜樱桃核20枚,在锅内焙黄色,煎汤服。核酸者无效。主治小儿出痘声哑。(《郑氏家传方》)

【药方7】甘草、炙栝楼各等份,水煎服。主治小儿痘疮烦渴。(《直指方》)

【药方8】白芍为末,酒服1.5克。主治小儿痘疮胀痛。(《痘疮便览》)

【药方9】肥猪膘1块,水煮熟,切如豆大,与食。自然脏腑滋润,痂巴易落,无损于儿。主治小儿痘疮便秘。(《陈文仲小儿方》)

【药方10】生犀角,水磨浓汁饮之,甚验。主治痘疮稠密。(《钱乙小儿方直诀》)

【药方11】雄黄3克,紫草9克,共研为末,用胭脂汁调,先以银簪挑破搽之,极妙。主治小出痘疮成疔。(《痘疹证治》)

【药方12】穿山甲、蛤粉各为末,每次1.5克,入麝香少许,温酒服,即发红色,效验如神。主治小儿痘疮变黑。(《直指方》)

【药方13】铁脚威灵仙炒研3克,冰片0.3克,温水调服。主治小儿痘疮黑陷。(《儒门事亲》)

【药方14】干胭脂9克,胡桃壳烧存性1个,研末,用胡荽煎酒服

3克,再服取效。主治小儿痘疮倒陷。(《救急方》)

【药方15】黄豆烧黑,研末,香油调涂,极有效验。主治小儿痘后生疮。(《鲍氏小儿方》)

【药方16】绿豆、赤豆、黑豆各等份,共研为末。醋调,时时涂抹,即消。主治小儿痘后痈毒。(《医学正传》)

【药方17】天花粉、蛇蜕(洗焙)各等份,共研为末。另将羊肝批开,入药在内,米泔水煮熟,切食。主治小儿痘后目翳。(《齐东野语》)

【药方18】谷精草为末,以猪肝片蘸食之。主治小儿痘后目翳。(《邵真人济急方》)

【药方19】黄明胶炒研末,温酒调服3克。痘已出者,服之无瘢;未出者,服之泻下。主治小儿痘后风眼。(《普济方》)

【药方20】密陀僧60克,细研,入奶调和,夜涂早晨洗。主治小儿痘后风眼。(《太平圣惠方》)

【药方21】猪血点之,即不生翳。或以鳝尾血点之,即移开。颇验。主治痘入目中。(《幼科发挥》)

【药方22】浮萍阴干为末,以羊肝半个,同水半杯煮熟,捣烂绞汁,调水服。甚者不过1次,已伤者,10次见效。主治痘入目中。(《世医得效方》)

皮 肤 科

美容养颜

【药方1】栝楼瓤 90 克,杏仁 30 克,猪胰 1 个,同研如膏,每夜涂之,令面光润,冬月不皱。(《圣济总录》)

【药方2】以牛奶 2 份,与苹果液汁 1 份相和,晨夕洗涤,必能容光焕发。(《杨尧辅方》)

【药方3】将番薯切开把其渗出之白汁,涂于面部,面部越来越娇嫩。(《保庆集》)

【药方4】鸡蛋 3 个,酒浸密封 7 日。每夜以白敷面,虽然面部黑亦可使面部变白。(《普济方》)

【药方5】每晨洗脸,取豆腐少许,以之擦面,能使面部白嫩清洁。(《医宗金鉴》)

【药方6】半夏焙,米醋调敷,不可见风,不计次数,从早至晚,如此 3 日,皂角汤洗下,面莹如玉。

【药方7】天冬和蜜捣烂,日日洗面即白。(《纂要奇方》)

【药方8】鸡蛋 1 个去黄,以朱砂末 30 克,入鸡蛋内封固,伏雌鸡下抱至雏出,取涂面即去,不过 5 次,面白如玉。(《外台秘要》)

雀 斑

【药方1】茄子切成小片,擦面部,效如神。主治雀斑。(《十便良

方》）

【药方2】安息香酒 0.3 克，蔷薇花露 40 克，和匀用以洗面，可去斑点，神效非常。主治雀斑。（《临床医典》）

【药方3】白茯苓研末，加白蜜调和，每夜敷之，7 日见效。主治雀斑。（《医宗金鉴》）

【药方4】山奈子、鹰粪、密陀僧、蓖麻子各等份，研匀，以乳汁调之，临卧时涂，早晨洗去。主治雀斑。（《卫生易简方》）

【药方5】蓖麻子仁、密陀僧、硫黄各 3 克，共研为末，用羊骨髓和匀，夜夜敷之。主治雀斑。

【药方6】黑牵牛末，鸡蛋清调和，夜敷早晨洗。主治雀斑。

粉　刺

【药方1】云母粉、杏仁各等份，共研为末，牛奶调和，略蒸，敷患处。主治粉刺。（《圣济总录》）

【药方2】益母草（烧灰）、婴条石各等份，和匀调敷。主治粉刺。（《墨娥小录》）

酒渣鼻

【药方1】杏仁去皮捣，和鸡蛋清搅匀，晚上涂患处，清晨以暖酒洗去。主治酒渣鼻。（《食疗本草》）

【药方2】白蔹、白石脂、杏仁各 15 克，共研为末，鸡蛋清调涂。主治酒渣鼻。（《御药院方》）

【药方3】马齿苋煎汤，日洗，极效。主治酒渣鼻。（《太平圣惠方》）

【药方4】鸬鹚骨烧研，入白芷末，猪脂和涂。主治酒渣鼻。（《华氏摘玄方》）

【药方5】生硫黄 15 克，杏仁 6 克，轻粉 3 克，夜夜搽患处。主治酒渣鼻。（《瑞竹堂方》）

【药方6】马兰子花杵捣后，涂敷患处。主治酒渣鼻。（《肘后方》）

面上瘢痕

【药方1】真玉日日磨之,久则自减。主治面上瘢痕。(《圣济总录》)

【药方2】马兰子自落叶并子,煎汤频洗,数次自消。主治面上瘢痕。(《寿域神方》)

【药方3】蒺藜子、栀子各30克,共研为末,入醋调和,夜涂早晨洗。主治面上瘢痕。(《救急方》)

【药方4】禹余粮、半夏各等份,共研为末,鸡蛋清和敷,先以布拭干,勿见风30日,虽10年者也可灭。主治面上瘢痕。(《圣济总录》)

黡黵

【药方1】以烟袋中之烟油,加水1/10,煎之成膏,擦极效。主治黡黵。(《十药神书》)

【药方2】海螵蛸、白胶各9克,轻粉1.5克,共研为末。先以油润净,乃将末搽之,2～3次即愈。主治黡黵。(《卫生易简方》)

【药方3】石炭酸1克,蒸馏水95克。和匀抹患处,1周即愈。主治黡黵。(《万全方》)

【药方4】雄鸡头3个,烧灰研,和水敷患处,约数次即愈。主治黡黵。(《养生立论》)

头皮屑

【药方1】牛蒡叶捣汁,熬膏涂之,至明,皂荚水洗去。主治头皮屑。(《太平圣惠方》)

【药方2】瓦松曝干,烧灰淋汁热洗,不过5～6次愈。主治头皮屑。(《太平圣惠方》)

头 虱

【药方1】水银和蜡油揩之，一夜皆死。主治头虱。

【药方2】藜芦末掺之。主治头虱。（《直指方》）

美 眉

【药方】晨起以 50 倍之硼酸水，反复洗其眉毛，更以刷浸于绿茶煎汁之中，竭力摩擦之。如此日久，眉际自现出非常之美态，唯斯时苟觉发痒，不可手搔，须以软刷徐徐擦之。（《医方选要》）

口 臭

【药方1】常含白梅，令口生香。主治口臭。（《本草纲目》）

【药方2】明矾入麝香为末，擦牙效佳。主治口臭。（《生生编》）

【药方3】香白芷 21 克为末，食后井水服 3 克。主治口中气臭。（《普济方》）

【药方4】藿香洗净煎汤，时时含漱。主治口臭。

唇 裂

【药方1】白梅花瓣贴之，神效，开裂出血者即止。主治唇裂。（《集效方》）

【药方2】香油频频抹之。主治唇裂。（《物类相感志》）

【药方3】炼过猪脂日日涂之即效。主治唇裂。（《十便良方》）

【药方4】橄榄炒研，猪脂和涂之。主治唇裂。（《海上方》）

腋 臭

【药方1】龙脑 0.3 克，明矾 0.6 克混合，研作细末，撒布腋下，颇

验。主治腋臭。(《医经小学》)

【药方2】田地螺入密陀僧、麝香同捣烂,捻成饼放腋下,固定,其效甚良。主治腋臭。(《墨娥小录》)

汗　斑

【药方1】密陀僧末,以黄瓜蒂蘸擦数次即愈。唯须先用水洗净汗垢,然后擦之。主治汗斑。(《梁氏总要》)

【药方2】以硼砂研极细末,用黄瓜头蘸而擦之,数次即愈,永不复发。主治汗斑。(《活人心镜》)

足部疾病

【药方1】软竹布涂松节油,贴患处。每日2次,早晚各1次,其效极速,过数日鸡眼自能消去。主治鸡眼。(《生理卫生学大意》)

【药方2】取万年青叶,捣烂,贴患处,可以断根,且极效验。主治鸡眼。(《婴宁心要》)

【药方3】捣荸荠1个,和荞麦面少许,贴患处。不过一昼夜,便落,甚妙。主治鸡眼。(《录验方》)

【药方4】切忌用刀。用荸荠半个,贴患处,过夜,次晚再贴。5～6次,其茧连根脱出。主治足上生茧。(《兰室秘藏》)

【药方5】用糯稻根泡在沸水中,将老茧浸入其中,连洗数日渐薄,自能脱出。主治足上生茧。

【药方6】萝卜煎水,频洗数次,即愈。主治足上臭汗。(《儒医集要》)

【药方7】生附子6克,好酒曲3克,共为末,烧酒调敷足心。主治足冷如冰。(《图经本草》)

【药方8】以橘皮水浸洗,轻轻剪甲,再以虎骨末敷患处,其痛即止。主治嵌甲作痛。(《便民图纂》)

【药方9】痒则用硫黄擦之,擦后再用硫黄厚敷,布包穿袜,每日1换,数次断根。切不可用手抓擦。主治足丫奇痒。(《生养必用方》)

【药方 10】蚌蛤粉干擦之,亦妙。主治足丫奇痒。(《寿域神方》)

【药方 11】行路过多,足上起泡。水调半夏末涂之,一宿即消。主治运行足跖。(《永类钤方》)

【药方 12】水和生面涂泡上,即愈。主治运行足跖。(《海上名方》)

痣

【药方 1】糯米 1 粒,浸浓碱水中,等到柔软后,挑取少许点痣。但不可太多,恐伤好肉。主治痣。(《医学启源》)

【药方 2】藜芦末 150 克,水 1 大碗,淋汁铜器内,煮成膏。以针微刺破点之,不过 3 次,即效。主治痣。(《太平圣惠方》)

【药方 3】时用柠檬之皮擦之,即去。主治痣。(《卫生学粹》)

白癜风

【药方 1】杏仁连皮尖,每早嚼数粒,擦癜令赤,夜卧再用。主治白癜风。(《圣济总录》)

【药方 2】白蒺藜子 180 克,生捣为末。每次用开水服下 6 克,每日 2 次,1 个月绝根。主治白癜风。(《孙真人方》)

【药方 3】用水杨酸 2 克,甘草 5 克,酒精 3 克,混合涂之。主治白癜风。(《日本药局方》)

【药方 4】姜黄、何首乌、高度白酒各 100 克,按比例配药,密封泡 7 日,每日 2 次,每次 10 毫升。同时外用药渣涂擦患处。主治白癜风。(杨建宇方)

牛皮癣

【药方 1】石榴皮蘸明矾末抹患处,自愈。主治牛皮癣。(《直指方》)

【药方 2】用黄牛皮 1 块,烧存性,加麻油调和,以鹅羽拭患处,百

发百中。主治牛皮癣。(《经心录》)

其他癣

【药方1】荷叶蒂晒干,研末,香油调敷,数日脱去厚皮一层,癣亦不复发矣。主治荷叶癣。(《杨氏颐真经验方》)

【药方2】槿树皮为末,醋调,重汤煮如胶敷患处。主治荷叶癣。(《王仲勉经效方》)

【药方3】撒尔沙根30克,茄香1.5克,薄荷叶0.3克,汤煎,作3日服,数周愈。主治鳞屑癣。(《西药大成》)

【药方4】用清油1碗,以小竹子烧火,入内煎沸,沥猪胆汁1个,和匀。剃头擦之,2～3日即愈,不能晒太阳。主治梅花癣。(《普济方》)

【药方5】以生姜浸高粱酒内,取出,擦诸患处,其效如神。主治咬发癣。(《医方选要》)

风 疹

【药方1】赤土研末,空腹温服3克。主治风疹。(《御药院方》)

【药方2】白术为末,酒服1克,每日2次。主治风疹。(《千金要方》)

【药方3】牛蒡子炒、浮萍各等份,以薄荷汤服6克,早晚各1次。主治风疹。(《古今录验方》)

【药方4】赤小豆、荆芥穗各等份,共研为末,鸡蛋调涂患处。主治风疹。(《石室秘录》)

【药方5】蚕沙300克,煮水去滓,洗浴,避风,其疹即退。主治风疹。(《太平圣惠方》)

痱 子

【药方】绿豆粉60克,滑石30克,和匀扑之。或加蛤粉60克,亦

佳。主治痱子。(《简易方》)

漆疮

【药方1】急取羊奶涂患处。主治漆疮。(《墨娥小录》)

【药方2】速用芥菜煎汤洗患处,即愈。主治漆疮。(《岭南卫生方》)

坐板疮

【药方1】黎明摘桑叶,即有白汁,以瓷器承之。搽患处2次,即愈。主治坐板疮。(《萧静视方》)

【药方2】蚕豆荚壳烧灰,菜油调搽,即愈。主治坐板疮。(《纂要奇方》)

【药方3】丝瓜皮焙干为末,烧酒调搽。主治坐板疮。(《摄生众妙方》)

冻疮

【药方1】鸽子粪煎水洗,但不可入口。主治冻疮。(《应验良方》)

【药方2】用生南瓜切片,擦患处,觉热即换。早晚各2次,行之数日,必愈。主治冻疮。(《医林集要》)

【药方3】用隔年冬瓜皮及辣椒,伏日烧水洗之,即不复发。主治冻疮。(《医学集成》)

【药方4】柿子皮煅灰存性,熟菜油调服,7日必愈,甚验。主治冻疮。(《小品方》)

【药方5】萝卜菜、橘皮煎汤先洗。用蟹壳烧灰研末,麻油调服,神效。主治冻疮。(《经验方》)

【药方6】三伏日,以青辣椒数个,用剪子剪开,将剪处向冻疮处皮肤上频频擦涂,使辣汁擦透,一会儿即灼痛难当,须忍耐之,无论如何,过一会儿才能放冷水洗去。以后交冬,永不生冻疮也,效验。主

治冻疮。(《顾介盦秘方》)

【药方7】橄榄核烧灰存性,研末,加轻粉少许,香油调搽,神效。主治冻疮。(《古今录验方》)

【药方8】暑伏时,捣大蒜为泥,敷在上年生过冻疮之处,过一天一夜,洗去,3～4日后再敷1次。以后虽极寒,亦断不发生冻疮。主治冻疮。(《龚氏手记》)

【药方9】生姜自然汁,熬膏涂。主治冻疮。(《暇日记》)

【药方10】瓦楞子煅研极细,以麻油调搽,湿则干掺,数日全愈。此秘方也。主治冻疮。(《姚和众至宝方》)

【药方11】樱桃捣汁,擦患处数次。冬日永不复发,唯以后慎勿再食。主治冻疮。(《济急方》)

【药方12】临卧时,用棉花浸煤油,包患处,数次即愈。皮破溃烂者,取大黄末,用水调敷,即可止痛。主治冻疮。(《郑方氏》)

耳鼻咽喉眼牙科

耳部疾病

【药方 1】干百合为末,温水服 9 克,每日 2 次。主治耳聋。(《千金要方》)

【药方 2】蜗牛 30 克,石胆、钟乳粉各 6 克,共研为末,瓷盆盛之,火煅赤末,入冰片 0.3 克,滴入耳中,无不愈。主治耳聋。(《太平圣惠方》)

【药方 3】以陈醋微火炙附子,削尖塞之。主治耳聋。(《千金要方》)

【药方 4】蝼蛄 15 克,穿山甲(炮)15 克,麝香少许,共研为末,葱汁和丸,塞入耳内即通。主治耳聋。(《普济方》)

【药方 5】蝉蜕纸作捻,入麝香 6 克,入笔筒烧烟熏耳,连作 3 次即开。主治耳聋。(《胡洽居士百病方》)

【药方 6】以鲤鱼脑髓 60 克,粳米 300 克,和盐酱煮粥食用。主治耳暴聋。(《医学入门》)

【药方 7】甘遂 1.65 厘米(半寸),绵裹插入耳。口中嚼甘草少许,耳自然通。主治耳暴聋。(《永类钤方》)

【药方 8】大田螺 1 个,拨开其盖,入麝香 1.5 克,自化成水,滴入耳中。主治耳闭不通。(《褚氏遗书》)

【药方 9】生地黄截段塞耳中,每日数次,或煨熟尤妙。主治耳鸣。(《肘后方》)

【药方 10】用生地黄灰火煨，绵裹塞耳，数易之，以瘥为度。主治耳鸣。(《本草纲目》)

【药方 11】白颈蚯蚓入葱叶中化为水，滴耳令满，不过数次有验。主治耳中耵聍。(《乾坤秘韫》)

【药方 12】生乌头 1 个，趁湿削如枣核大，塞入耳内，日换数次，过 3～5 日便愈。主治耳中耵聍，兼治耳鸣。(《杨炎南行方》)

【药方 13】牛蒡根切细，绞汁 2 升，沙锅内熬膏涂之。主治耳卒肿痛。(《太平圣惠方》)

【药方 14】轻粉 3 克，麝香 0.3 克，为末掺之。主治聍耳，症见流出脓水不绝。(《杨起简便方》)

【药方 15】穿山甲烧存性，入麝香少许次之，3 日水干即愈。主治聍耳。(《鲍氏小儿方》)

【药方 16】五倍子焙干 30 克，全蝎煅灰 9 克，共研末，掺耳中。主治聍耳。(《陈氏经验方》)

【药方 17】红花 10 克，枯矾 15 克，共研为末，以棉签卷净脓水，吹之。主治聍耳。(《太平圣惠方》)

【药方 18】硼酸 3 克，溶水 300 克，洗耳。主治聍耳。(《临床医典》)

【药方 19】夜明沙 6 克，麝香 1 克，共研为末，拭净掺之。主治聍耳出液。(《太平圣惠方》)

【药方 20】青蒿末绵裹纳耳。主治耳出脓水。(《太平圣惠方》)

【药方 21】龙骨末吹之立止。主治耳中出血。(《三因方》)

【药方 22】蛇床子、黄连各 3 克，轻粉 0.3 克，共研为末，吹之。主治耳内湿疮。(《全幼心鉴》)

【药方 23】生姜自然汁，熬膏涂耳上，神效。主治冻耳成疮。(《暇日记》)

【药方 24】橄榄烧灰，清油调服。主治冻耳成疮。(《多能鄙事》)

【药方 25】薄荷汁滴入立效。主治流水入耳。(《外台秘要》)

【药方 26】炒肉放耳旁，闻香自出，烹鸡更妙。主治蜈蚣入耳。(《坚瓠集》)

【药方 27】用白糖热水调浓汁，滴耳内，蜒蚰即化为水。主治蜒蚰

入耳。(《明医杂著》)

【药方28】黄丹、酥蜜、杏仁各等份,熬膏,绵裹包塞之,闻香即出。主治蜒蚰入耳。(《太平圣惠方》)

【药方29】用手将耳扯动即出。或用穿山甲烧灰研末,调水灌入。主治蚂蟥入耳。(《十药神书》)

【药方30】取田中泥1盆,枕于耳旁,蚂蟥闻气即出。主治蚂蟥入耳。(《本草纲目》)

【药方31】铜器向耳旁敲打自出。主治飞蛾入耳。(《格致余论》)

【药方32】穿山甲烧研,水调灌之即出。主治蚂蚁入耳。(《肘后方》)

【药方33】紧闭口目,以手掩鼻孔,一手掩其余一耳,力屏其气,虫自出。否则用香油滴耳。主治臭虫入耳。(《卫生宝鉴》)

【药方34】杏仁捣如泥,取油滴入耳中,非出即死。主治蛆虫入耳。(《溯洄集》)

鼻部疾病

【药方1】蓖麻仁300粒,大枣去皮1枚,捣匀绵裹塞之,每日1换,30日可闻香臭。主治鼻塞。(《圣济总录》)

【药方2】干姜末,蜜调塞鼻中自通。主治鼻塞。(《广利方》)

【药方3】用生葱分作3段,早用葱白,午用中段,晚用末段,捣塞鼻中,气透自效。主治鼻塞久不闻香臭者。(《救急良方》)

【药方4】干柿、粳米,煮汁常服。主治鼻塞。(《食疗本草》)

【药方5】用线扎中指第二骨节弯曲之处即止。左鼻流血扎右指,右鼻流血扎左指,双鼻流血扎双手极效。主治鼻血。(《应验良方》)

【药方6】上好京墨研浓汁,滴入鼻中,用棉絮塞之。主治鼻血。(《梅师方》)

【药方7】麦冬(去心)、生地黄各15克,水煎服。主治鼻血。(《保命集》)

【药方8】萝卜捣汁半杯,入酒少许热服。并以汁注入鼻中甚良。主治鼻血。(《卫生易简方》)

【药方9】蜗牛焙干 1 个,乌贼骨 1.5 克,研末吹之。主治鼻血。(《圣济总录》)

【药方10】蒺藜苗 1 把,黄连 60 克,水煮 1 碗,灌鼻中少许,取嚏不通再试。主治鼻流清涕。(《太平圣惠方》)

【药方11】老刀豆,文火焙干为末,酒服 9 克。主治鼻渊。(《永类钤方》)

【药方12】百草霜细末,冷水调服。主治鼻渊。(《直指方》)

【药方13】丝瓜藤近根 9.9～16.5 厘米(3～5 寸),数株,晒干,烧存性为末,每次 3 克,陈酒服下。主治风热鼻渊。(《龚信医鉴》)

【药方14】苍耳子、辛夷花各 9 克,水煎服。主治风寒鼻渊。(《朱肱活人书》)

咽喉疾病

【药方1】金银花连茎叶捣自然汁半碗,煎八分服之。主治喉蛾。(《陆氏积善堂方》)

【药方2】青鱼胆汁入胆矾阴干,每用少许点喉取吐。主治喉蛾。(《万氏方》)

【药方3】用米醋调皂角末适量,涂颈与下颌,干即换涂,浮蛾自破。主治喉蛾。(《应验良方》)

【药方4】用灯心草灰适量,吹入喉间。主治喉蛾,不论双单蛾。(《应验良方》)

【药方5】麻黄 1 味,以青布裹之,烧烟筒中熏之。主治喉痹。(《太平圣惠方》)

【药方6】升麻片含咽,或用 15 克,水煎服,取吐。主治喉痹。(《直指方》)

【药方7】红花捣烂,绞汁 1 小碗服之,以瘥为度。冬月以干者浸湿绞汁服,极有灵验。主治喉痹。(《广利方》)

【药方8】大蒜塞耳鼻中,每日 2 次。主治喉痹。(《肘后方》)

【药方9】蜗牛 7 个,白梅肉 3 个,研烂,绵裹含咽立效。主治喉痹。

【药方 10】用露蜂房烧灰,每以 3 克,吹入喉内。主治喉痹。(《食医心镜》)

【药方 11】马兰根或叶捣汁,入米醋少许,滴鼻孔或灌喉中,取痰自开。主治喉痹口紧。(《孙一松试效方》)

【药方 12】地龙 1 条,研烂,以鸡蛋清搅和灌入即通。主治喉痹口紧。(《太平圣惠方》)

【药方 13】乌头、皂荚各等份,共研为末,入麝香少许,入牙并搐鼻内,牙关自开。主治喉痹口紧,不开欲死者。(《摄生妙用方》)

【药方 14】苍耳根 1 把,老姜 1 块,研汁入酒服。主治走马喉痹。(《圣济总录》)

【药方 15】以独头老蒜捣泥如豌豆大,敷经渠穴(近手腕寸脉有窝处即是),男左女右,用瓦楞子或相类之物,盖上扎住,等 5~6 小时,起一水疱,用银针挑破,吐去毒水即愈。主治白喉风。(《过氏医案》)

【药方 16】玄参、升麻、甘草各 15 克,水 3 杯,煎至 1 杯半,温服。主治发斑喉痛。(《朱肱活人书》)

【药方 17】青艾和茎叶 1 把,同醋捣烂,敷于喉上。冬月取干艾亦可。主治喉肿。(《陈氏经验方》)

【药方 18】用硼砂、白梅各等份,捣丸,如芡子大,每次噙化 1 粒。主治喉肿。(《陈氏经验方》)

【药方 19】雄瓦雀屎末,温水灌下 1.5 克即开。主治喉肿。(《外台秘要》)

【药方 20】鹅血、山豆根煎汤服之。如肿痛者,用巴豆 1 粒,不拘何物,包塞鼻中,男左女右。主治喉闭。(《王氏易简方》)

【药方 21】吞薏苡仁 2 个。主治喉痛。(《外台秘要》)

【药方 22】用猪脑髓蒸热醋和食之。主治喉疮已破烂,疼痛难食。(《万全护命方》)

【药方 23】用蓖麻子仁 1 个,芒硝 3 克,同研,新汲水服之,连进 2~3 次。主治喉疮。(《普济方》)

【药方 24】杏仁去皮、熬黄 3 克,肉桂末 1 克,共研细末,裹含之咽汁。主治喉疮。(《陈藏器本草》)

【药方 25】服樱桃数十粒即愈。如无新鲜者,服蜜饯者亦可。主

治喉痧,症见喉间作痛,烂不收口。(《本草衍义》)

【药方26】射干 60 克,洗净捣烂,甜酒煎汁,含漱数次吐出,便可除根。主治风火喉癣。(《医方选要》)

【药方27】胆矾含口内,恶涎吐尽自愈。主治喉中结块。(《经心录》)

【药方28】不可吃茶酒汤水,用薄荷 0.6 克,麝香 0.15 克,研极细末,吹入喉中,吐出涎水碗许,再用杂米 200 克,煎汤饮之。若先服茶、酒等物,则难治矣。主治喉中作痒。(《吴崐医方考》)

【药方29】通草水煎服,或用橘皮煎浓汁,候冷饮亦效。主治咽喉声哑。(《灵苑方》)

【药方30】以蝼蛄杵汁,滴被刺处,3～5 次自出。主治针刺入喉。(《千金要方》)

【药方31】橄榄研烂,水冲连渣服。或以橄榄核磨水饮亦效。主治鱼骨鲠喉。(《直指方》)

【药方32】独头蒜塞鼻中,鱼骨自出。主治鱼骨鲠喉。(《应验良方》)

【药方33】威灵仙、砂糖、酒煎服。主治鸡骨鲠喉。(《异物志》)

【药方34】白凤仙子研水 1 大杯,以竹筒灌入咽喉,其骨即软。但不可经牙,恐牙受伤,故用竹筒灌之,神效无匹。主治诸骨鲠喉。(《松窗杂记》)

眼部疾病

【药方1】桑叶 30 克,野菊花 50 克,金银花 15 克。将上药放入沙锅内,加水煎煮,等药微温熏洗患眼,每日 2 次。主治红眼病。(《实用单方验方大全》)

【药方2】防风、白芷、大黄各 10 克,黄连 4.5 克。将上药水煎,趁热熏洗患眼,每日数次。主治红眼病。

【药方3】活蚂蟥 3 条,蜂蜜(生)6 毫升。将蚂蟥置蜂蜜中,6 小时后将浸液倒入清洁瓶内备用。每日滴眼 1 次,每次 1～2 滴。主治急性结膜炎。

【药方4】当归尾、菊花、黄芩各9克,水煎服。主治急性结膜炎。

【药方5】草决明、生大黄各9克,共研细末,分2次冲服。主治急性结膜炎。

【药方6】新鲜蚯蚓3～5条,白糖10～15克。将蚯蚓洗净放入碗内,加白糖,用锅盖覆盖,用其化成的水点眼,每日3次。主治急性结膜炎。

【药方7】黄连9克,菊花、蒲公英各30克,水煎服。主治急性结膜炎。

【药方8】黄连2克,鸡蛋清1个。将黄连研成极细面与鸡蛋清调匀,点眼,每日数次。主治红眼病。

【药方9】威灵仙鲜叶适量,捣烂,敷两侧太阳穴,1小时换1次。主治天行赤眼。

【药方10】车前子(草)50克,分2次煎汤500～600毫升。待汤凉后用消毒纱布蘸药洗患眼,洗时拨开上下眼睑,使药物进入眼球结膜,每日1剂,每日3～5次。主治结膜炎。(《单味中药疗法》)

【药方11】金银花及其藤叶30～50克,洗净,煮沸3～5分钟,先熏后洗患眼,尽量让药液进入眼内,每日3次,至痊愈为止。主治急性结膜炎。(《实用单方验方大全》)

【药方12】生栀子6～12克,捣碎后用开水浸泡当茶饮。主治急性卡他性结膜炎,结合中药外洗,疗效更佳。

【药方13】地耳草(鲜品)30～60克,煎水熏洗患眼,每日3次,痊愈为止。主治急性结膜炎。

【药方14】胖大海2个。清水洗净后用适量清水(井水最好)使其充分膨胀,然后去核拌成泥状,晚上临睡时外敷于眼至天亮,多一次治愈。主治急性卡他性结膜炎。

【药方15】桑叶15克,水煎服。并另用桑叶15克,煎水趁热熏洗眼睛,有清热消炎作用。主治红眼病。

【药方16】菊花30克,水煎。头煎内服,二煎熏洗,每日2次。主治红眼病。

【药方17】用新鲜人奶,点1～2滴于眼中,每日3次。主治红眼病。

【药方 18】猪胆汁(鸡胆汁亦可),将胆汁微煎,放入冰片少许,溶后,取出,待冷,点眼少许,每日 2 次。主治红眼病。

【药方 19】鲜鱼胆 1 个(淡水鱼)。用针放在灯上烧红,刺破鱼胆,将胆汁倒入干净瓶里。每日 4～5 次点眼,每次 1～2 滴。主治红眼病。

【药方 20】蒲公英 50 克,加水煎煮。头煎洗眼,二煎代茶饮用。主治红眼病。

【药方 21】金银花 30 克,甘草 10 克,明矾少许。将前 2 味水煎,头煎代茶饮,二煎加入明矾,煮沸后过滤取汁,候冷洗眼。主治结膜炎。

【药方 22】大黄 1 片,放入人奶中浸泡至软,敷眼。主治结膜炎。

【药方 23】鲜竹叶 45 克(干品 30 克),生石膏 45 克,粳米 100 克,砂糖少许。先将鲜竹叶洗干净,同生石膏加入煎煮,去渣,放进粳米,煮成稀粥,放砂糖调味,分顿随量食用。主治结膜炎。

【药方 24】银耳 30 克,清茶 6 克,冰糖 60 克,加水煮汤,吃银耳喝汤,每日 1 次,连服 1 周。主治结膜炎。

【药方 25】菠菜子 30 克,野菊花 40 克,加水 600 毫升,煎至 300 毫升,每次服 150 毫升,每日 2 次。主治红眼病。

【药方 26】黄连浸于梨汁中,以梨汁点眼,每日数次。主治红眼病。

【药方 27】黄豆 60 克,浸泡洗净,杭菊花 15 克,冬桑叶 15 克,加水 600 毫升,煎取 200 毫升,加入白糖 30 克,待化后即可,每次 200 毫升,每日 2 次。主治红眼病。

【药方 28】鲜荸荠 100 克,洗净,去皮,捣烂,用纱布挤取汁即可。用此汁洗眼,每日 2 次。主治红眼病。

【药方 29】车前子、川黄连各 30 克,共研为末。食后,温酒服 3 克,每日 2 次。主治风热目赤。(《太平圣惠方》)

【药方 30】青羊肝薄切,水浸吞之,极效。主治肝虚目赤。(《眼科龙木论》)

【药方 31】生地黄汁,浸糯米半升,晒干,三浸三晒。以米煮粥,每日 1 杯,数日即愈。主治睡起目赤。(《医馀录》)

【药方 32】玄精石 30 克,甘草 15 克,共研为末。每次 3 克,竹叶煎汤调服。主治目生赤脉。(《保幼大全》)

【药方 33】三月三日,或五月五日,采青蒿花或子,阴干为末。每次井水,空腹服 6 克,久服明目。主治积热眼涩。(《十便良方》)

【药方 34】用石决明、黄菊花、甘草各 3 克,水煎冷服。主治羞明怕日。(《明目集验方》)

【药方 35】用鸡蛋 2 个,煮熟去壳,同桑寄生 12～15 克,清水 3 碗,煎至 1 碗,加冰糖适可。连食数次,功效甚速。主治黑子遮目。(《爱竹谈薮》)

【药方 36】人奶 10 克,川黄连 2 克。先将川黄连与开水 30 克煮沸过滤,再将所煎川黄连水与人奶调匀装眼药水瓶,每日点眼 6 次(夏季,人奶与川黄连水每晚煮开后贮放,第二日可再用,以防变质)。主治胬肉攀眼。

【药方 37】冰片 3 克,田螺肉 2 个。将田螺肉去杂质洗净,加冰片捣为泥状,睡前敷患处,次晨洗净(防止流入眼内),忌食辛辣食物。主治胬肉攀眼。

【药方 38】芦荟适量研末,点胬肉上,每日 1～2 次。主治翼状胬肉。(《实用单方验方大全》)

【药方 39】田螺肉、鲜杏仁各等份。将田螺肉去杂质洗净,鲜杏仁去皮、尖,共捣为泥,睡前敷患眼胬肉上,次日用生理盐水清洗净,连用 5 日为 1 个疗程。主治翼状胬肉。

【药方 40】杏仁去皮尖研膏,人奶化开,每日点眼 2 次。主治翼状胬肉。(《世医得效方》)

【药方 41】鲜鲫鱼 1 片,中央开窍,贴眶上,每日 3～5 次。主治翼状胬肉。(《明目方》)

【药方 42】白蒺藜 9 克,水煎服,3 日即无星。主治眼中起星。(《六科准绳》)

【药方 43】用人奶磨山慈菇汁,滴入目中,每日 3～4 次即退。主治眼中起星。(《嘉话录》)

【药方 44】矾石置铜器中,水煎成半杯,入蜜少许调之,以绵滤过。每日点 3～4 次。主治白翳。(《延龄至宝方》)

【药方 45】枸杞子捣汁,每日点眼 3~5 次。主治赤翳。(《肘后方》)

【药方 46】用乌贼鱼骨 30 克,去皮为末,入龙脑少许,点眼,每日 2 次。主治赤白翳。(《太平圣惠方》)

【药方 47】蒲公英 30 克,白蒺藜 10 克,水煎服。主治角膜炎。(《实用单方验方大全》)

【药方 48】炉甘石 3 克,菊花 10 克,乌梅 2 个,加水 1 000 毫升煎汤,趁热先熏后洗,每日 3 次。主治角膜溃疡。

【药方 49】白蜜适量,点眼,每日 3 次。主治角膜溃疡。

【药方 50】天南星、生大黄各 25 克,共研细末,醋调,贴脚心,每日睡前贴,晨起去掉,连用 7 日。主治角膜溃疡。

【药方 51】白盐少许,灯心草蘸点 3~5 次,不痛不碍,屡用有效。主治角膜溃疡。(《宣明眼科》)

【药方 52】鹅不食草、川芎、青黛各等份,共研为末,搐鼻取嚏。主治长年目障。(《崔知悌方》)

【药方 53】麻黄根 30 克,当归身 3 克,同炒黑色,入麝香为末,时时搐鼻。主治内外障翳。(《普济方》)

【药方 54】用瞿麦、干姜炮为末,井水调服 6 克,每日 2 次,即愈。主治物入目中,久而不出,即生翳障。(《太平圣惠方》)

【药方 55】白菊花、蝉蜕各等份,共研为散。每次 6~9 克,入蜜少许,水煎服。主治病后生翳。(《眼科龙木论》)

【药方 56】苦参 20 克,黄柏 10 克,黄连 6 克,加水煎煮,取药液洗患处。主治眼弦赤烂。(《实用单方验方大全》)

【药方 57】梨汁、明矾各适量,用梨汁化明矾,涂患处。主治睑缘炎。

【药方 58】桑叶、菊花各 9 克,龙胆草 4.5 克,加水煎煮,取药液熏洗患处。主治睑缘炎。

【药方 59】青黛 3 克。每用少许,香油调,涂患处。主治睑缘炎。

【药方 60】菊花、枸杞子、巴戟天、肉苁蓉各 100 克,共研细末,炼蜜为丸 15 克,每次 1 丸,每日 2 次。主治迎风流泪。

【药方 61】夏枯草、香附、麦冬各 100 克,共研末,每次 10 克,每日

2～3 次。主治迎风流泪。

【药方 62】羊胆 1 个,冰片 3 克,蜂蜜适量,将蜂蜜装入羊胆内(胆汁不去),扎紧胆口,挂在房檐下,干燥后加冰片共研细末。每日 3 次,点入眼内。主治迎风流泪。(《实用单方验方大全》)

【药方 63】用腊月不落桑叶煎汤,每日温洗之,或加芒硝少许。主治迎风流泪。(《集简方》)

【药方 64】桂圆草、当归各等份,共研为末。每次 6 克,温开水调服。主治眼中脓水。(《鸿飞集》)

【药方 65】生蜜涂于目内,仰卧 6 小时,乃可洗下。每日 1 次,良效。主治眼生珠管。(《肘后方》)

【药方 66】食盐、明矾各 9 克,泡汤洗。主治眼生珠管。(《肘后方》)

【药方 67】牛膝并叶捣汁,日点数次。主治眼生珠管。(《选奇方》)

【药方 68】黄连 3 克,泡入乳内,2 小时后即可用消毒棉签蘸药液涂红肿处。每日 6～8 次,2 日即消散。主治麦粒肿。

【药方 69】芙蓉花、薄荷叶各 5 克,共捣烂,外敷患处,每日 2～3 次。主治麦粒肿。

【药方 70】鲜生地黄 50 克,捣烂取汁,与醋同量调匀,外敷患处。主治麦粒肿。

【药方 71】白菊花 10 克,头煎内服,第二煎洗眼。每日 2 剂,分早晚用。主治麦粒肿。

【药方 72】玉枢丹 9 克,醋调成膏状,涂患处。主治麦粒肿。

【药方 73】枯矾 5 克,研末用鸡蛋清调匀,涂患处。主治麦粒肿。(《实用单方验方大全》)

【药方 74】取大片生大黄,置温开水中浸泡片刻,使之软化,临睡时平敷于患眼上,用布包眼,以防脱落,次日早晨除去。如发现眼睑黏附眼屎,用温开水洗净,连用 3～5 日可愈。主治麦粒肿。

【药方 75】蒲公英 60 克,野菊花 15 克,水煎服。每日 1 剂,头煎内服,二煎熏洗患处,每日数次。主治麦粒肿。

【药方 76】红甘薯叶 150～200 克,羊肝 200 克。薯叶洗净切碎,羊肝切片,加水同煮,食羊肝饮汤,连服 3 日,每日 1 次。主治夜盲症。

【药方 77】苍术 15 克,水煎服,连服 2~3 日。主治夜盲症。

【药方 78】鸡肝 1 副(连肚同用),谷精草 15 克,夜明砂 10 克。将鸡肝去污膜洗净,同谷精草、夜明砂加少量开水隔水蒸熟,吃鸡肝饮汤。主治夜盲症。

【药方 79】石斛、淫羊藿各 30 克,夜明砂 9 克,猪肝 120 克,水煎服。主治视力减退及夜盲症。

【药方 80】菠菜 500 克,捣烂取汁,每日早晚分服,连续服用一段时间。主治夜盲症。(《家庭实用小验方 200 例》)

【药方 81】猪肝 150 克,菠菜 250 克,加盐水煮熟食用。主治夜盲症。

【药方 82】鸡肝 3 个,沸水余熟食用,或以鸡肝 3 个,制成鸡肝粥,连服 1 周。主治夜盲症。

【药方 83】野鸡肉 200 克,胡萝卜 100 克,切丁状,加油、盐,炒熟食用。主治夜盲症。

【药方 84】菠菜 60 克,炒后研末。猪肝 1 000 克,用竹刀剖开,纳药于内,蒸熟,不加盐、油服用。主治夜盲症。

【药方 85】韭菜 100 克洗净切段,羊肝 120 克切片,用旺火炒熟后食用。主治夜盲症。

【药方 86】野苋菜、栝楼各 30 克,紫草 15 克,水煎服,每日 1 剂,分 2~3 次温服。主治青光眼。

【药方 87】地榆、柏叶各 15 克,黄连 10 克,水煎服,每日 1 剂,分 2~3 次温服。主治青光眼。

【药方 88】菊花、夏枯草各 15 克,黄芩 10 克,每日 1 剂,水煎分 3 次服。主治青光眼。

【药方 89】车前草 9 克,大枣 5~7 枚,细辛(后下)1 克,共加水煎汤,加入羚羊粉 0.5 克,搅匀分 1~2 次服。每日 1 剂,连冲服 3~6 剂,或将车前子 15~30 克,加水煎煮服用。主治青光眼。

【药方 90】鸡冠花 30 克,丝瓜 1 个,玄参 15 克,每日 1 剂,水煎分 3 次服。主治风热型青光眼。

【药方 91】生地黄 12 克,青葙子 6 克,陈皮 3～5 克,加水先煎,去渣加粳米 50 克煮成粥食,每日 1 剂。主治青光眼。

【药方 92】枸杞子、沙参各 12 克,草决明、牛膝各 6 克。每日 1 剂,加水煎煮,去渣用药液,冲适量蜂蜜搅匀,分 2 次服,连服 5～7 日。主治肝热上亢型青光眼。

【药方 93】芦荟、丁香、黑丑各 50 克,磁石 100 克,共研细末,装胶囊,每日早晚饭后 1 小时服,每次 3 克。主治青光眼。

【药方 94】白菊花 15～20 克,水牛角 30～50 克。每日 1 剂,水煎分 3 次服。主治青光眼。

【药方 95】菊花根 10 克,牡丹皮 12 克,水煎分 2～3 次服;或菊花 7 朵去蒂,枸杞子 9 克,水煎早上服;或菊花、槐花、绿茶各 3 克,沸水冲泡代茶服;或菊花 10 克,羌活 12 克,水煎分 3 次服。上方每日 1 剂。主治青光眼。

【药方 96】赤小豆、金针菜各 30 克,洗净加水煎,调入蜂蜜 3 匙服食。主治青光眼。

【药方 97】大枣 6 枚,槟榔 15 克,水煎服,每日 2 次。或单用槟榔 9～10 克,加水煎服,服后有轻缓泻下为好,否则可稍加量。每日 2 次,连服3～5 日。主治青光眼。

【药方 98】绿豆 50 克,大米 100 克,洗净放入锅中,加水适量煮粥。待米熟烂时,加入洗净切碎的鲜猪肝 100 克,继续煮至猪肝熟即可,不要加盐。每次 200 毫升,每日 2 次。主治青光眼。

【药方 99】用乌鸦胆 1 个,以线阴干点眼,即愈。主治青光眼。(《奇效良方》)

【药方 100】猪肝 60 克煮熟焙干,与海蛤粉 30 克,共研细末调匀。每日 2～3 次,每次饭后服 1～2 克。主治白内障。

【药方 101】黑木耳、白蒺藜各 20 克,共研细末。每日 3 次,每次 2～3 克。主治白内障。

【药方 102】黑豆(即马料豆)30 粒,温水洗净后用开水泡软,生吃黑豆喝汤,每日早晨 1 次,久服有效。主治白内障。

【药方 103】白茅根、浮萍各 30 克,泽泻 12 克。每日 1 剂,水煎分 3 次服。主治白内障。

【药方104】羊肝30克,焙干,泽泻20克,研细末。每次2~3克,每日2~3次。主治白内障。

【药方105】豆腐1块刺些孔,蝉蜕10个研成细末,调白糖适量,撒在豆腐上,共放碗内蒸半小时取出食用。主治白内障。

【药方106】豌豆20克,乌梅3个,菠菜根15克。每日1剂,加水煮至豌豆熟,分2次吃豌豆饮汤。主治白内障。

【药方107】白木耳15克,白菜叶30克,茶叶2克,水煎服,每日2次。主治白内障。

【药方108】向日葵1朵,加水煎煮,一半内服,一半熏洗。主治白内障。

【药方109】枸杞子20克,桂圆肉20个,水煎煮服食,连续服用有效。主治白内障。

【药方110】草决明、海藻各20~30克,去杂质,加水略煎或用滚水冲泡。每日1剂,分5次服。主治白内障。

【药方111】枸杞子、麦冬各15~20克,五味子9~12克。每日1剂,加水略煎或开水冲泡,分5次服。主治白内障。

【药方112】黄精15克,枸杞子10克,菊花3克,红糖适量,水煎服。主治白内障。

【药方113】黑芝麻炒熟研成粉,每日取1汤匙,冲豆浆或牛奶服,并加1汤匙蜂蜜。主治白内障。

【药方114】猪肝150克,鲜枸杞叶100克。先将猪肝洗净切条,同枸杞叶共煮。饮汤吃猪肝,每日2次。主治白内障。

【药方115】大枣7枚,枸杞子15克,水煎服,每日1剂,趁热温服,连续服用。主治白内障。

【药方116】石斛30~50克,黄芩20~30克,共研细末。每次2~3克,每日2次。主治白内障。

【药方117】猪肝150克,夜明砂5克,菊花10克。将猪肝洗净切片,与夜明砂、菊花一起煮汤去渣食用。每日1剂,分2次服。主治白内障。

【药方118】黄芩9~12克,扁豆花12~15克。每日1剂,水煎分2~3次服。主治白内障。

【药方119】决明子6～9克,微炒。每日1剂,加水略煎,代茶饮。主治白内障。

【药方120】磁石50克,木贼10克,共研细末。每次1～2克,水煎服,每日2次。主治白内障。

【药方121】老姜烧热敷眉心,可治。主治眼珠缩入。(《茅亭客话》)

【药方122】淫羊藿、威灵仙各30克,水煎服。主治眼珠暴出。(《东观秘记》)

【药方123】以蜂蜜灌入葱内,将葱之尖头略摘破,复将葱内之蜜,滴于眼内,连滴数次,可保无恙。主治飞丝入目。(《悦生随抄》)

【药方124】好墨磨浓,用新笔蘸墨,点眼角内,闭目片时,其丝自然成块,用手轻抹,即出。

【药方125】石菖蒲捣烂塞鼻,左目塞左鼻,右目塞右鼻。主治飞丝入目。(《危亦林得效方》)

【药方126】刮左手指甲末,灯心草蘸点患处,自出。主治飞尖入目。(《直指方》)

【药方127】麦芒入目,疼痛非凡。用大麦汁洗患处,麦芒自出。主治麦芒入目。

【药方128】以极细之白糖,化为水,取其浓而清者。将眼皮展开,以糖水滴入,即无害。主治石灰入目。(《李杲十书》)

【药方129】用生菜油洗涤患处,再滴入糖水数滴,不久自愈。主治石灰入目。(《济生秘览》)

【药方130】连点牛奶,可解。如一时不易得,可用大量清水洗之,有效。主治碱水入目。(日本《治疗新报》)

【药方131】蛴螬捣烂,涂于目上,立止。主治竹木入目。(《肘后方》)

【药方132】生猪肉1片,以当归、赤石脂2味研末,掺猪肉上,贴之。拔出瘀血,眼即无恙。主治眼睛打伤。(《通妙真人方》)

牙部疾病

【药方1】花椒15克,白酒50克。将花椒泡在白酒内10～15日,过滤去渣。用棉球蘸药酒塞蛀孔内可止痛。一般牙痛用药酒漱口亦有效。主治各种牙痛。(《久病难症必效单方》)

【药方2】鸡肫皮、青盐各3克,细辛、川椒各1.5克,共研为末。搽牙痛处。主治牙痛。

【药方3】生鸡蛋清约1酒杯,倒在碗内,滴上几滴酒,搅匀服之。主治牙痛。

【药方4】老姜、枯矾各等量,老姜用瓦焙干,研成细末,枯矾研细,与姜末调匀,涂搽病牙。主治牙痛。

【药方5】食盐适量,放入白酒内,加温溶化。然后将溶化之食盐酒点入鼻中。主治牙痛。

【药方6】冰块放在合谷上按摩可立即止牙痛(无冰块者可用冰棒代之)。主治牙痛。

【药方7】花椒50克,放入250毫升陈醋内,小火煎煮3～5分钟后滤掉花椒,用冷醋漱口。主治牙痛。

【药方8】黑豆适量,炒熟煮酒,频频含漱。主治牙痛。

【药方9】木耳、荆芥各等份,水煎汤漱口,以牙痛止为准。主治一切牙痛。

【药方10】咸鸭蛋2个,韭菜100克,盐9克,加水共煮,空腹服。主治各种牙痛。

【药方11】生石膏(先煎)45克,细辛3克,水煎,分3次饭后温服,汤煎1剂,趁热频频含漱。主治牙痛。

【药方12】酒化蟾酥1.5克,五灵脂3克,冰片1克,共研细末,塞于蛀洞中,涎沫吐出。主治牙痛。

【药方13】用大戟咬在牙痛处。主治牙齿摇痛。

【药方14】附子尖、天雄尖、全蝎各7个,共研为末,点在牙痛处。主治牙痛难忍。

【药方15】姜黄、细辛、白芷各等份,研成细末,并擦牙痛处2～3

次,用淡盐水漱口。主治牙痛不可忍。

【药方 16】川椒 120 克,煎浓汁,盐炒干,反复擦牙,永无齿疾,也可以用漱水洗面目,此方极妙。主治牙痛。

【药方 17】细辛、薄荷、樟脑各 2 克,加水 150 毫升,用小火煎熬 30 分钟后去渣过滤,药液装瓶备用。用消毒棉球蘸药液放在牙痛处,闭口 30 分钟后吐出棉球,一般 3～5 分钟即可止痛。主治牙痛。

【药方 18】生姜切小片,咬在痛处。主治牙痛。(《久病难症必效单方》)

【药方 19】马鞭草 30 克,水煎服,每日 1 剂,分多次温服。主治牙痛、牙周炎。(《偏方秘方现用现查》)

【药方 20】细辛、地骨皮、良姜、荜拨各 6 克,加水 400 毫升,煎成 200 毫升,每隔 4 小时含漱 5～6 口。主治牙痛。

【药方 21】丝瓜蔓藤 20 克,阴干,火煅存性研末,搽牙缝,即止。主治牙痛。

【药方 22】青萝卜 1～3 个,洗净捣烂,挤汁含漱。主治牙痛。

【药方 23】芥菜根 15 克,烧存性,研末,频频敷在患处。主治牙痛。

【药方 24】刀豆壳适量,焙干研末,加醋少许,混合调匀,涂搽患处。主治牙痛。

【药方 25】李子 2 个,洗净连核捣烂,加盐少许,用滚水冲泡,待冷后频频含漱。主治牙痛。

【药方 26】枣核 10 克,烧焦研末,涂搽患处,每日 2 次。主治牙痛。

【药方 27】芝麻秆 50～60 克,水煎,频频漱口。主治牙痛。

【药方 28】大蒜捣烂,煨热后,敷在痛点上。主治牙痛、牙髓炎、牙周炎等。

【药方 29】味精、温开水按 1:50 比例,化开后,口含味精溶液一会儿后,再吐掉,每日数次,2 日后牙痛痊愈。主治牙痛。

【药方 30】桂圆肉蘸盐贴牙痛处,每日 3 次。主治牙痛。

【药方 31】南瓜蒂,浸入盐水内,浸透后取出风干,痛时取一小块嵌痛处齿隙间。主治牙痛。

【药方 32】入地金牛根 15 克,鸡蛋 1 个,加清水 2 碗同煮。鸡蛋熟去壳再煮片刻,盛 1 碗,喝汤食鸡蛋。主治牙痛。

【药方 33】鸡蛋 2 个,沙参 30 克,加清水 2 碗同煮。鸡蛋熟去壳再煮半小时,加冰糖或白糖,喝汤食鸡蛋。主治牙痛。

【药方 34】鲜地稔根 30 克,洗净去粗皮,鸡蛋 3～5 个,加水 500 毫升同煮 20 分钟时,将鸡蛋轻轻敲裂,去药渣,食鸡蛋喝汤,每日 2 次,连服 2～3 日。主治牙痛。

【药方 35】生地黄 30～50 克,鸭蛋 2 个,同放入锅内,加水同煮,鸭蛋熟后,取出去壳,放入再煮 5～10 分钟。吃鸭蛋喝汤,每次 2 个,每日 1～2 次。主治牙痛。

【药方 36】莱菔子 14 粒,生研,以人奶和之,左痛滴右鼻,右痛滴左鼻。主治牙痛。(《奚囊杂纂》)

【药方 37】经宿西瓜皮烧灰,敷患处及牙缝内,立愈。主治牙痛。(《太平圣惠方》)

【药方 38】荜拨 3 克,川椒 1.5 克,石膏 9 克,青黛 1.2 克,共研细末,点患处立愈。主治牙痛。(《集元方》)

【药方 39】石膏(火煨熟)240 克,白蒺藜(去刺)120 克,共研细末,频擦之,立愈,每日用之,可免此患。主治牙痛。(《本草纲目》)

【药方 40】水柳须 15～21 克,猪精肉 60～90 克,用猪肉炖汤,以汤煎柳须服。主治风火牙痛。

【药方 41】菊花叶、大青叶各 30 克,马齿苋 20 克,鱼腥草 30 克,煎服,每日数次。主治风火牙痛。

【药方 42】两面针 20 克,芫花根 6 克,鹅不食草 20 克,薄荷叶 6 克,捣烂,调拌盐水,外涂患处。主治风火牙痛。

【药方 43】生地黄 50 克,鸭蛋 2 个,冰糖 5 克。用沙锅加入清水 2 碗,浸泡生地黄半小时,将鸭蛋洗净同生地黄共煮。鸭蛋熟后,剥去皮,再入生地黄汤内煮片刻。服用时加冰糖调味,吃鸭蛋喝汤。主治风火牙痛。

【药方 44】十大功劳叶 9 克,水煎顿服,每日 1 剂,痛甚者服 2 剂。主治风火牙痛。

【药方 45】鲜臭牡丹叶 30～60 克,煮豆腐服。主治火牙痛。

【药方46】苏叶30克,冰糖30克,水煎早晚分服,每日1剂。主治风火牙痛。

【药方47】五灵脂、白薇各9克,骨碎补、细辛各1.5克,共捣成粗末,水煎微温漱之,至气喘为度。稍停再漱,药尽病愈。须连渣用,不可澄清。主治虫牙作痛。

【药方48】独头蒜2~3头,将蒜去皮,放火炉上煨熟,趁热切开熨痛处,蒜凉再换,连续多次。主治虫蛀牙痛。

【药方49】露蜂房1个,酒精少许。将露蜂房放入酒精中点燃烧成灰,用灰填塞龋齿洞。主治龋齿牙痛。

【药方50】荜拨10克,生石膏30克,共研细末,与大蒜1头共捣烂成糊状,加白酒适量搅匀,贴于双足心。主治龋齿牙痛。

【药方51】白果1个,饭后在嘴里细嚼。主治龋齿。(《偏方秘方现用现查》)

【药方52】空心菜或空心菜根200克,醋和水各250克,共煎汤,频频含漱。主治龋齿。

【药方53】红辣椒1个,烤至半焦鼓起,待不烫时切一片,咬在患牙上,3~5分钟吐掉。如痛不止,可再切一片咬上。主治龋齿。

【药方54】黑豆、黄酒各适量。用黄酒将黑豆煮至稍烂取汁频频含漱。主治龋齿。

【药方55】白胡椒与细盐各适量,混匀,取少许塞入龋齿洞内。主治龋齿。

【药方56】蜗牛壳20~30个,烧焦研成细末,涂搽患处。主治龋齿。

【药方57】山慈菇根茎适量,水煎后漱口。主治龋齿。

【药方58】甘松9克,花椒2克,共研细末,每次取2~3克,水煎服,每日2次。主治龋齿。

【药方59】石榴皮适量,熬成水漱口,注意不要咽下。主治龋齿。

【药方60】香蕉汁1碗,煎热含漱。或用针挑桃仁,在灯上烧,吹灭,放痛牙上咬着。或用花椒浸在烧酒内,频频漱口。或用蒜泥塞入龋齿内。主治龋齿牙痛。

【药方61】蒺藜子或根,研成细末,天天擦患处。主治龋齿牙痛。

（《叶氏摘玄方》）

【药方 62】瓦松、明矾各等份，水煎漱口，很快见效。主治牙根肿痛。（《叶氏摘玄方》）

【药方 63】芥菜秆烧存性，研末，频频敷在肿痛处，很快见效。主治牙根肿痛。（《卫生宝鉴》）

【药方 64】桃白皮、柳白皮、槐白皮各等份，用酒煎，趁热漱口，冷则吐之。主治牙痛颊肿。（《太平圣惠方》）

【药方 65】丝瓜藤 1 把，川椒 1 撮，灯心草 1 把，水煎浓汁，漱口。主治齿腐龈烂。（《医学正传》）

【药方 66】铜青、滑石、杏仁各等份，共研成细末，搽患处立即见效。主治走马牙疳。（《邹真人经验方》）

【药方 67】麦冬 9 克，煎汤漱口，立即见效。主治牙宣。（《应验良方》）

【药方 68】川芎煎水或饮或漱，很灵验。主治牙宣。（《应验良方》）

【药方 69】用黄豆渣敷在患处，或用生黄豆嚼融，也可以。主治牙宣。（《医家大法》）

【药方 70】苦参 30 克，枯矾 3 克。共研为末。每日擦 3 次，并常以盐水漱口。主治牙宣。（《和济局方》）

【药方 71】地龙末、枯矾各 3 克，麝香少许，研匀擦患处。主治牙宣。（《直指方》）

【药方 72】明雄末 60 克，香油 200 克，调匀，含漱片刻，吐出再漱，数次即愈。主治牙缝出脓。（《丹溪纂要》）

【药方 73】炉甘石、煅寒水石各等份，共研为末。每次用少许擦牙，忌用牙刷，长时间就可以固密牙齿。主治牙疏陷物。（《集玄方》）

【药方 74】丝瓜藤阴干，临时火煅存性，研末擦牙，最妙。主治牙疏陷物。（《海上名方》）

【药方 75】临睡时含糖一小块，可治。主治睡中磨齿。（《三辅事》）

【药方 76】食梅子而齿酸者，嚼胡桃肉，立愈。主治食梅齿酸。（《应验良方》）

【**药方** 77】芒硝敷牙龈上,牙龈肿很快就会消失。主治吃蟹牙龈发肿。(《普济方》)

【**药方** 78】用石榴皮烧焦存性,研成细末搽牙。主治吃石榴损坏的牙齿。(《应验良方》)